齐鲁名医经验传承丛书

名老中医

冯建华

【学术经验辑要】

——甲状腺疾病临床治验

主编　徐灿坤　孙爱丽

◎山东科学技术出版社

冯建华，男，1950年10月生，现任山东中医药大学第二附属医院内分泌科主任医师、二级教授、博士生导师，全国第四、第五批老中医药专家学术经验继承工作指导老师，山东省名中医药专家。曾荣获"山东省名中医药专家""山东省首届杰出医师""全国中西医结合贡献奖""山东省高校科技管理先进个人""山东省千名知名技术专家"等称号。现任世界中医药学会联合会糖尿病分会副会长，中华中医药学会糖尿病专业委员会第六、第七 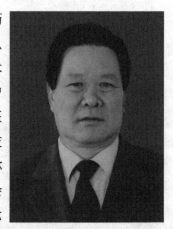 届副主任委员，中华中医药学会瘀血症专业委员会副主任委员，中华中医药学会甲状腺病专业委员会副主任委员，山东中西医结合学会副会长，山东中医药学会常务理事兼副秘书长，山东中医药学会糖尿病专业委员会主任委员，山东省医师协会中西医结合分会会长，山东中西医结合学会职业病专业委员会首届主任委员，山东中西医结合学会内分泌专业委员会副主任委员等职。

先后承担国家"十五""十一五"重大科技专项课题，主持国家自然科学基金项目及省"十五""十一五"中医和中药现代化攻关课题，获省部级科技成果奖9项，出版学术专著14部，发表学术论文70余篇。

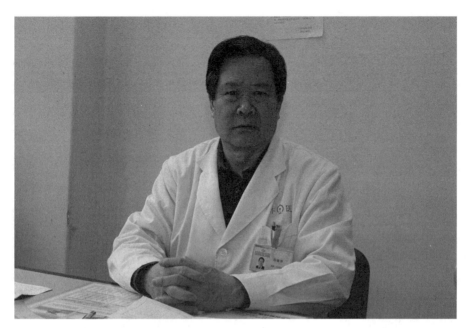

冯建华教授近照

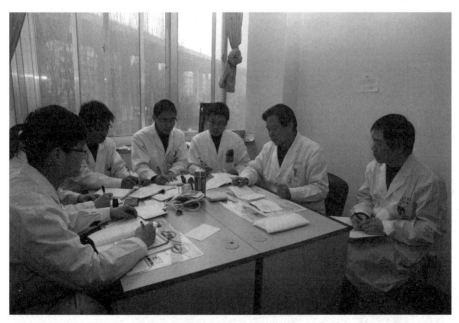

冯建华教授带教研究生

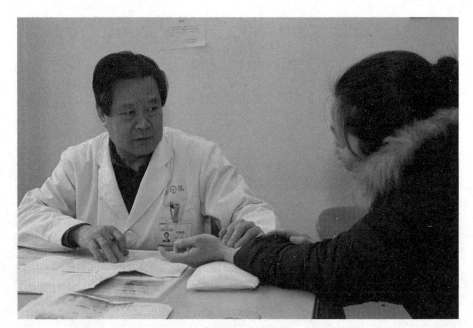

冯建华教授在临证诊脉

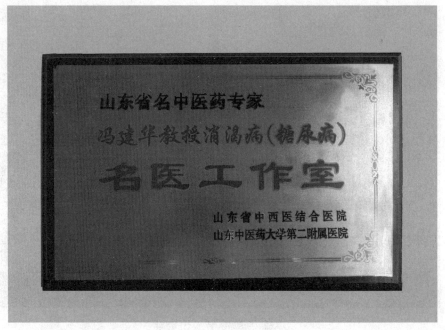

冯建华教授工作室

序

中医学是中华民族优秀文化之瑰宝,在长期的医疗实践中形成了独具特色的理论体系和临床经验。纵观古今著名中医学家的学术成就,都是在中医理论指导下的智慧结晶,从而丰富和发展了中医学理论。因此,继承整理名老中医药专家的学术经验,是发展中医药事业、振兴中医学术的重要举措,是培养造就新一代名医、传承中医药学术的重要途径。

冯建华主任医师,是山东省名中医药专家,是一位颇有成就的中医临床家。其学识渊博,医理精深,技术精湛,经验丰富,在四十多年的临床实践和科研、教学基础上,逐步形成了独特的医疗风格和学术思想。他对中医事业久负振兴之志,治学严谨,诲人不倦,循循善诱,为培养中医高级人才倾注了大量的心血。他时时处处为患者着想,宁愿自己千辛万苦,不让患者一时为难的可贵精神,只求奉献不求索取的医德医风,为广大同仁和患者所传颂及敬重。

为继承整理和研究冯建华教授的学术经验,其学术继承人和研究生徐灿坤、孙爱丽等诸位青年医师,尊师重道,敏而好学,通过随师应诊,悉心领悟,认真总结学习心得,几经寒暑,未暇晨昏,秉烛伏案,锲而不舍,编写整理成《名老中医冯建华学术经验辑要——甲状腺疾病临床治验》一书,即将付梓。余有幸先睹为快,该文稿集中了冯建华教授治学经验、学术特点、经典阐发、科研成果、临证经验、用药心得等诸多内容,集理论、临床、方药、科研于一体。题材新颖,内容翔实,特色鲜明,具有很高的学术价值。此书之出版,为我省中医药学术传承工作做出有益的工作,值得称颂,可喜可贺。有感于斯,乐而为序。同时也借此机会,愿将此书荐于有志于中医药事业的人们。

武继彪

山东省中医药管理局局长

序

　　我以喜悦的心情,看到了冯建华教授的学生为他汇集总结的《名老中医冯建华学术经验辑要——甲状腺疾病临床治验》一书。冯建华教授从事中医医疗、教学、科研工作四十余年,为中医事业做了大量工作。该书汇编了体现他中医学术思想的论著和他指导的一批中医博士、硕士研究生及学术经验继承人的论文,涉及中医、中西医结合研究思路与方法、基础实验与临床研究、临床经验,以及教书育人的经验,概括了冯建华教授中医、中西医结合诊治甲状腺疾病的学术思想和研究成果。

　　冯建华教授毕业于山东中医学院中医专业,他自幼酷爱中医,早年师从当地名医高殿五,奠定了坚实的中医基础,后考入山东医学院中医系学习,在校期间,勤学不倦,孜孜汲汲;毕业后留校任山东中医学院中医内科教研室临床教师,长年在附属医院内科坚持临床、教学和科研工作,由于工作出色,先后被任命为山东中医学院附属医院医教科副科长、科教科科长,山东中医药大学科研处副处长、处长,山东中医药大学党委办公室和校长办公室主任,山东中医药大学第二附属医院党委书记等职。他为中医医疗、教学、科研及管理工作做了大量卓有成效的工作,特别是他从不因工作环境的改变而改变对中医执着的初衷,从没有放松临床、科研等工作,高尚的医德医风使其赢得了群众的爱戴。

　　该书的出版对于开展中医、中西医结合诊治甲状腺疾病思路与方法的研究,进行学术探讨与交流,继承和发扬中医药学,起到积极的作用。乐之为序,并向读者推荐。

程益春

山东中医药大学附属医院教授、博士生导师

前　言

冯建华，男，1950年10月生，现任山东中医药大学第二附属医院内分泌科主任医师、二级教授、博士生导师，是全国第四批、第五批全国老中医药专家学术经验继承工作指导老师，全国名老中医药专家传承工作室专家，山东省名中医药专家。

冯教授从事中医学的临床和科研、教学工作四十余载，临证经验丰富，擅用经方，效如桴鼓，活人无数；重视科研工作，先后承担国家"十五""十一五"重大科技专项课题，主持国家及省自然科学基金项目和省"十五""十一五"中医、中药现代化攻关课题多项，重视临床和基础的结合；擅长传帮带，建成了一支工作扎实、团结进取的传承工作室团队。

冯教授在学术上首重经典，反复强调中医四大经典《黄帝内经》、《难经》、《伤寒杂病论》、《神农本草经》是中医学的灵魂，并认为《黄帝内经》、《难经》是中医学的理论根基，《伤寒杂病论》是中医学的临证典范，《神农本草经》是中医学的用药规矩。虽时世变易，然天道昭彰，自然之理不易。诚如《道德经》所言，"有物混成，先天地生。寂兮寥兮，独立而不改，周行而不殆，可以为天地母。吾不知其名，字之曰道，强为之名曰大。大曰逝，逝曰远，远曰反。故道大，天大，地大，人亦大。域中有四大，而人居其一焉。人法地，地法天，天法道，道法自然"。其次，冯教授师古而不泥古，注意继承和创新，倡导充分利用现代科技手段研究并发展中医药，主张中西医结合。认为中西医只有相互取长补短，扬长避短，才能充分发挥中西医结合的优势，从而提高疗效，并将中医理论与临床疗效提高到一个新的水平。再次，冯教授在处方用药方面，擅用经方、成方化裁治疗疾病，同时还能参照当代药理研究而用药。二者有机地结合起来，其方药既遵法度，又有新的内容和意义,临床疗效切实可靠,为中医学的遣方用药增加了新的内涵,从而提高了中医辨证论治的水平。最后,冯教授在临证时强调辨病与辨证相结合,辨病让患者以明了,辨证让学生以识证,病证结合,逐步形成了独特的医疗风格和学术思想。

本书系统总结了冯教授治疗甲状腺疾病的临证经验,论证了中医学的肝脏与现代医学的甲状腺之间的关系,提出了从肝论治甲状腺疾病,治疗上强调疏肝理气、养阴柔肝,归纳出治肝十法。全书共分五个部分:第一部分简单介绍了甲状腺疾病的基础知识;第二部分重点介绍了冯教授治疗甲状腺疾病的学术思想和临床经验,主要荟萃了冯教授治疗常见甲状腺疾病如甲亢、甲减、桥本甲状腺炎、亚急性甲状腺炎的宝贵经验;第三部分为冯教授带教研究生所做的临床研究报道,较为翔实地论证和总结了冯教授的临床经验;第四部分为冯教授及学生发表在各级期刊上的部分学术论文,体现了先生的学术思想;第五部分为工作室总结的瘿病(甲状腺功能亢进症)中医诊疗方案,具有较强的实用性和推广价值。

作为冯教授的学术经验继承人,今不揣鄙陋,将冯教授治疗甲状腺疾病的学术经验整理编写出来,以期为中医事业的发展添砖加瓦,若能对读者有所启发,则为我等所夙愿。由于跟随先生学习的时间有限,对先生的学术思想和临证经验领会还不够深刻,且资料搜集难以概全,所以疏漏在所难免。尽管如此,本书仍是对先生学术思想和学术经验的一次比较系统和全面的整理。本书的出版定会对中医学术的发展和培养中医人才大有裨益。

书中如有不妥之处,敬请同道斧正!

编者
2015 年 2 月 3 日

目　录

第一章 甲状腺的解剖与生理

甲状腺(thyroid gland)是人体内最大、最表浅的内分泌腺体,其主要功能是合成甲状腺激素(thyroid hormones,TH)。甲状腺激素包括甲状腺素(T_4)和三碘甲腺原氨酸(T_3),其主要功能是促进细胞分化,维持代谢平衡,并影响机体的生长发育,尤其是在脑组织发育中起着重要作用。另外,在滤泡上皮旁或滤泡间的间质细胞中,散在有滤泡旁细胞(C 细胞),分泌降钙素(calcitonin CT),主要调节机体的骨代谢。

一、甲状腺的解剖

甲状腺位于气管前,环状软骨和胸骨上切迹之间。正常成人的甲状腺呈"H"形,可分为左右两个侧叶,中间以峡部相连,大多数人尚有锥状叶,为一舌状的突出,由峡部向上伸展形成。每个侧叶大小约为 4 厘米 ×2 厘米 ×2 厘米;峡部约为 2 厘米 ×0.5 厘米。甲状腺重量约为 20 ~ 25 g。甲状腺侧叶后面是甲状旁腺,通常为 4 枚。甲状腺后方是沿着气管走行的喉返神经。甲状腺始发于咽囊的底部,从位于舌根的盲孔沿甲状舌管到达颈部的最终位置,妊娠 11 周开始,胎儿开始合成甲状腺激素。

甲状腺的血液供应十分丰富,血流量为 4 ~6 毫升/分钟,为一般组织的 50 倍左右。血液来自颈外动脉的分支甲状腺上动脉、锁骨下动脉的分支甲状腺下动脉,其间有吻合支。静脉在甲状腺表面形成静脉丛,经甲状腺上、中、下三组静脉流出甲状腺。

甲状腺接受交感神经和副交感神经支配。交感神经纤维束来自交感神经链颈段的颈中节,伴随甲状腺上动脉进入腺体,其功能是促进腺体分泌和释放甲状腺激素。副交感神经来自迷走神经,其功能尚未完全阐明。

甲状腺的基本组织结构和功能单位是甲状腺滤泡。甲状腺滤泡呈球形,直径约 15 ~500 微米,滤泡中间为泡腔,内含粉红色黏胶样物质——胶质体,外周为一层排列整齐的上皮细胞,即甲状腺滤泡细胞或腺细胞。滤泡细胞的高度依甲状腺功能的状态而变化:分泌旺盛时,多呈柱状,线粒体集聚于滤泡腔的胞浆膜顶端,并可见空泡;分泌低下时,滤泡细胞呈扁平状,胞核位于基底部。

甲状腺滤泡腔内含有大量的胶质体,胶质内贮存有滤泡细胞分泌的甲状腺球蛋白。在正常情况下,贮存在甲状腺球蛋白中的甲状腺激素可供应机体 3 个月左右的代谢需要。

二、甲状腺激素的合成、分泌与转运

碘是生物体内必需的微量元素之一,碘是合成甲状腺激素的必需原料,甲状腺是唯一能浓聚和利用碘的内分泌腺体。人体内含碘约 $20 \sim 50$ mg,其中绝大部分存在于甲状腺中。通常甲状腺内贮存的碘可供 3 个月左右的生理需要。人体内的碘80% $\sim$ 90% 来自食物,10% $\sim$ 20% 来自饮水,5% 左右来自空气。食物中的碘主要以碘离子的形式被机体吸收。经消化道吸收的碘主要浓聚于甲状腺组织中,小部分经尿液排出体外,粪便和皮肤的排泄量很少。

(一)甲状腺激素的合成与分泌

1.碘化物的氧化和有机化　碘化物进入甲状腺组织后,在甲状腺过氧化物酶(TPO)的催化作用下被氧化为活性碘($I°$),活性碘与甲状腺球蛋白中的酪氨酸残基结合形成碘化酪氨酸——单碘酪氨酸(MIT)和双碘酪氨酸(DIT),此过程被称为甲状腺球蛋白(Tg)的有机化(碘化反应)。酪氨酸碘化形成的 DIT、MIT,主要与甲状腺球蛋白的主体构象及甲状腺功能有关。

2.甲状腺激素的合成　在 TPO 的进一步作用下,DIT 和 DIT 耦连成甲状腺素(T_4),DIT 和 MIT 耦连成三碘甲腺原氨酸(T_3),T_4 在脱碘酶的作用下也可生成 T_3。

3.甲状腺激素的贮存与分泌　合成的甲状腺激素以甲状腺球蛋白的形式贮存于甲状腺滤泡腔内。这是内分泌腺体中激素贮存于分泌激素的细胞外的唯一现象,此可能有利于机体在缺碘时的需要。体内贮存的甲状腺激素量极大,一般情况下,可维持人体正常甲状腺功能至少 50 天。

甲状腺激素的分泌,首先是将甲状腺球蛋白从滤泡腔中转运到滤泡细胞内,然后再蛋白水解酶的作用下,释放出 T_3、T_4,扩散到细胞外液并进入血液循环中,发挥其生理功能。被水解的少量 MIT、DIT 及未被水解的微量甲状腺球蛋白也可进入血循环中。

（二）甲状腺激素的转运

甲状腺激素通过与血浆蛋白结合而被转运至组织器官,其主要转运蛋白有:甲状腺素结合球蛋白(TBG)、甲状腺运载蛋白(TTR)和白蛋白,其中以 TBG 的亲和力最强,大约可以结合 70% ~80% 的甲状腺激素。约 99.98% 的 T_4 和 99.7% 的 T_3 是以蛋白结合形式存在的,而真正具备生物活性的是游离性质的甲状腺激素。

三、甲状腺激素的代谢

正常情况下,甲状腺分泌的 T_4 与 T_3 比值为 20:1,甲状腺是内源性 T_4 的唯一来源,甲状腺分泌的 T_3 仅占全部 T_3 的 1/5,其余的 4/5 来自外周组织对 T_4 的转化,所以 T_4 被认为是 T_3 的前体。T_3 的半衰期短,与受体的亲和力比 T_4 高 10~15 倍,所以相对代谢潜能要强;T_4 的半衰期长,与受体的亲和力较弱,相对代谢潜能要弱,约相当于 T_3 的 1/3。

机体共有三种脱碘酶,Ⅰ型、Ⅱ型、Ⅲ型。Ⅰ型脱碘酶主要存在于肝脏、肾脏和甲状腺,Ⅱ型主要存在于腺垂体、脑和棕色脂肪。Ⅰ型、Ⅱ型脱碘酶作用于外环,使 T_4 转化为 T_3,其生理作用是为外周组织提供足够的 T_3。Ⅲ型脱碘酶主要存在于皮肤、胎盘和脑,作用于内环,将 T_4 转化为无活性的 rT_3,使激素失活。

四、甲状腺激素的作用机制

甲状腺几乎作用于机体的所有器官和组织,对生长、发育、代谢、生殖和组织分化等各种功能均有影响。甲状腺激素的作用主要是 T_3 和其受体以及其他相关蛋白质相互作用后,调控靶基因的转录和蛋白质的表达而实现的。

T_3 受体分布广泛,有数个亚型,如 α_1、α_2、β_1、β_2 等,几乎所有组织都能表达 α_1、α_2、β_1。α_1 主要分布在心肌、骨骼肌和脂肪组织中,α_2 主要分布在肺组织、骨骼肌、心肌、肾脏中,β_1 主要分布在肝脏,β_2 主要在垂体前叶表达,下丘脑及其他脑神经核和中枢神经组织中也表达少量的 β_2。

在整体水平上,T_3 受体主要受甲状腺激素的调节。目前这方面的研究较少,但业已证明 T_3 对 T_3 受体的调节最显著。甲亢时,垂体 T_3 受体的 β_1 mRNA 增加,而 β_2 mRNA 降低,心肾组织中的 α_1 mRNA 也下降。

五、甲状腺功能的调节

(一)下丘脑 – 垂体 – 甲状腺轴

垂体前叶分泌的促甲状腺激素(TSH)对甲状腺轴的控制起着重要作用。TSH 作用于碘代谢的所有环节,促进碘的摄取和活化,促进甲状腺激素的合成与分泌。

下丘脑的 TRH 细胞分泌促甲状腺激素释放激素(TRH),促进垂体 TSH 细胞的作用;另一方面,下丘脑分泌的生长抑素,可减少或阻滞 TSH 的合成与释放。TRH 神经元接受中枢神经系统其他部位的调控,这些部位的神经元将环境刺激与 TRH 神经元建立反应网络,并借 TRH 神经元与腺垂体建立神经 – 体液调节联系。

血液中的 T_3、T_4 浓度变化对腺垂体的 TSH 浓度起着经常性的负反馈调节作用。当血中的游离 T_3、T_4 增高时,会产生抑制性蛋白,使 TSH 的合成与释放减少,同时减低对 TRH 的反应性。这种反馈机制作用是通过合成新的抑制蛋白产生的,因而与 TRH 引起的 TSH 释放在时效上有明显差异。在通常情况下,T_3、T_4 对 TSH 细胞的反馈抑制和 TRH 对其的兴奋作用是相互拮抗、相互制约的,共同调节着腺垂体 TSH 的释放量,其中以 T_3、T_4 对 TSH 的反馈调节占优势。在病理情况下,T_3、T_4 对 TSH 的反馈调节可占绝对优势,以致无法表现出 TRH 对 TSH 的兴奋作用。例如 Graves 病(GD)甲亢时,由于过高的 T_3、T_4 对腺垂体 TSH 细胞的强烈抑制作用,即使大剂量的 TRH 也不能兴奋 TSH 细胞,TRH 兴奋试验呈阴性反应。

下丘脑 – 垂体 – 甲状腺轴作用机制如下图所示:

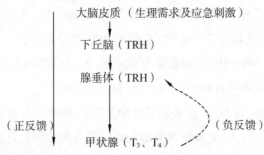

(二)甲状腺自身调节

与其他内分泌腺不同,甲状腺的自身调节作用较明显,特别是在某些特殊情况下具有重要的临床意义。所谓甲状腺的自身调节是指除 TSH 或其他循环激素外,通过甲状腺组织本身表现出来的对无机碘的摄取、TH 的合成与分泌的调节作用,此种调节作用在去除垂体后的实验动物中可以得到验证。

当甲状腺内的有机碘增加到一定浓度时,甲状腺球蛋白的碘化及甲状腺激素的合成就会减少甚至停止。这是甲状腺固有的一种保护兴奋反应,防止大量摄取碘时的毒性作用,此称之为 Wolff – Chaikoff 阻滞现象。Wolff – Chaikoff 阻滞可经常性的调节甲状腺激素的合成与分泌,在临床上还用于甲亢危象的抢救,其作用迅速可靠,大剂量无机碘能立即阻断 TH 的合成与分泌。

Wolff – Chaikoff 阻滞现象不会导致甲减,阻抑作用可能与一种未知的有机碘中间产物抑制碘的浓聚有关。但当甲状腺内有机碘降低后,该阻滞作用即被解除,又恢复了 TH 的合成。相反,当碘摄入不足时,甲状腺的碘代谢在缺乏 TSH 刺激的情况下仍是活跃的,聚碘功能增强,并可通过甲状腺自身调节来增加碘的生物利用率以代偿碘的缺乏,使甲状腺功能得到部分代偿。在某些病理情况下,Wolff – Chaikoff 阻滞现象可发生异常,如一些慢性淋巴细胞性甲状腺炎患者在大量服碘后,因甲状腺的自身调节障碍可以发生碘甲减。

(三)其他调节因素

许多生长因子,尤其是在甲状腺局部产生的生长因子,可以影响甲状腺激素的合成。其中包括胰岛素样生长因子 – 1(IGF – 1)、表皮生长因子(EGF)、转化生长因子 β(TGF – β)、内皮素和不同的细胞因子。比如在肢端肥大症患者中,升高的生长激素(GH)和 IGF – 1 与甲状腺肿大有关系,且容易发生结节性甲状腺肿。某些细胞因子、白介素与自身免疫性甲状腺疾病的细胞生长有关,而另一些细胞因子可以促进甲状腺滤泡细胞凋亡。

六、甲状腺激素的生理作用

甲状腺激素的作用广泛,在能量代谢、物质代谢、细胞分化、生长发育等方面具有重要作用,并对全身其他多系统均有影响。具体生理作用如下。

(一)产热作用

甲状腺激素促进氧的消耗,诱导细胞膜上的 $Na^+ – K^+ – ATP$ 酶合成,线粒体的能量代谢活动增强,氧化磷酸化作用加强,于是,氧耗和产热增加。所以在临床上,甲亢患者多怕热多汗,甲减患者多畏寒肢冷。

(二)蛋白质代谢

甲状腺激素基本作用是诱导新的蛋白质包括特殊酶系的合成,但当激素过多时,蛋白质分解加速出现负氮平衡。甲状腺激素也是胎儿和产后高级神经和全身组织生长发育所必需,儿童期缺乏甲状腺激素时,生长发育会停顿,智力显著减退,表现为呆小症。

(三)脂肪代谢

甲状腺激素既可以促进脂肪合成,又可以促进脂肪降解,其中以降解作用明显。所以,在甲亢患者中,血清总胆固醇常降低;在甲减患者中,血清总胆固醇常增高。甲状腺激素对三酰甘油和磷脂代谢也基本相同。

(四)糖代谢

甲状腺激素(TH)使糖代谢速率加快,糖的吸收、利用,糖原的合成与分解均加速。大剂量 TH 促进糖的吸收,促进肝糖原的分解,甚至可以升高血糖,产生继发性糖尿病。另一方面,TH 亦加速外周组织对糖的利用。因此,多数轻型甲亢患者的血糖或糖耐量试验可维持在正常范围内,而重症甲亢患者可出现高血糖症或糖耐量减低。

(五)维生素代谢

甲状腺激素过多时,组织中硫胺、核黄素、维生素 B_{12} 和维生素 C 的含量均减少,维生素转化为辅酶的能力也减弱。脂溶性维生素 A、D、E 在组织中的含量也减少。甲状腺功能减退时体内胡萝卜素合成维生素 A 下降,而在组织中积聚,故可形成皮肤的特殊黄色,但其巩膜不发黄。

(六)水、盐代谢

甲状腺激素具有利尿作用。在甲减伴黏液性水肿时,细胞间液增多,自微血管漏出的白蛋白和粘蛋白含量也增多,补充甲状腺激素后可纠正这种现象。甲状腺激素尚可兴奋破骨和成骨细胞,导致骨质脱钙,尿钙、尿磷排泄增加,血浓度一般正常或稍高,血碱性磷酸酶(ALP)可增高。

(七)生长发育

甲状腺激素除对脑组织、肌肉的发育具有重要作用,对全身骨骼的生长和发育,组织的成熟,细胞的呼吸,以及大部分维生素和激素的转换均有重要的影响。

(八)对其他系统的影响

1.心血管系统　心脏是甲状腺激素的最重要的靶器官。甲状腺激素过多时,可降低周围血管阻力,增加心肌收缩力,提高心率,增加心脏输出量。上述

作用是由于 T_3 上调心脏特异基因表达,影响血流动力学所致,同时也与甲状腺激素的 β－肾上腺素能样作用有关。一些抗心律失常药物可拮抗 T_3 对基因的表达诱导作用。甲状腺激素可直接作用于心脏血管平滑肌,扩张冠状动脉。

2. 神经肌肉系统　甲状腺激素对大脑的发育和功能活动有着密切的关系,过多或过少均可引起精神神经症状,脑电图出现异常。甲状腺激素缺乏如发生在胎儿早期,脑部生长成熟受影响,其功能损害常不可逆转,有聋哑、痴呆等神经精神症状;如发生在胎儿晚期,则出生后治疗越早,智力改善的可能性越大。甲状腺激素过多时,肌肉神经应激性增高,肌束震颤;甲状腺功能减退时,全身肌肉体积增大,但是收缩功能下降。

3. 消化系统　甲状腺激素通过神经系统、胃肠激素或其他内分泌功能可以影响胃肠的蠕动,进而影响消化吸收功能。甲亢时,胃肠蠕动加速,胃排空增快,肠吸收减少,甚至可出现顽固性吸收不良性腹泻。相反,甲减时,可出现腹胀和大便秘结。

4. 血液系统　生理条件下,甲状腺激素对血液系统无明显影响。甲状腺激素过多或过少均可导致贫血,但两者的发病机制有所不同。生理浓度的甲状腺激素是维持造血功能的必需,并增强促红细胞生成素的生血作用。甲减时,由于胃肠道的消化吸收下降、食欲不振、胃酸缺乏、骨髓造血活力降低或伴月经过多等而发生贫血;甲亢时,由于消耗增多,营养不良和铁利用障碍,可伴有轻度贫血,白细胞总数常降低,嗜酸性粒细胞、单核细胞可相对增高,但血小板数量和功能正常。

5. 生殖系统　甲亢患者的促黄体生成激素(LH)分泌常增多,男性还可出现卵泡生成激素(FSH)增高,LH 和 FSH 的脉冲性分泌不受影响,催乳素(PRL)分泌正常。男性可表现为阳痿,偶见乳腺发育;女性患者常有月经稀少,周期延长,甚至闭经,但多数患者仍能妊娠、生育。甲减患者 FSH 及 LH 分泌也出现异常,雌激素代谢障碍,男性出现阳痿,女性多有月经过多、经期延长及不育症,有时可出现严重的功能性子宫出血。

七、特殊时期甲状腺功能的变化

(一)胎儿的甲状腺功能

胎儿的甲状腺发挥功能起始于妊娠第一阶段末期,之后胎儿体内的甲状腺素结合球蛋白(TBG)和总 T_3、T_4 持续升高。整个孕期,胎儿血清的 TSH 水平高于母体血液循环,也高于甲状腺功能正常的成年人,提示在胎儿发育阶段下丘脑 – 垂体对 T_4 有所抵抗。相对于游离 T_4 而言,胎儿 T_3 的水平较低,这是由于胎儿组织尤其是肝脏Ⅲ型脱碘酶高的缘故。

（二）新生儿的甲状腺功能

甲状腺激素的产生速率在新生儿、儿童较成人为高。新生儿血清 TSH 水平在出生后 30 分钟迅速升高达到峰值,但在 48 小时内回落,这一波动是对出生后环境温度降低的反应。血清 T_3、T_4 和 Tg 浓度在出生后数小时迅速升高,这无疑有 TSH 的作用,但 T_3 的升高主要还是有外周组织对 T_4 的转化增强所致。由于 T_4 的升高,血清 rT_3 的浓度在出生 24 小时中升高,但在第 5 天降至正常。第 10 天左右,血清 T_3、T_4 浓度稍有降低,但仍超过正常成人水平。早产儿的下丘脑 – 垂体 – 甲状腺轴不成熟,T_4 和 TSH 处于低水平。

（三）老年人的甲状腺功能

老年人的游离 T_4 在正常范围,T_3 水平下降,TSH 稍低于年轻人。在 80、90 年龄段的人群中 T_3/T_4 趋于降低,每天分泌的 TSH 也降低,尽管这些变化与伴发疾病的患者相似,但其 rT_3 浓度并不增高,血清 T_3 降低的具体机制尚不清楚是生理性的,还是病理性的因素所致。

（四）妊娠期的甲状腺功能

妊娠这一生理过程影响着甲状腺的诸多参数。孕期第一阶段,TBG 的增高使总 T_3、T_4 水平增高;结构与 TSH 相似的人绒毛膜促性腺激素（HCG）的增高,导致游离 T_3、T_4 水平增高,TSH 轻度下降。TBG 直到产后 6~8 周才恢复正常,hCG 在妊娠 20 周左右恢复正常。

妊娠对免疫系统产生许多影响,尤其是对包括 Graves 病和 Hashimoto's 甲状腺炎在内的自身免疫性甲状腺疾病的患者。一般情况下,Graves 病妇女的甲状腺刺激作用在孕早期增强,孕中、晚期逐渐下降,产后的数月又有加重。虽然 Hashimoto's 甲减的孕妇对 L – T_4 的需要增加,但除了甲状腺抗体水平下降外,整个孕期未出现明显的临床变化。免疫系统的明显活跃发生于产后,导致急性甲状腺细胞破坏,引起产后甲状腺疾病。

第二章 甲状腺功能的测定

关于甲状腺功能的测定,目前较常用的有:甲状腺激素的外周作用常选用血循环中甲状腺激素测定;甲状腺激素的调节常选用血清 TSH 测定、TRH 兴奋试验;甲状腺激素合成功能常选用摄碘实验、甲状腺显像等。现在又常常加上了有关甲状腺疾病免疫学检查的内容。临床常开化验检查单如甲状腺功能三项(FT_3、FT_4、TSH)、甲状腺功能五项(TT_3、TT_4、FT_3、FT_4、TSH)、甲状腺功能七项(TT_3、TT_4、FT_3、FT_4、TSH、TPo – Ab、TG – Ab)。

一、血清甲状腺激素测定

血清甲状腺相关激素定量测定的方法学发展较快,从最早的放射免疫法、免疫放射法,到现在常用的非放射标记免疫测定技术(酶免疫荧光分析、化学发光免疫分析、电化学发光等),检验的灵敏度、特异性和精确度逐渐提高,并实现了操作全自动化,质量控制较高,检验效率高,出结果速度较前明显加快。

(一)血清总 T_4(TT_4)测定

1. 参考值 74 ~ 146 nmol/L。

2. 临床意义 血清总 T_4 测定可作为甲状腺功能状态最基本的一项体外筛选试验,受含碘食物、药物、X 线造影剂的影响较小。对患者无辐射危害,适用于哺乳妇女及年幼儿童患者。测定 TT_4 受甲状腺激素结合球蛋白(TBG)的影响,如妊娠、雌激素、新生儿等可导致 TBG 增加,进而导致 TT_4 测定偏高;而肾病综合征、雄激素、严重肝功能衰竭或外科手术刺激等可导致 TBG 减少,进而导致 TT_4 测定偏低。服用外源性 T_4 可使血中 T_4 测定值升高,故甲亢、甲减患者治疗过程若使用甲状腺素片治疗,测定前最好停用该药。

(二)血清总 T_3(TT_3)测定

1. 参考值 0 ~ 2.6 nmol/L。

2. 临床意义 血清总 T_3 测定是诊断甲亢最灵敏的一种指标,甲亢时总 T_3

可高于正常人 4 倍,而总 T_4 仅为 2 倍左右。总 T_3 对估计甲亢有无复发常有重要参考价值,某些病例的血 T_4 水平增高之前,往往先有 T_3 水平升高,可视为甲亢复发的先兆。本测定值同样亦受血中 TBG 浓度变化的影响,判断结果时宜加注意。

一般说来,血清总 T_3 和 T_4 水平呈一致性变化,但在某些特殊情况下,如 T_3 型甲亢、轻度或亚临床甲减等,两者的浓度变化可不相平行。因而血清总 T_3、总 T_4 测定不能相互替代,两者相互补充,可以提高诊断符合率。

(三)血清游离甲状腺激素(FT_4、FT_3)浓度测定。

1.参考值　FT_4:9.7～17.3 pmol/L;FT_3:3.8～6.8 pmol/L。

2.临床意义　血清游离甲状腺激素(FT_4、FT_3)浓度是测定血清中未与甲状腺激素结合球蛋白结合的、可以直接进入组织中发挥相关生理功能的那部分甲状腺激素。FT_4、FT_3 浓度不受血中 TBG 浓度或结合力改变的影响,能够直接反应甲状腺的功能水平。甲亢时,FT_4、FT_3 浓度常同时增高,当然也可以仅一项增高;甲减时,FT_4、FT_3 浓度常减低。非甲状腺疾病有时也能见到 FT_3 减低,rT_3 升高,血清 TSH 不因 T_3 减低而升高,称为低 T_3 综合征,多见于不伴有甲状腺疾患的危重病例或手术应激。

二、促甲状腺激素(TSH)测定

1.参考值　0.5～4.5 mIU/L。

2.临床意义　血清 TSH 测定是诊断原发性甲减最灵敏的一种指标。近年来随着实验灵敏度和精确度的提高,参考值较以往报告的为低,且各实验室的参考范围逐渐趋于一致。TSH 可受低碘饮食、寒冷刺激以及生理条件的影响而改变。在诊断轻度和亚临床甲减,鉴别原发性甲减和继发性甲减,诊断异位或异源 TSH 综合征和垂体 TSH 肿瘤性甲亢等临床实践中具有重要的实用价值。

三、甲状腺摄[131]I 试验

1.原理　碘是甲状腺合成甲状腺激素的主要原料,给患者空腹口服示踪量的[131]碘化钠后,能迅速经胃肠道吸收,随血液到达甲状腺而被甲状腺摄取和浓集。被甲状腺摄取的[131]碘量和速度与甲状腺功能状态密切相关,因此,在体外用甲状腺功能仪对准甲状腺部位,测量[131]碘发射的 γ 射线,可获得甲状腺在不同时间点的摄[131]碘率,用于判断甲状腺的功能状况。

2.适应证　诊断甲状腺功能亢进症;作为[131]碘治疗甲亢或甲状腺显像时的

投药剂量依据;亚急性甲状腺炎或慢性淋巴细胞性甲状腺炎的辅助诊断;了解甲状腺的碘代谢或碘负荷情况;甲状腺功能减退症的诊断;用于甲状腺激素抑制试验。

3. 方法 目前国内大多采用晚期吸收试验。被检查者当天空腹口服^{131}碘 0.074~0.185 MBq(2~5 μCi),小儿剂量减半,同时取等量的^{131}碘稀释后置于颈模型中作为标准源。于服^{131}碘后 3 小时、24 小时分别应用甲状腺功能仪的闪烁探测器在颈前甲状腺部位测量甲状腺的计数,并在同样的几何条件下测量标准源和室内本底计数,根据下列公式计算出甲状腺各时间点的摄取率。

计算公式:摄^{131}碘率(%) = (甲状腺部位放射性计数 - 本底计数)/(标准源反射性计数 - 本底计数)×100%

4. 参考值 3 小时摄碘率为5%~25%,24 小时摄碘率为20%~45%。

5. 临床评价 甲状腺摄^{131}碘功能试验过去曾是诊断甲状腺功能性疾病的首选方法,但由于影响因素较多,不适宜孕妇及哺乳期妇女等,随着体外免疫分析测定血清甲状腺激素浓度的广泛应用,本法的临床应用受到限制,但对甲状腺疾病的鉴别诊断及甲亢^{131}碘治疗时仍是不可缺少的方法。

(1)甲状腺功能亢进症 甲亢患者甲状腺摄^{131}碘率均高于正常值,可出现高峰前移,或曲线上升快,提示甲状腺摄取碘的能力增强,速度加快。但甲亢患者摄^{131}碘的幅度与病情严重程度无关,另外在治疗后,由于甲状腺摄^{131}碘功能的恢复较临床表现及甲状腺激素水平的恢复为慢,故不能用摄^{131}碘率的正常与否来判断病情的缓解与痊愈。

(2)甲状腺功能减退症 无论是原发性或继发性甲减,其特点均为甲状腺摄取^{131}碘的速度下降,摄取量减少,各次甲状腺摄^{131}碘率均低于正常值。由于很多因素均可影响甲状腺摄^{131}碘率,而且有些甲减患者与正常范围有交叉现象,故诊断甲减的符合率较低,一般为70%~80%。

(3)单纯甲状腺肿 无论是地方性甲状腺肿患者由于长期摄碘不足所致的机体处于碘饥饿状态,或青春期造成的机体碘需求增加,他们的甲状腺摄^{131}碘率均增高,但曲线形态均正常,没有高峰前移,高峰多在 24 小时出现,有些需做甲状腺抑制试验鉴别。

(4)甲状腺炎 急性或亚急性甲状腺炎,早期由于甲状腺滤泡受到大量破坏,甲状腺摄^{131}碘率可明显低于正常,但此时因大量的甲状腺激素释放入血循环中,可引起周围血中 T_3、T_4 值增高,出现与摄^{131}碘分离的现象。但在疾病恢复期,摄^{131}碘率可正常或偏高,慢性淋巴性甲状腺炎,患者随着疾病的不同阶段,甲状腺摄^{131}碘率可正常、减低或增高,但在病程后期多数为减低。

四、甲状腺显像

1.原理　甲状腺静态显像是利用甲状腺组织具有摄取和浓聚^{131}碘或摄取99mTc - 过锝酸盐的能力,给予口服放射性碘或锝后,通过显像仪器在体外显示甲状腺内显像剂的分布,得到甲状腺的断层图,用于观察甲状腺的位置、形态、大小以及功能状况。

2.参考结果　正常甲状腺闪烁图呈蝴蝶状,分左右两叶,右叶常高于左叶,两叶之间有一峡部相连,峡部较薄。放射性呈均匀分布,无结节。

3.临床应用

(1)鉴别甲状腺结节的性质　根据结节吸收^{131}碘的能力及强度,将结节分为三类。①热结节:结节处吸收碘的能力大于正常甲状腺组织,多属良性之自主功能性甲状腺腺瘤。因结节处分泌大量甲状腺激素,抑制了 TSH 的分泌,导致结节以外的甲状腺组织吸收^{131}碘下降。故结节周围,甚至全部甲状腺组织无吸收^{131}碘的现象。②温结节:结节处之放射强度与其他甲状腺组织无差异,大多为良性肿瘤。③凉结节:结节组织无吸收碘的功能,故结节处无放射性。此类结节20%左右为癌。对单发、与周围组织分界不十分清晰者,癌的可能性较大。配合血清降钙素的测定,可提高诊断率。

(2)协助诊断甲状腺炎　大多数慢性淋巴性甲状腺炎扫描图例轮廓清晰,均匀对称。硬化性甲状腺炎分布不匀,病变侵及部位无放射性。亚急性甲状腺炎放射性分布不匀,强度较低,甚至不出现图形。急性化脓性甲状腺炎扫描显示炎症部位放射强度减低。

(3)发现异位甲状腺　正常甲状腺部位未见摄^{131}碘影像,而在其他部位出现摄^{131}碘影像,或正常部位的甲状腺组织影像延伸至胸骨后或舌根下,即可诊断。

五、自身免疫性抗体检测

为了探讨甲状腺疾病的病因及发病机制,甲状腺疾病的免疫学检查已被列为一些甲状腺疾病检查项目之一。如慢性淋巴细胞性甲状腺炎、原发性甲减、弥漫性毒性甲状腺肿、格雷夫眼病、黏液性水肿病例中均可发现血液循环中有自身免疫性抗体存在,这些疾病均被视为甲状腺自身免疫性疾病。

1. 分类　甲状腺球蛋白抗体(TG - Ab)、甲状腺过氧化物酶抗体(TPO - Ab)、促甲状腺激素受体抗体(TR - Ab、TS - Ab、TSB - Ab)。

2. 临床意义　TG - Ab、TPO - Ab 是甲状腺炎灵敏的、可靠的诊断指标之一,但尚需注意抗体滴度升高并非甲状腺炎所特有。TPO 是甲状腺激素合成酶,是甲状腺微粒体抗原的主要成分,所以 TPO - Ab 被认为能更好地反应自身免疫性甲状腺疾病的免疫紊乱程度。慢性淋巴细胞性甲状腺炎时,甲状腺自身抗体 TG - Ab、TPO - Ab 均呈高滴度存在于血循环中,TPO - Ab 较 TG - Ab 更常见,且滴度更高,持续时间更长。年轻病例典型慢性淋巴细胞性甲状腺炎可仅存低滴度抗体。RIA 双抗体法常 >50%。酶联免疫吸附实验(ELISA)及酶免疫检测(EIA)方法测定,60% ~66% 慢性淋巴细胞性甲状腺炎患者 TG - Ab 阳性,TPO - Ab 阳性80% ~95%。但久病则无明显升高。萎缩性甲状腺炎多数病程较长,80%测不到甲状腺自身抗体。其他甲状腺自身抗体也可轻度升高,TS - Ab 阳性率为 14.2%,合并 Graves 病可明显增高。TSB - Ab 阳性率37.7%。

TR - Ab 测定有利于对弥漫性毒性甲状腺肿的研究。目前知道与 TSH 受体有关的抗体有甲状腺刺激性抗体(TS - Ab),甲状腺功能抑制性抗体(TSB - Ab),甲状腺生长刺激免疫球蛋白(TGI)。在未治疗的 Graves 病患者,TR - Ab 的阳性率为 68.4% ~95.2%,对该病的诊断及疗效判断、随访均有重要参考价值。

第三章　甲状腺疾病的分类

根据病因、发病年龄、临床表现以及甲状腺功能、甲状腺病理、影像学检查，常将甲状腺疾病分为六类。

一、单纯性甲状腺肿（胶性甲状腺肿）

1. 地方性甲状腺肿

2. 散发性甲状腺肿

二、甲状腺功能亢进症

1. Graves 病（弥漫性毒性甲状腺肿）

2. 结节性甲状腺毒症

3. 垂体 TSH 分泌肿瘤

4. 异位 TSH 综合征

5. 碘源性甲状腺功能亢进症

6. 新生儿甲状腺功能亢进症

7. 甲状腺肿瘤和癌伴甲状腺功能亢进症

8. 医源性甲状腺功能亢进症

9. 卵巢甲状腺肿伴甲状腺功能亢进症

三、甲状腺功能减退症

1. 呆小症

2. 幼年甲状腺功能减退症及黏液性水肿

3. 成年甲状腺功能减退症及黏液性水肿

①原发性:甲状腺病变所引起者

②继发性:垂体病变所引起者

③散发性:下丘脑病变所引起者

④周围组织低反应或抵抗

四、甲状腺炎

1. 急性化脓性甲状腺炎

2. 亚急性甲状腺炎

3. 慢性淋巴细胞性甲状腺炎(桥本氏甲状腺炎、自身免疫性甲状腺炎)

4. 其他:放射性、创伤性等原因引起的甲状腺炎

五、甲状腺肿瘤

1. 甲状腺良性肿瘤(腺瘤、乳头状囊腺瘤、滤泡状腺瘤等)

2. 甲状腺癌(乳头状癌、滤泡状癌、未分化癌、髓样癌)

六、其他

1. 甲状腺异位

2. 甲状腺舌管囊肿及其他先天性异常

3. 无甲状腺

第四章　甲状腺疾病的诊断原则

甲状腺疾病的诊断方法很多,其中病史询问、体格检查是任一种甲状腺疾病诊断最基本的依据,而甲状腺功能的检查和其他相关的特殊检查则需要根据临床表现灵活运用,并依据检查结果和其他临床表现做出综合判断。

一、甲状腺功能的诊断

甲状腺功能的判断是甲状腺疾病诊断的首要步骤。目前常用的方法有血清甲状腺激素测定、促甲状腺激素测定、[131]碘摄取实验以及甲状腺静态显像。根据甲状腺功能的变化,可将甲状腺疾病分为功能亢进性疾病(甲亢)、功能减退性疾病(甲减)以及功能正常性疾病(如单纯性甲状腺肿大)。

当代标记免疫技术发展已可测出血液中微量的甲状腺激素浓度。近几年来,使用高灵敏度和高特异性技术已可相当精确地测出甲状腺激素含量,从而使以前曾广泛应用于诊断的甲状腺刺激试验(TRH 兴奋试验)、抑制试验(T_3抑制试验)大为减少。但即使如此,甲状腺激素水平测定结果仍需与临床症状和体征相结合,综合作出判断。临床常开化验单如甲状腺功能三项(FT_3、FT_4、TSH)、甲状腺功能五项(TT_3、TT_4、FT_3、FT_4、TSH),具体临床意义参考第二章。

碘是甲状腺合成甲状腺激素的主要原料,给患者空腹口服示踪量的[131]碘化钠后,能迅速经胃肠道吸收,随血液到达甲状腺而被甲状腺摄取和浓集。被甲状腺摄取的[131]碘量和速度与甲状腺功能状态密切相关,因此,在体外用甲状腺功能仪对准甲状腺部位,测量[131]碘发射的 γ 射线,可获得甲状腺在不同时间点的摄[131]碘率,用于判断甲状腺的功能状况。

甲状腺静态显像是利用甲状腺组织具有摄取和浓聚[131]碘或摄取 99mTc – 过锝酸盐的能力,给予口服放射性碘或锝后,通过显像仪器在体外显示甲状腺内显像剂的分布,得到甲状腺的断层图,用于观察甲状腺的位置、形态、大小以及功能状况。

二、甲状腺影像学、病理学的诊断

影像学检查和组织细胞学检查能辅助判断甲状腺的病理形态和组织细胞学

改变。临床常选用彩色 B 超、甲状腺静态显像、甲状腺细针穿刺活检。甲状腺影像学、病理学诊断对各类甲状腺结节的鉴别诊断和确定诊断具有重要价值。

彩超检查是目前临床诊断甲状腺疾病的最主要手段,它不仅可以提示甲状腺结节的质地、包膜和边界等情况,还可以了解结节的钙化和血供情况。另外,通过彩超了解颈部淋巴结的情况,也为判断结节的良恶性提供了充分的支持依据。但必须注意,彩超检查对仪器设备以及检查人员的技术水平要求较高,不同的仪器设备、不同的检查医师,可能得出不同的结果。

甲状腺静态显像有助于鉴别甲状腺结节的性质:根据结节吸收 ^{131} 碘的能力及强度,将结节分为三类。①热结节:结节处吸收碘的能力大于正常甲状腺组织,多属良性之自主功能性甲状腺腺瘤。因结节处分泌大量甲状腺激素,抑制了 TSH 的分泌,导致结节以外的甲状腺组织吸收 ^{131} 碘下降。故结节周围,甚至全部甲状腺组织无吸收 ^{131} 碘的现象。②温结节:结节处之放射强度与其他甲状腺组织无差异,大多为良性肿瘤。③凉结节:结节组织无吸收碘的功能,故结节处无放射性。此类结节约 20% 左右为癌。对单发、与周围组织分界不十分清晰者,癌的可能性较大。所谓"凉"结节包括了凡丧失了摄碘功能的病变,而"热"结节或"温"结节只是提示摄碘功能增强,并不能排除恶性病变的可能。因此,核素扫描和超声显像图上的分类,从病因学上讲并无确诊价值。

病理检查是诊断甲状腺癌的"金标准"。针吸涂片细胞学检查就是一种术前诊断恶性甲状腺结节的有效方法。但要注意的是,它也存在 10% 左右的假阴性。因此,对于针吸涂片细胞学检查诊断良性的病例,仍然要综合其他因素一并考虑,并密切观察结节的变化情况。

(三)甲状腺疾病病因的诊断

为了探讨甲状腺疾病的病因及发病,甲状腺疾病的免疫学检查已被列为一些甲状腺疾病检查项目之一。如慢性淋巴细胞性甲状腺炎、原发性甲减、弥漫性毒性甲状腺肿、格雷夫眼病、黏液性水肿病例中均可发现血液循环中有自身免疫性抗体存在,这些疾病均被视为甲状腺自身免疫性疾病。常见的甲状腺自身免疫性抗体有:甲状腺球蛋白抗体(TG - Ab)、甲状腺过氧化物酶抗体(TPO - Ab)、促甲状腺激素受体抗体(TR - Ab、TS - Ab、TSB - Ab)。这些自身抗体的存在及其滴度变化有助于对甲状腺疾病病因的认识。

第五章　甲状腺疾病的治疗原则

甲状腺疾病的治疗原则主要是依据甲状腺的功能和病理变化而制定。对于功能亢进者予以抗甲状腺高功能治疗,对于功能减退者予以补充甲状腺激素替代治疗,对于甲状腺肿瘤,一般采用手术切除。

一、甲状腺功能亢进症的治疗原则

目前尚无有效的针对病因和发病机制的根治方案,对症治疗主要是减少甲状腺激素的合成与释放,对抗甲状腺的高功能状态。

(一)抗甲状腺药物治疗

通过抑制甲状腺内的过氧化物酶活性,抑制碘的有机化和碘-酪氨酸耦联化,从而抑制甲状腺激素的合成。常用的药物包括硫脲类(丙硫氧嘧啶、甲硫氧嘧啶)、咪唑类(甲巯咪唑、卡比马唑)。这两类药物都能高浓度地聚集于甲状腺部位,有效地抑制甲状腺激素的合成。抗甲状腺药物治疗的疗程尚无定论,病情有效缓解所需的时间有明显的个体差异。文献报道显示,长程疗法(2~3年)患者甲亢的复发率明显低于短程疗法(6个月)。长程治疗的患者约有1/3到半数的可以获得长期缓解。采用药物治疗有时可以发生不良反应,常与过敏有关系,表现为:粒细胞减少、药疹、药物性肝炎或其他少见的不良反应如关节疼痛、荨麻疹、血小板减少、神经炎等。

(二)[131]碘治疗

放射性[131]碘治疗在不少国家已作为 Graves 病的首选治疗,与甲亢的手术疗法一样,该治疗是通过放射性破坏了部分的甲状腺,故有人称之为"不流血的手术"。该疗法利用了甲状腺能够浓聚碘的特点,给予放射性[131]碘,利用其衰变产生的 β 射线,辐射局部破坏部分甲状腺组织,使甲状腺的合成减少,故而达到控制甲状腺功能的目的。[131]碘治疗甲亢的疗效可达90%以上,约在治疗后3~4周奏效,随后症状逐渐减轻。约1/3的病例见效缓慢,甚至在治疗后6个月才趋于好转。1/3 的病例需要第二次治疗,其中又有 1/3 的病例需要多次治疗。治疗后症状未完全消失者,需要延长观察时间以确定其最终疗效。治疗后有轻度甲亢症状者,可辅助以小剂量的抗甲药物,常有满意疗效。[131]碘治疗远期并发症最常见的是甲状腺功能减退,据报道,甲减的发生率在治疗后第 1～2 年约为 5%～10%,以后每年增加 5%,10 年时的甲减发生率约为 40%～70%。时间越长,甲状腺功能减退越明显。

（三）手术治疗

通过甲状腺次全切除手术切除患者部分的甲状腺组织,使甲状腺的激素合成功能迅速得到控制,同时还能降低自身免疫性反应,减少本病的复发率。该疗法治愈率高,可高达 90% 以上,但可引起多种并发症。手术并发症的发生率与术前准备是否得当以及手术的熟练程度有关。常见的并发症有术后出血、喉返神经受损、甲状旁腺的损伤或误切、甲状腺功能减退。

上述三种方法在不同的情况下,均能有效地控制甲亢,在临床工作中,应根据患者的具体情况进行综合分析,选择个体化的最适合的治疗方案。

二、甲状腺功能减退症的治疗原则

甲状腺功能减退症的治疗主要是甲状腺激素替代治疗,使用上强调尽早应用、正确维持,适量起始及注意调整等。对于呆小症患者,替代治疗越早,疗效越好。对于成年甲减患者和黏液水肿患者,甲状腺替代治疗疗效显著,并需终生服药。使用的药物制剂有合成甲状腺激素及从动物体内获得的含甲状腺激素的粗制剂。甲状腺激素的起始剂量目前尚无统一认识,习惯上从小剂量开始,逐渐加量,注意监测并调整用量。

三、甲状腺炎症的治疗原则

（一）急性化脓性甲状腺炎

局部热敷,卧床休息,合理使用抗生素,可根据脓液中细菌种类选用抗生素。如局部已形成脓肿或保守治疗不能使感染消退时,则应手术切开引流,也可进行针吸治疗。

（二）亚急性甲状腺炎

本病系自限性疾病,治疗以缓解症状为主。轻症使用阿司匹林等非甾体类药物控制症状,较重症者可使用糖皮质激素以缓解症状,但激素并不能缩短病程。

（三）慢性淋巴细胞性甲状腺炎

多数自身免疫性甲状腺炎因甲状腺肿大较轻、无明显临床症状、TSH 在正常水平,患者常无须治疗。而且从临床以及病理学角度来看,本病可在数年内维持相对不变的状态。对于甲状腺肿大明显者,可使用适量甲状腺激素,一般不需要手术治疗。合并有甲状腺功能亢进者可短期应用抗甲药物治疗,不主张应用放射性碘或手术治疗。足量的甲状腺激素替代适用于临床或亚临床甲减的患者。手术仅用于甲状腺激素治疗后仍有压迫症状、甲状腺肿大改善不明显或可疑合并甲状腺恶性肿瘤者。因手术常可导致不可避免的甲减,故术后需要终生接受甲状腺激素替代治疗。

四、甲状腺肿瘤的治疗原则

甲状腺肿瘤确诊后,一般均需手术切除。术前用甲状腺激素进行抑制性治疗,使手术操作变得容易,也减少肿瘤扩散的可能性。手术时应争取作冰冻切片,以决定是否作根治手术。手术治疗后的处理主要是放射性碘和甲状腺激素抑制治疗。

第六章　辨证治疗甲状腺功能亢进症

　　甲状腺功能亢进症(hyperthyoidism,简称甲亢)是指甲状腺腺体本身产生甲状腺激素(TH)过多,引起以神经、循环、消化等系统兴奋性增高和代谢亢进为主要表现的一组临床综合征。

　　甲状腺功能亢进症的具体发病原因尚不明确,所以目前还没有针对病因治疗的药物,主要以控制高代谢综合征,提高并促进免疫监护的正常化为主要治疗原则。一般主要采用抗甲药物、^{131}碘、甲状腺次全切除术等方法治疗,但由于^{131}碘及手术治疗易发生永久性甲减,目前我国对甲亢的治疗仍以内科抗甲药物治疗为主。但抗甲药物治疗疗程长,停药后易复发,同时可能伴有肝损害和粒细胞减少症等不良反应。

　　冯建华教授长期从事中医药防治内分泌疾病方面的研究工作,积累了丰富的临床经验,并取得了显著的临床疗效。冯教授结合中医学对"瘿病"、"心悸"、"汗症"、"腹泻"、"虚劳"等病证的认识,主张发挥传统医学优势,辨证治疗甲状腺功能亢进症。冯教授提出中医中药辨证治疗甲亢,在调节免疫力和改善症状及减少不良反应上,有着优于单独应用西药治疗的优势,也为中西医结合治疗甲状腺疾病提供了广阔的思路。

　　冯教授在临证治疗甲状腺功能亢进症时,在强调审因辨证论治的同时,特别注重从肝论治,认为肝脏在本病的发生发展过程起着重要的作用,所以治疗上注意疏肝、清肝、养肝、柔肝。下面详细介绍冯教授治疗本病的临床经验以及学术思想。

一、审因辨证论治

(一)病因病机

关于本病病因,医家多认为与情志内伤、环境失调以及先天禀赋不足相关。

1. 情志内伤　忿郁恼怒或忧愁思虑日久,肝气失于调达疏泄,气机郁滞不通,则气血津液不得正常输布,易于凝聚成痰,气滞痰凝,壅结于颈前,而形成瘿病。故情志因素在瘿病发病过程中具有重要作用。《诸病源候论·瘿候》言:"瘿者,由忧恚气结所主。"宋·陈言《三因极一病证方论·瘿瘤证治》记载:"此乃因喜怒忧思有所郁而成","随忧愁消长"。《严氏济生方·瘿瘤论治》:"夫瘿瘤者,多由喜怒不节,忧思过度,而成斯疾焉。大抵人之气血,循环一身,常欲无滞留之患,调摄失宜,气凝血滞,为瘿为瘤。"明·陈实功《外科正宗·瘿瘤论》有言:"夫人生瘿瘤之症,非阴阳正气结肿,乃五藏瘀血、浊气、痰滞而成。"《医学入门·瘿瘤篇》明言:"瘿气,今之所谓瘿囊者,由忧虑而生。"古代医家认为本病多由情志所诱发,肝的疏泄功能失调,以气郁为主,兼有肝(心)火、痰凝、血瘀,亦可伴有脾气虚或气阴两虚的表现。《太平圣惠方·瘿气咽喉肿塞》曰:"夫瘿气咽喉肿塞者,由人忧恚之气……不能消散,搏于肺脾故也","二经俱为邪之所乘,则经络痞塞,气不宣通,故令结聚成瘿,致咽喉肿塞也"。不仅记载了致瘿的原因,还论述了瘿病压迫气管食道的表现。

2. 环境失宜　水土失宜和饮食因素也是导致瘿病的重要条件。饮食或水土失宜,一方面影响脾胃运化功能,使脾失健运,无以运化水湿,湿聚而生痰;另一方面影响气血的正常运行,导致气滞、痰凝、血瘀,壅结于颈前而发为瘿病。"轻水所,多秃与瘿人","亦由饮沙水,沙随气入脉,搏颈下而成之",皆指明地理环境与瘿病发生的密切关系。《圣济总录·瘿瘤门》提出瘿病山区发病较多见,"山居多瘿颈,处险而瘿也"。《杂病源流犀烛·颈项病源流》亦指出,"西北方依山聚涧之民,食溪谷之水,受冷毒之气,其间妇女,往往生结囊如瘿"。《外科正宗·瘿瘤论》指明了本病因气滞、痰凝、血瘀相互壅结而成,"夫人生瘿瘤之症,非阴阳正气结肿,乃五脏瘀血、浊气、痰滞而成"。《杂病源流犀烛·瘿瘤》亦提出:"瘿瘤者,气血凝滞,年数深远,渐长渐大之症。"

3. 先天禀赋不足　妇女的经、孕、产、乳等生理特点皆与肝经气血密切相关,在情志、饮食等致病因素作用下,易于引发气郁痰结、气滞血瘀及肝郁化火等病理变化,所以女性较男性而言更易罹患瘿病。此外,素体阴虚之人,痰气郁滞以后更易于化火伤阴,常使病机复杂化,病程缠绵。《圣济总录》指明了瘿瘤的发生"妇人多有之,缘忧患有甚于男子也",认识到本病的发生女性多于男性。《临证指南医案》举例,"刘(女)年十六,天癸不至,颈项瘿疾……乃先天禀薄"。

本病基本病机为气滞、痰凝、血瘀壅结于颈前。病变初期多为气机郁滞,津凝痰聚,痰气搏结于颈前所致。日久可引起血脉瘀阻,气、痰、瘀三者合而为患。病位在颈部,与肝、脾、心相关。情志内伤是导致发病的重要因素,肝郁则气滞,脾伤则气结,气滞则津停,脾虚则酿生痰湿,痰气交阻,血行不畅,则气、血、痰壅结而成瘿病。体质因素也与瘿病发生息息相关,因先天禀赋不足、素体气阴两虚或后天失于调养,气血不和,正气无以御邪于外或抗邪不利,气化功能失常,气滞津停,或积聚为痰浊,或留而为瘀,致使痰浊、瘀血等毒邪内生,或循经而行,壅结于颈前则发为瘿病。瘿病日久,在损伤肝阴的同时,也会伤及心阴,出现心悸、烦躁、脉数等症。病理性质以实证居多,久病则由实致虚,可见气虚、阴虚等虚候或虚实夹杂之候。若痰气郁结日久可化火,形成肝火亢盛证;火热内盛,耗伤阴津,导致阴虚火旺之候,以心肝阴虚最为常见。气滞或痰气郁结日久,则深入血分,血液运行不畅,形成痰结血瘀之候。阴虚火旺的症状随病程的延长可导致重症,出现烦躁不安、谵妄神昏、高热、大汗、脉疾等症状,为病情危重的临床表现。如果肿块在短时期内迅速增大,质地坚硬,结节高低不平者,可能提示恶变可能,预后不良。

冯教授在综合各家学说的基础上分析指出,素体气虚或阴虚之人,在日益加重的社会环境压力下,情志内伤,导致肝气郁结,甚可郁而化火,肝火炽盛,肝阳上亢,痰瘀互结,壅结于颈前,发为瘿病。本病为一本虚标实之症,以气阴两虚为本,痰瘀阻滞为标。

(二)辨证施治

全国高等中医药院校规划教材《中医内科学》新世纪第 2 版将瘿病分为四种类型:气郁痰阻证、痰结血瘀证、肝火旺盛证、心肝阴虚证。冯教授结合自身临床体会,认为甲状腺功能亢进症的发生发展与肝关系密切,即使进行辨证论治时,也需时时谨记肝的因素。冯教授将甲状腺功能亢进症分为五种证型。

1.肝郁痰阻证

证候:颈前喉结两旁结块肿大,质软不痛,颈部觉胀,胸闷,喜太息,或兼胸胁窜痛,病情常随情志波动,苔薄白,脉弦。

病机:气机郁滞,痰浊壅阻,凝结颈前。

治法:理气舒郁,化痰消瘿。

方药:柴胡疏肝散合四海疏郁汤加减。

柴胡 10 g，制香附 9 g，牡丹皮 10 g，栀子 10 g，白芍 15 g，白术 10 g，茯苓 10 g，当归 12 g，薄荷 10 g，生牡蛎 15 g，海藻 15 g昆布 15 g，海蛤壳 15 g。

2.肝热痰湿证

证候:颈部瘿肿,性情急躁,怕热多汗,消谷善饥,口干口苦,痰多质黏,头晕头痛,形体消瘦,心悸不安,目突,畏光流泪,舌质红,苔黄浊或黄腻,脉弦。

病机:肝郁化热,痰湿内阻。

治法:平肝清热,化痰散结。

方药:夏枯草散合二陈汤加减。

夏枯草 20 g,黄芩 9 g,决明子 30 g,黄药子 15 g,浮海石 15 g,牡丹皮 6 g,钩藤 9 g,白芍 15 g,制半夏 6 g,陈皮 9 g,玄参 18 g,生甘草 6 g。

3.肝火旺盛证

证候:颈前喉结两旁轻度或中度肿大,烦热,容易出汗,性情急躁易怒,眼球突出,手指颤抖,面部烘热,口苦,舌质红,苔薄黄,脉弦数。

病机:痰气交阻,气郁化火,壅结颈前。

治法:清肝泻火,消瘿散结。

代表方:龙胆泻肝汤加减。

龙胆草 9 g,柴胡 9 g,栀子 12 g,牡丹皮 15 g,夏枯草 20 g,生牡蛎 30 g,浙贝母 12 g,玄参 15 g,当归 15 g,白芍 15 g,牛蒡子 9 g,菊花 9 g,枸杞子 15 g。

4.心肝阴虚证

证候:颈前喉结两旁结块或大或小,质软,病起较缓,心悸不宁,心烦少寐,易出汗,手指颤动,眼干,目眩,倦怠乏力,舌质红,苔少或无苔,舌体颤动,脉弦细数。

病机:气火内结日久,心肝之阴耗伤。

治法:滋阴降火,宁心柔肝。

代表方:天王补心丹或一贯煎加减。

生黄芪 30 g,元参 15 g,白芍 15 g,生地黄 15 g,太子参 10 g,天冬 10 g,麦冬 12 g,沙参 15 g,酸枣仁 30 g,夜交藤 30 g,生牡蛎 30 g,龟板 15 g。

5.痰结血瘀证

证候:颈前喉结两旁结块肿大,按之较硬或有结节,肿块经久未消,胸闷,纳差,舌质暗或紫,苔薄白或白腻,脉弦或涩。

病机:痰气交阻,血脉瘀滞,搏结成瘿。

治法:理气活血,化痰消瘿。

代表方:海藻玉壶汤。

海藻 30 g,昆布 30 g,海带 15 g,法半夏 12 g,陈皮 10 g,青皮 10 g,连翘 12 g,川芎 10 g,独活 10 g,当归 12 g,浙贝母 12 g,甘草 10 g,生牡蛎 15 g,丹参 15 g。

二、分期辨证论治

冯教授提出在甲亢的发生发展与病情演变过程中,常呈现出初期、中期和后期的规律性,因此分期辨治甲亢有利于明确病程、规范治疗、提高疗效。因此,结合临床实践,以新久虚实为纲,以病变脏腑为目,将甲亢分为初期、中期和后期,并概括出其初期多实、中期虚实并见、后期为虚中挟实的病程发展特点。在初期的治疗中,注重泻实,重点解决气郁、火热、痰浊等三个病理因素的问题;中期治疗注重泻实补虚,祛邪扶正并用;后期注重扶助正气,健脾益气,滋补肝肾。总之,中医药分期辨治能更好地促进甲亢症的好转和康复。

(一)初期多实,祛邪为主

甲亢症患者其发病初期常有精神情志失调的病史。《诸病源候论·瘿候》说:"瘿者,由忧恚气结所生。"中医很早就认识到情绪和精神素对甲亢发生的影响。情志抑郁,肝失疏泄,气郁化火,炼液成痰,壅滞经络,结于颈部而成瘿。很多患者发病在 20~40 岁,且多为女性,与女性的"肝为本"的生理特点相符。因肝主疏泄,肝气郁滞,气郁易化火,火热灼津为痰;且三焦气血津液不畅,易凝聚而成痰。因此,出现口苦咽干,急躁易怒,善太息,胸闷胁痛,颈部发胀,吞咽不爽,喉间有痰。本期病位主要在肝,病理因素主要为郁气、郁火和痰浊。因此在初期,治疗应解郁散火化痰。可选用小柴胡汤合丹栀逍遥散加减,药用:柴胡 9 g,法半夏 9 g,黄芩 12 g,牡丹皮 15 g,栀子 15 g,白芍 20 g,白术 15 g,当归 15 g,茯苓 20 g,黄药子 9 g,浙贝母 15 g。若气郁较重,加用枳壳 15 g,川楝子 15 g,香附 15 g。若化热较重,加用金银花 25g,连翘 15 g。

(二)中期虚实并见,祛邪为主,兼以扶正

病至中期,火热更盛。一方面,火热炼津为痰,痰瘀互结,随逆气上结于颈前喉结两边,甚者随肝阳上亢于眼,致使突眼征出现。另一方面,火热更伤气阴,阴虚生内热,导致实火与虚热并存,使患者面部烘热;肝旺易克脾土,火热耗气,气虚亦生内热,更可使脾虚致痰湿内生,为火热灼痰创造了条件。本期火热特点不仅是肝火旺盛,更易延引胃火、心火炽盛,肝、心、胃共同染受火热,出现口渴引饮、怕热多汗、心悸怔忡、多食消瘦的征象;肝主筋,心主舌,阴虚失濡,阳亢火动,皆致指、舌颤动;肝强脾弱、胃强脾虚,出现大便次数增多、消瘦、乏力等症。本期火热炽盛为主因,痰凝结更重,气阴初伤。因此,治疗上要祛邪为主,须清泻火热、化痰软坚并举,兼以益气养阴。可选用白虎汤加味,药用:生石膏50 g,知母20 g,黄连12 g,黄芪20 g,茯苓20 g,生地黄30 g,竹叶12 g,牡丹皮20 g,生龙牡各30 g,丹参20 g,黄药子9 g,苍术15 g。若大便次数增多,加用炮姜15 g,砂仁12 g;若痰核瘀块较大,加用海浮石15 g,鳖甲10 g;若热伤气阴较重,加用太子参15 g,沙参15 g;若突眼征较明显,加用草决明30 g,夏枯草30 g,蒲公英30 g;若指、舌颤动较重,加用僵蚕15 g,全蝎10 g。

(三)后期虚中夹实,扶正为主,兼以祛邪

在甲亢后期,由于火热久伤气阴,病久也导致气阴亏损,形成气阴两虚、痰瘀阻滞的病理态势;同时余热仍有留存,表现为乏力、疲倦、低热等症。在治疗上要以扶正为主,兼以祛邪。治以补养气阴、软坚散结,兼清余热。药用:生黄芪30 g,太子参20 g,茯苓20 g,玄参20 g,生地黄30 g,海藻30 g,昆布30 g,浙贝母15 g,炮山甲10 g,土鳖虫10 g,生龙牡各30 g,黄药子10 g,苍术20 g。若后期热较盛,加用夏枯草30 g,蒲公英30 g;若气阴亏虚较重,加用西洋参12 g,太子参15 g,沙参15 g。

三、注重从肝论治

(一)甲状腺与肝的相关性

肝在胁下,胆附于肝,肝胆有经脉络属而互为表里。肝脉起于足大趾,上行环阴器,过少腹,挟胃,属肝络胆,贯膈布胁肋,循喉咙,连目系,上巅顶。肝主疏泄,其性刚强,喜条达而恶抑郁,凡精神情志之调节功能,与肝关系密切。肝主藏血,有贮藏和调节血液的作用。肝主筋,司全身筋骨关节之屈伸。肝开窍于目,目受肝血滋养而视明。肝为刚脏,属春木而主风,性喜升发。

冯教授认为,甲状腺与肝关系密切,其功用当归属于肝的范畴内,其依据如下。

1.甲状腺的解剖位置与中医肝经循行有相关性 甲状腺是人体最大的内分泌腺,在人体的生命活动中发挥着重要的作用。甲状腺的解剖部位在颈前下方软组织内,位于甲状软骨下紧贴在气管第三、四软骨环前面,由两侧叶和峡部组成。可以认为甲状腺所在的解剖位置即为中医肝经所循行的部位。

2.甲状腺激素促进生长发育与中医"肝主生发"具有相关性 甲状腺激素对生长发育有明显的促进作用,是正常生长及骨骼发育所必需的因素之一。在人体生长发育过程中,甲状腺激素不仅与垂体的生长激素起协同作用,还可影响垂体生长激素的合成。在动物实验中发现。动物被切除或破坏甲状腺后,生长可以完全停止,给予甲状腺激素治疗后,生长可以恢复。在儿童患甲状腺功能减退病时,患儿生长发育明显减慢,身高明显矮于同龄儿童。如果不用甲状腺激素治疗,会影响身高,变成侏儒症。如果及时给予甲状腺激素治疗,生长发育速度可以明显加快,可以使身高达到正常人的高度。

中医学认为肝主生发,好像春天树木那样条达舒畅,充满生机。《素问·五常政大论》肯定了肝脏对春生之气的疏泄生发敷布作用,"发生之纪,是谓启陈,土疏泄,苍气达,阳和布化,阴气乃随,生气淳化,万物以荣"。这种促进生长发育的作用称为"生发",所以甲状腺激素主生长发育影响与中医肝主生发具有相关性。

3.甲状腺激素促进物质代谢与中医"肝主疏泄"关系 甲状腺激素可提高大多数组织的耗氧率,对三大营养物质的代谢具有重要影响。在正常情况下甲状腺激素主要是促进蛋白质合成,加速糖和脂肪代谢,特别是促进许多组织的糖、脂肪及蛋白质的分解氧化过程,增加机体的耗氧量和产热量。中医学认为肝主疏泄,包括两方面:调畅气机、血液运行和津液的输布代谢,以及促进脾胃的运化功能,这与甲状腺激素对代谢的影响类似,产热效应与中医营气卫气的濡养和温煦功能极其相似,而营卫之气在人体的正常出入循行是离不开肝脏调畅气血津液的作用的。肝脏促进脾胃的运化功能即是中医学对肝脏影响人体物质代谢作用的宏观描述,其中涵盖了三大营养物质的代谢作用。

4.甲状腺激素对神经系统的作用与中医肝调畅情志的关系 甲状腺激素对神经系统的兴奋性有重要意义,甲亢或甲状腺素释放过多时,可引起中枢神经兴奋性增高现象,患者出现烦热、躁动不安、易于激动、多言失眠、目赤眼脱及面、颈、胸部皮肤微红润等,且多由各种精神因素如忿怒、惊吓、恐惧、悲伤等诱发,此与中医所谓的肝主怒、肝阳尤盛情况基本相似。甲状腺激素对中枢神经作用结果,正好与中医肝主怒与易郁的病理变化和临床表现相关。甲状腺组织分泌甲状腺激素的多少所产生的临床表现与中医所论肝主怒、易郁矛盾的双重情绪变化正相符合。而人体内这种与中医肝相似具有影响双重情绪变化的脏器与组织，也仅有甲状腺，从这个意义上说，中医的肝包括了甲状腺组织。肝为"将军之官"，主谋虑而喜条达，如果数谋不决、情志不舒，长期忧思恼怒，使气机郁滞，肝气失于条达而发为甲亢。《杂病源流犀烛》曰："其症皆隶五脏，其源皆由肝火。"《丹溪心法·六郁》曰："气血冲和，万病不生，一有怫郁，诸症生焉。故人身诸病多生于郁。"

5.本病多见于女性　甲亢病男女发病之比为1:（4～6）。女子以肝为先天，这是因为肝主藏血，肝脏体阴而用阳，女性以血为用，所以发病最多。叶天士在《临证指南医案》中认为，"肝为风木之脏，又为将军之官。故肝脏之病，较之他脏为多，而于女子尤甚"。

综上所述，冯教授认为，甲状腺无论从解剖位置，还是从甲状腺激素的基本生理作用，都与中医对肝脏的生理功能描述十分相似。甲亢症可认为是肝脏发生病变，疏泄生发功能太过产生火热之象，同时又导致情志不调。这就表明了甲状腺功能亢进症的中医理论与临床实践的统一，从而认为甲状腺病症可以从中医肝脏论治。

（二）甲亢证候与中医学的肝病证候关系

1.甲亢证候与肝郁气滞证　肝喜条达，肝气疏泄与人的情志活动密切相关。人的情志活动异常，超过了机体调节限度，也会导致气机失调，肝气郁结。若七情郁结长期不解，如所慕不遂，怨无以申，怒无以泄等，则使肝失条达之性、肺失宣肃之权，原随气而滋润周身之津液，随之停滞而结痰。痰气交阻于咽颈，始则咽梗如有炙脔，继则颈粗胀闷，结为瘿肿，每遇情绪波动则颈粗与诸症有加。肝气郁滞进一步发展，又可引起气滞血瘀、冲任失调、肝气犯胃、肝横克脾等多种证候，导致多种疾病的发生。

临床上甲亢病多发于中年人，女性多见，发病前多有情志不遂史。表现为甲状腺弥漫性肿大，或大或小，质地软而无结节，局部不痛，或颈部胀感。肝失疏泄，肝气郁滞，气机不畅，则胁胀或隐隐作痛，郁郁寡欢，心情压抑。肝失条达者，常伴情志抑郁，胸闷胁胀，经前乳房胀痛，妇女月经不调，经血色暗夹块，舌质暗红，苔白，脉弦。治疗以疏肝理气为法，兼以活血化瘀、调经、理脾、和胃。常用方剂如柴胡疏肝散、加味逍遥散，常用药如柴胡、枳壳、陈皮、香附、川芎、茯

苓、白术、当归、厚朴等。若气郁化火加栀子、牡丹皮;月经不调加益母草、泽
兰等。

2.甲亢证候与肝经湿热证 肝经湿热证由外感湿热或内伤饮食,湿热郁
滞,气机失于疏泄、条达,湿热蕴结肝胆而致病。湿热之邪,或湿热郁滞,内伤脾
胃,致使胁痛腹胀,身重体倦;或久则化热,熏蒸肝胆,致胆汁外溢肌肤,发为
黄疸。

临床上甲亢表现颈部瘿肿,伴有黄疸症状者,多与肝经湿热有关系。症见
目黄、身黄,小便黄赤短少,大便秘结,或腹胀,舌苔黄腻,脉象弦数。或身目不
黄,而见肝功不良,ALT、AST 增高,或血清胆红素增高或碱性磷酸酶增高。可
伴有为胁痛,口苦,恶闻荤腥,体倦乏力等症状。治宜清热利湿解毒,可用茵陈
蒿、金钱草、茯苓、猪苓、车前草、薏苡仁、大黄、栀子等清利湿热之品,使湿热之
邪从二便而出。若热毒炽盛,或外感时毒疫疾所致,治当佐清热解毒,须加蒲公
英、垂盆草、金银花、大青叶等清热解毒之品。

3.甲亢证候与肝火旺盛证 肝火指由于肝的功能亢盛而出现的火热征象
而言。肝的特点是体阴而用阳,肝内寄相火,肝为"风木之脏",容易化火动风。
肝火形成的原因有情绪过激,肝气生发太过而化火;或因紧张、焦虑,肝失疏泄,
气郁化火;或因肾水不足,水不涵木,阴不制阳而导致肝阳上亢,阳亢则热,热极
化火。临床观察,肝火上炎以青年人为多,气郁化火、阳亢化火则以中老年人
为主。

毒性弥漫性甲状腺肿、甲状腺相关性眼病急性期等,临床表现为甲状腺肿
大,或甲状腺局部红肿热痛,或甲状腺肿或伴有结节,或疼痛拒按,眼球突出、眼
结膜充血、目赤肿痛等症,常伴有面红、口苦、口干、急躁易怒、心烦失眠,舌质
红,苔黄,脉弦滑或弦数。此证属实、属热,可辨证为肝火旺盛证,治疗宜清肝泻
火。常用方剂有龙胆泻肝汤、丹栀逍遥散等。常用药物如黄芩、黄连、龙胆草、
栀子、菊花、夏枯草、生地黄、牡丹皮、赤芍、石决明等。中老年人阴常不足,故需
重用生地黄,并加白芍养血柔肝,育阴潜阳。实则泻其子,故与清心泻火法同
用,效果较好。

4.甲亢证候与肝肾阴虚证 肝主藏血,具有储藏和调节身体血量的作用。
若肝血充足,上通于目,则目明能视。肝主藏血,肾主藏精。肝血必须依赖肾精
的滋养,肾精也需要不断得到肝血所化生之精来填育,故有"精血同源"、"肝肾

同源"之说。在生理、病理上肝、肾常常是同盛同衰，肾精不足可致肝血亏损，肝血亏损也可致肾精不足。

肝肾不足证是在许多甲状腺病中都可出现的一种证型，常见于甲状腺功能亢进症、桥本甲状腺炎伴甲亢、亚急性甲状腺炎伴甲亢等疾病。在这些疾病的某一阶段或某些患者始终均可出现肝肾不足证。常表现为甲状腺轻度肿大或不肿大，或目珠突出，目胀不适，心悸而烦，发热多汗，性急易怒，口干不欲饮，消谷善饥，形体消瘦，头晕目眩，指舌颤动。舌质红，苔少，脉弦细数而有力。伴有脱发，皮肤干燥、萎缩，伴两目干涩、视物不清，耳鸣、耳聋，腰膝酸软，肢体麻木拘急，妇女月经不调、量少或闭经，性功能障碍，舌体瘦色淡红，苔薄，脉细。治疗以滋补肝肾为法，补肝血、益肾精。常用方剂如六味地黄丸、二至丸、左归丸。常用药物如熟地黄、白芍、何首乌、黄精、枸杞子、山萸肉、女贞子、旱莲草。

5. 甲亢证候与肝风内动证 《知医必辨》谓："人之五脏，惟肝易动而难静。"肝阴不足，穷必及肾，乙癸互致匮乏，木失水涵则阳亢风动，热极动风和肝阳化风，治遵叶天士心法："身中阳化内风……非柔润不能调和也。"

本病证多见典型甲亢病人。主要表现为手颤、甚则手足抖动不安，肢麻，双目干涩，或视物模糊，腰酸头晕，面红手抖，筋惕肉瞤，舌红少苔，脉弦细数等。给予平肝熄风、镇肝熄风、补血养肝等治法。属于内风之实证，治宜平肝熄风，常用钩藤、铃羊角、天麻、代赭石、龙骨、牡蛎等平肝熄风药。肝风门中，每多夹杂，则搜风之药，亦当引用也，如全蝎、僵蚕等。兼有阴虚，宜配伍生地黄、白芍、山萸肉、女贞子、旱莲草等滋补肝肾之品。

（三）治肝之法

治肝之法，常用的有疏肝、清肝、泻肝、平肝、镇肝、养肝、柔肝、温肝等。疏肝者，疏散肝郁；清肝者，清解肝热；泻肝者，泻除肝火，泻肝在作用上与清肝相似，但程度上较清肝为重。平肝者，平熄肝风；镇肝者，镇定肝风，均适用于肝风内动，但选药有所不同，镇肝多选用金石重镇之品。养肝者，滋养肝阴之不足；柔肝者，柔润之品来克制肝之过于刚燥，养肝与柔肝在性质上相似，但前者用药偏于滋养，后用药偏于柔缓。温肝者，采用温热药物来振奋肝之功能。以上八法，疏肝、清肝、泻肝、平肝、镇肝用于肝之实证；养肝、柔肝、温肝，用于肝之虚证。

1. 清肝法 适用于肝火燔灼，症见身体烦热，容易出汗，性情急躁易怒，眼球突出,手指颤抖,面部烘热,口苦,舌质红,苔薄黄,脉弦数。方选羚角钩藤饮、夏枯草散等加减,药用羚羊角、牡丹皮、赤芍、栀子、黄芩、连翘、夏枯草、茵陈等。

2.泻肝法　适用于肝火炽盛,清肝不效者。方选龙胆泻肝汤、泻青丸、当归龙荟丸等,药用龙胆草、芦荟、黄芩、栀子等。

3.疏肝法　适用于肝郁气滞者。方选柴胡疏肝散加减,药用柴胡、郁金、香附、枳壳、玫瑰花、橘叶、木香、刺蒺藜等。

4.平肝法　适用于肝阳上亢者。方选天麻钩藤饮加减,药用钩藤、天麻、杭白芍、白菊花等。

5.镇肝法　适用于泻肝平肝不效而肝阳上亢、肝风内动上扰者。方选镇肝熄风汤加减,药用石决明、生牡蛎、生龙骨、龙齿、金箔、青铅、代赭石、磁石等。

6.养肝法　适用于肝火内炽,耗伤阴血,或肝郁日久,肝血不足者。方选四物汤加减,药物多选用当归、熟地黄、阿胶、制首乌、柏子仁、酸枣仁等。

7.滋阴法　适用于肝肾阴虚,肝阳上亢者。方选一贯煎加减,常配伍滋补肝肾之品,如生熟地黄、白芍、枸杞子、女贞子、沙苑子、龟板、鳖甲等。

8.清金法　肝属木,肺属金。金克木,肝火旺盛又可反侮肺金,治当清肝泻肺,方选泻白散加减,泻肺之药可选用黄芩、桑白皮、地骨皮、炒知母、制杷叶等。

9.泻心法　肝属木,心属火,心火乃肝火所生,心肝两脏,关系密切,故清肝火之剂中,往往佐以清心火之品,如黄连、川木通等,这既有治心肝火旺之证的作用,又有实则泻其子之义。同时心火得降,火不刑金,金旺则能制木,此即隔二之治法也。

10.补气法　肝胆实火既能耗气,又能侵犯脾胃中,造成脾胃气虚,故清肝之剂中,有时配伍黄芪、党参、太子参、山药、茯苓、薏苡仁、生甘草等。

甲亢治肝之法,除上述者外,根据兼夹病证等病情之不同,有的还需配伍石膏、知母等清胃之品;或桃仁、红花、丹参、三棱、莪术、川芎等活血化瘀之品;或法半夏、浙贝母、猫爪草、白芥子、穿山龙等化痰之品;或连翘、败酱草、白花蛇舌草等清热解毒之品。总之,上述甲亢治肝诸法,彼此之间,并不孤立,应根据病情,分清主次,配伍使用。

四、注意标本兼顾

冯教授在治疗中重视标本兼顾,善将辨病与辨证相结合。依据个体状态与甲亢病证病机特点施治,若标为主则先治标,兼顾其本;标本皆著则标本同治;

本虚明显则治本兼顾其标。治疗过程中常常初为标实,标实解决后则显示出本虚。

（一）急则治标

由于气郁、火热、痰湿、血瘀为本病共同的病理基础,常随病情发展不同阶段而各异,其治法概要常须留意以下几个方面。

1. 治气血之郁,有"顺气为先"之古训,即疏肝气、健脾气,当选柴胡、香附、郁金、茯苓、白术等,夹热可配伍青蒿、苏叶清轻宣化,但疏肝必基于养血,当加用白芍、鸡血藤等。如郁而化火多表现为肝火旺,可仿照下法。

2. 心经有热,则心烦、心悸、失眠。常规用栀子、莲心、水牛角等品直折心火外,还需选配磁石、细生地、玄参等滋肾之品上济心火,夜交藤、酸枣仁、柏子仁等养心阴之品以安神志。

3. 渴盛多食、消瘦便频,为热在脾胃。生石膏、知母、黄连、苦参、生甘草是其常选,同时亦当配合养肺胃阴液,加细生地、玄参、麦冬、天花粉、石斛等品。

4. 头晕目眩、烦躁易怒、多动手颤,为热在肝经,乃阴不制阳、阳亢肝风之象,故清肝降火合用滋阴潜阳,常用苦参、龙胆草、夏枯草、草决明等选其二三,伍玄参、赤白芍、地骨皮及代赭石或磁石、生牡蛎等。

5. 运用清热泻火药同时配伍竹叶、通草、鲜芦根等品,清利小便而不伤阴,使邪有出路。

6. 病情日久,甲状腺肿大坚硬,不易消解,眼睛突出明显,眼胀眼痛者,往往是痰湿瘀血凝滞所导致,治疗上当化痰祛湿,活血化瘀,散结消瘿,常选用海藻、昆布、大贝、生龙牡、黄药子、苍术、半夏、陈皮、炮山甲、土鳖虫、丹参、当归、乳香、没药、王不留行、穿山甲、三棱、莪术、半枝莲、白花蛇舌草等药。

7. 药物配伍方面,含碘较高的海带、紫菜、昆布、黄药子之类药,虽有软坚散结的作用,但有合成甲状腺素的原料成分,原则上少用或不用。三棱、莪术、乳香、没药易伤正耗血。本虚多以正虚为主,故宜少用为佳。可适当选用一二味与化痰散结药配合使用,如半夏、浙贝母配三棱,或胆南星、瓜蒌配莪术,或白芥子、浙贝母配乳香等,效果更好。

（二）缓则治本

冯教授认为,甲亢病机以阴虚为本,气、火、痰、瘀为标;本虚又可分为心肾阴虚、肝肾阴虚、气阴两虚。实则可见肝郁化火、胃热亢盛、气滞痰瘀等;针对其复杂病机,在辨证论治时当抓住主要病机,兼顾细节,亢而伤脾,治当疏肝健脾。因此培养先后天之本、调理肝木为治疗甲亢病之总则,养阴滋肾、疏肝健脾为基本法。临床上,从滋阴清热或滋阴解郁入手,重在滋阴而清热解郁次之,痰火盛者,又当重用清热化痰,兼顾养阴。

甲亢在其发展过程中,在某些时期有些症状会比较突出,严重影响了患者的生活质量。冯教授将之归为甲亢的变证范畴,并针对其病机特点,依据治病求本的法则,采用相应治法,取得了突出疗效。如甲亢性突眼的治疗,一般认为肝经湿热,郁而化火生风所致,治当清肝利胆兼祛风,宜用四逆散合龙胆泻肝汤加白蒺藜、牛蒡子、夏枯草、牡丹皮。甲亢白细胞下降的治疗,表现为体倦乏力,头晕目眩,面色苍黄,容易感冒,脉细弦等,可加用健脾益气中药,方可用归脾汤化裁等,偏阴虚者可用杞菊地黄汤加减。甲亢肌病的治疗,当属"痿症"范畴,以湿热淫筋,肝肾亏虚证多见,可给予清热化湿,方选加味二妙散,或滋阴清热、补养肝肾,则用虎潜丸加减。

(三)必须始终顾护脾土

在甲亢的发病过程中,以火热和痰浊病机因素较明显。很多甲亢病人尽管热势较盛,但在早期和中期舌苔白腻或湿润。脾为后天之本,是气血生化之源。因此在治疗中,必须时时顾护脾土,顾护正气,否则中气易虚,更易化生痰湿;正气亏损,也会影响甲亢的治疗疗效,延迟甲亢症的康复。脾虚时可加用太子参、黄芪、茯苓、炮姜、白术、苍术、木香、砂仁等。

五、临床用药经验

(一)含碘中药的临床应用

含碘中药自古以来是中医治疗甲亢的主药。近年来,随着对甲亢生理病理认识的不断深化和临床经验的积累,含碘中药能否用于治疗甲亢,成为临床上争论的焦点。如李如兰教授认为含碘中药应选用含碘较少的中药夏枯草、牡蛎等,至于昆布、海藻、黄药子等含碘量高的中药,则仅在没有功能亢进表现的甲状腺肿大、腺瘤或肿瘤中使用。路志正教授的临床经验表明,根据疾病本身的发病特点,合理汲取现代医学的研究进展而组方用药是必要的,但在辨证论治的前提下,含碘中药也并不是不可以使用,若运用恰当可收良效。适量的碘是提供合成 TH 的原料,大剂量的碘则抑制 TH 的合成与释放。单纯使用西药治疗甲亢,因长期抑制 TH 的合成,易致甲状腺功能减退。

冯教授通过多年的临床使用和观察，认为用西药治疗甲亢的同时，配合使用含碘较少的中药以适当增加 TH 的合成，同时含碘药物与其他药物相伍，共同煎煮，使各种有效成分相互作用，从而提高疗效，极大地减少了甲减的发生率。但含碘较多的中药如海藻、昆布等却不利于甲亢的治疗。因含碘较多的中药虽在治疗早期使病情减轻，但在应用数周后常使病情加重，故临床较少使用或不使用。但完全不含碘的中药方剂疗效又较差，因此在临床治疗甲亢时多使用含碘较少的夏枯草、玄参等中药。

（二）化痰软坚类药物的临床应用

甲亢病人大多有不同程度的甲状腺肿大，中医学称之为"瘿瘤"，主要为气滞血瘀痰凝所致，传统临床上常用海藻、昆布、黄药子、夏枯草、土贝母、山慈姑、浮海石、瓦楞子等化痰软坚之品。有痰凝血瘀表现者，可配伍活血化瘀药如王不留行、三棱、穿山甲、鬼箭羽等。黄药子亦较少使用，必须使用时，用量多轻，一般不超过 10 克，因甲亢本身有肝功能损害，黄药子有毒又能损害肝脏。实验研究发现白芥子、莱菔子、葶苈子、苏子等药物有抗甲状腺功能的作用。冯教授指出，对于阴虚阳亢证或肝火证患者，使用后有时反致心率加快，症状加重，对甲亢症状改善不明显。

（三）疏肝理气类药物的临床应用

甲亢患者多见精神刺激而发病。情志的变化往往引起病情亦发生变化，随忧愁消长。由于长期忿郁恼怒或忧思郁虑，肝气失于条达，气滞痰凝壅结颈前而成瘿。运用疏肝理气之法，可选四逆散、柴胡疏肝散、经验方理气消瘿片等方剂加减，常用柴胡、玫瑰花、橘叶、郁金、枳壳、香附等药物。气滞较甚者，可加青皮、荔枝核、橘核、槟榔、莪术、枳实等破气导滞之品，使患者气机条达、肝郁气滞证候得以缓解。历代医家无不以疏肝理气、消瘿散结为治疗该病的另一大法而选方用药。如《外台秘要》疗瘿细气方、深师苏子膏疗气瘿方中所用之陈皮，海藻玉壶汤、活血散瘿汤中所用之青皮，十全流气饮中更有陈皮、木香、香附、青皮等多味疏肝理气类药物。治疗瘿气，古有"顺气为先"之训，即疏肝气、健脾运，当用柴胡、郁金、香附等疏肝理气药，若随情志而波动明显的瘿病患者，该类用药剂量理应酌情增大。

（四）活血散瘀类药物的应用

瘿病痰气凝滞日久，形成痰血凝滞而致瘿肿较硬或有结节，经久不消。如瘿肿伴突眼日久不消常兼有纤维化病变;甲亢合并胫前水肿,早期局部皮肤增厚变粗,有广泛大小不等的棕红色或暗紫红色突起的斑块或结节,后期皮肤粗厚如橘皮或树皮样,皮损融合有深沟,覆以灰色或黑色疣状物,下肢粗大似象皮腿;胫前黏液性水肿,与突眼、甲肿伴发,常形成甲亢三联症。严重者最后可发生肥大性骨关节病(Grave's肢端病),多因湿毒病邪侵袭下肢筋脉,壅阻经络,气血失畅所致。治疗痰结血瘀型瘿病方剂有经验方活血消瘿片、《外科正宗》活血散瘀汤等。常用当归、川芎、赤芍、桃仁等养血活血,与青皮、橘叶、刺蒺藜、制香附、瓜蒌皮等理气化痰药合用,共同起到理气化痰、活血消瘿的作用。血瘀症状较重可酌加三棱、莪术、露蜂房、穿山甲、王不留行、急性子等破血散结消瘿,更重者可选配蜈蚣、水蛭、蜣螂虫、土鳖虫等虫类药,以增强活血软坚、消瘿散结的作用。现代临床研究亦证明,这类药物对甲状腺肿大积年不消者,用之有良效。

（五）清热泻火类药物的应用

古代医家多应用龙胆草、栀子、黄芩、夏枯草等苦寒药物泻火,用以治疗瘿病肝火旺盛,烦躁易怒证。如《外台秘要》中的5个治瘿方剂和《圣济总录》中的4个方剂都运用了龙胆草以清泻肝火。冯教授指出甲亢患者运用清热泻火药时,应注重明辨火邪所居部位而斟酌用药。如心经有热,宜以黄连、栀子、莲子心、水牛角等直折心火;若热在肺胃,渴饮多食,消瘦便频,常用生石膏、知母、黄连、黄芩等;若热在肝经,见头晕目眩、烦躁易怒者,当清泻肝火,常用龙胆草、夏枯草、决明子等。甲亢病有属肝火内炽者,火热炽热产生热毒,或因感受外感热毒之邪而复发或加重,常需配伍清热解毒之法,可选配蒲公英、漏芦、连翘、红蚤休等药物解毒散结。尤以红蚤休解毒、散结、熄风,甲亢病人用之较为合拍。蒲公英能清肝明目,消肿散结,治甲亢突眼亦有一定的疗效。古代医籍中有运用清热泻火药同时,又选用了通草、川木通、淡竹叶等散结利小便,使热邪随小便而解;同时选用白头翁、松萝等清热解毒,以消瘿肿。

（六）清肝明目类药物的应用

甲亢患者中大部分患有突眼,程度一般较轻,预后良好。病情日久,突眼症状较重,多数疗效较差。治疗甲亢突眼,因肝开窍于目,故常选用清肝明目之品,如木贼草、谷精草、青葙子、夜明砂、决明子、千里光、密蒙花等药物。木贼草与谷精草有疏风热、退目翳之功能,主治甲亢风热目赤肿痛、多泪、畏光等症;木贼草兼益肝胆、通窍止泪,谷精草长于疏散头面风热,用于治疗甲亢突眼急性期患者;决明子有平肝阳、益肝阴、润肠通便之功。青葙子长于泻肝火,密蒙花清肝养肝,夜明砂兼消积散瘀,千里光清热、解毒、明目。用于甲亢热邪上扰之目赤疼痛、迎风流泪等症。车前子除有清热利尿通淋之功效外,还主治肝中风热,目赤肿痛。可见清肝明目之品宜根据甲亢目疾不同情况,灵活选用。

(七)健脾益气类药物的应用

这是治疗甲亢的常用治则之一,常用于临床表现为自汗、乏力,或大便稀溏、泄泻,或两下肢瘦弱无力等气虚患者。方剂选用生脉散、牡蛎散、补中益气汤等化裁。气虚卫外不固,自汗不止者,佐以敛汗固表药,如浮小麦、五味子、麻黄根等;脾虚泄泻不止者,佐以涩肠固脱之品,如芡实、乌梅等。甲亢合并贫血或瘿病妇女月经量少或经闭等症状,此为心肝阴虚,气血亏虚,日久及肾。阴血不足可用熟地黄、制首乌、当归、龟甲、枸杞子、阿胶、龟胶等药物,以滋补肾阴。甲亢合并肌病出现重症肌无力、眼睑下垂及周期性瘫痪者,可重用黄芪,剂量可用至60~120克。

(八)滋补肝肾类药物的应用

滋补肝肾法是治疗甲亢病的主要法则,适用于阴虚阳亢或气阴两虚型甲亢患者。常用二至丸、左归饮等方加减,药用生地黄、白芍、女贞子、旱莲草、制首乌、龟板、鳖甲等。由于本病疗程较长,久服甘寒滋腻之品,反碍肠胃。因此,冯教授用旱莲草、女贞子平淡补肾,麦冬、天冬等益阴养肺,以达"虚则补其母"之旨。虚火甚见低热者,配伍黄柏、知母等药物滋阴润燥,伴骨质疏松症者,加杜仲、怀牛膝、狗脊、仙灵脾等补肾壮腰。瘿病日久化火,导致阴虚火旺,尤以肝肾阴虚更为突出。治疗上,多以玄参、麦门冬、生地黄等甘寒药物以滋其阴,一则养肝之体,以助肝之疏泄,使气机条达,遏制诸郁之渐;二则依据"壮水之主,以制阳光",上济心火,下抑肝阳,并主张以清润为原则,避免滋腻阻碍气机。此外,天门冬也可选用,古有"服食天门冬治瘿除百病"的记载。

(九)调节免疫药物的临床应用

冯教授临床经验,处方中选择加用一两味调节免疫的药物,可以提高疗效,如太子参、党参、黄芪、白花蛇舌草、半枝莲等。现代药理研究证明,黄芪不但有增强特异性免疫功能,还有对T淋巴细胞功能的明显促进作用,从而增强特异性免疫功能的调节。另外,黄芪对体液免疫也有增强作用,对正常机体的抗体生成有明显的促进作用,可使脾虚证患者 IgG 水平提高。党参,经实验表明,可根据机体不同的免疫状态对细胞免疫和体液免疫起调节作用。白花蛇舌草水煎剂给小鼠和兔灌胃,能刺激网状内皮系统,增强白细胞吞噬能力,增强免疫功能。

（十）单味药用药经验

大量的夏枯草(30 g 以上)能加速消减颈前肿块。夏枯草味辛苦性寒,归肝、胆经,清热泻火、开郁散结。《生草药性备要》言其能"去痰消脓,治瘰疬,清上补下,去眼膜,止痛"。冯教授常用此药配合浙贝母、牡丹皮、郁金治疗肝郁化火、痰火凝聚型的甲亢;亦常配用清半夏,开郁化痰,调和阴阳,治疗甲亢见胸闷、悸烦、失眠属于肝经郁火痰滞者。现代药理研究表明,夏枯草能促进炎症渗出物的吸收,使病态组织崩溃、溶解。

海藻与甘草同用,起到相辅相承的作用。这早在《医宗金鉴》的海藻玉壶汤中就有记载海藻与甘草节配伍,能化痰软坚、消散瘿瘤。但这些药一般不宜长久使用,3～4 周即止。

其他,如大剂量蒲公英煎汤内服兼外洗,对甲亢突眼有显效。雷公藤治疗甲亢突眼具有较强的抗突眼和免疫抑制作用,并能降低血 T_3、T_4、TG－Ab、TPO－Ab。猫爪草善解痰毒,在治疗甲亢方面有其独到优势。

冯教授着重强调,使用专药的前提是必须熟知每一味药物的主治功效和禁忌证,明确疾病的基本病机及各阶段的病理特点,在辨证基础上选配专药,并注意方中药味间的配伍以提高疗效。

第七章 辨证治疗原发性甲状腺功能减退症

原发性甲状腺功能减退症（简称甲减），是指各种原因导致的低甲状腺激素血症或甲状腺激素抵抗而引起的全身性低代谢综合征。临床常见畏寒肢冷、疲乏、出汗减少、动作缓慢、精神萎靡、嗜睡、智力、记忆力减退、食纳欠佳、体重增加、性功能减退、便秘、黏液性水肿等症状。目前，本病在一般人群中发病率约为2%～3%，并且呈上升趋势，常可伴有（或导致）心血管、脑血管、消化、呼吸、肾上腺、性腺等多系统多脏器的损害，病情严重者可发生甲减危象、心肾功能衰竭等严重的并发症。现代医学主要用甲状腺激素替代性终身治疗，而长时间服药所导致的多种不良反应不可忽视，严重者可诱发心律失常、心绞痛及心力衰竭和骨质疏松症。因此，积极探索中医防治本病的有效方法和药物，具有重要的意义。

冯建华教授在多年治疗甲减的临床中积累了较为丰富的经验，取得了较好的临床疗效，深受患者及家属的信赖和称道。冯教授结合中医学对"瘿病"、"水肿"、"虚劳"、"溢饮"等病的认识，主张发挥传统医学优势，辨证治疗原发性甲状腺功能减退症。冯教授提出中医中药辨证治疗甲状腺功能减退症，在改善症状、减少毒副反应以及提高患者生活质量等方面，有着优于单独应用西药治疗的优势，也为中西医结合治疗甲状腺疾病提供了广阔的思路。

冯教授在临证治疗原发性甲状腺功能减退症时，在强调审因辨证论治的同时，特别重视阳气，注重从脾肾论治，认为脾肾二脏在本病的发生发展过程起着重要的作用，所以治疗上注意健脾补肾。下面详细介绍冯教授治疗本病的临床经验以及学术思想。

一、审因辨证论治

（一）病因病机

甲状腺功能减退症的发生常与以下因素有关。

1.情志刺激　由于精神刺激,导致肝气郁结,肝郁致脾虚,则运化失常,内生痰湿,阻碍阳气运行,同时又耗伤阳气,导致脾阳不足。

2.饮食不当　由于饮食不当,过食寒凉,损伤脾胃,中阳不足,运化失常,饮食水谷不得运化,痰湿内生;痰湿壅盛,阻碍气机,损伤脾阳。脾为后天之本,脾阳虚弱,日久则肾失滋养,以致脾肾双亏,则见食欲不振、畏寒肢冷、嗜睡懒动、全身浮肿等症状。

3.外邪侵袭　多见风热毒邪,从口鼻入侵,毒邪结聚于颈前,则见咽部及颈前肿痛;若过用寒凉之物,内伤阳气,虽颈部热毒祛除,疼痛消失,但可见发音低沉、怕冷,甚至浮肿等症。

4.手术创伤或药物中毒　由于施行甲状腺切除手术或服用某些有毒药物(如抗甲状腺药物),损伤人体正气,致使脏腑失养,功能衰退,可表现一系列虚损证候。

本病的病机关键为阳气虚衰。肾为先天之本,为真阳所居。肾阳虚微以致形寒神疲,可见命门火衰之象。但甲状腺激素之不足是其基本原因,其病理还涉及肾精不足,阳虚之象是“无阴则阳无以生”的病理表现,是阴病涉及阳所致。部分病人有皮肤干燥、粗糙、大便秘结、舌红苔少等症,也是阴津不足之象。甚至出现肾阴阳两虚的证候。

此外,肾阳虚衰,不能温暖脾土,则脾阳也衰,肌肉失去濡养,则见肌肉无力,或肢体肌肉疼痛。脾主统血,脾虚则血失统藏,妇女可见月经紊乱、崩漏等症,常伴有贫血。肾阳不足,心阳亦鼓动无力,可见心阳虚衰的证候,以脉沉迟或缓多见,至此全身温煦功能更差,以致肢冷、体温下降,甚至津血运化失常,聚而成湿、成饮、成痰而见肌肤浮肿。

总之,原发性甲减的主要病机是肾精不足,肾阳不足则是关键,病变又常涉及心脾两个脏器,导致脾肾阳虚和心肾阳虚。

(二)辨证论治

冯教授通过长期的临床经验积累,认为该病虽然以阳气虚衰,尤其是肾阳不足为主要病机,但随着疾病的发展还常兼出现阳虚湿盛、心肾阳虚、痰瘀阻滞、阴阳两虚等证型。根据其病因病机和临床表现可以把本病分为五型。

1.脾肾阳虚证

证候:面色苍白,倦怠乏力,表情淡漠,头晕耳鸣,嗜睡健忘,畏寒肢冷,腹胀纳呆,男子阳痿,女子闭经,或崩漏,性欲冷淡,舌淡嫩、边有齿印,苔白,脉沉细无力或迟。

病机:脾肾阳虚,温化无力。

治法:温阳益气、健脾补肾。

方药:补中益气汤合右归丸加减。

黄芪50 g,党参15 g,白术15 g,当归15 g,干姜10 g,熟附子9 g,肉桂3 g,巴戟天15 g,淫羊藿15 g,鹿角胶10 g,肉苁蓉15 g,炙甘草6 g。

若性欲淡漠,甚则阳痿者,加鹿茸、巴戟天、仙茅、雄蚕蛾;若女子闭经,属血虚者加熟地黄、阿胶;属血瘀者加牛膝、桃仁、红花、丹参;崩漏者加三七、炮姜炭;偏脾阳虚者,去淫羊藿、加茯苓、炒山药、高良姜、白豆蔻、陈皮;偏肾阳虚者,去干姜、白术、加鹿茸、仙茅。

2. 阳虚湿盛证

证候:表情淡漠,畏寒肢冷,周身浮肿,以双下肢为甚,小便量少,胸腹满闷,周身沉重,酸软乏力,纳呆,舌体胖大而淡嫩,苔白腻,脉沉迟无力。

病机:脾肾阳虚、水湿壅盛。

治法:温阳健脾、化气行水。

方药:真武汤、五苓散加减。

黄芪50 g,人参10 g,白术15 g,茯苓30 g,茯苓皮30 g,熟附子10 g,桂枝10 g,芍药15 g,干姜15 g,椒目15 g,车前子30 g,大腹皮15 g,厚朴10 g,苍术15 g,泽泻15 g,陈皮10 g。

3. 水邪凌心证

证候:表情淡漠,畏寒肢冷,胸闷憋气,心悸怔忡,咳嗽气喘,动则加重,双下肢肿甚,小便短少,舌淡胖,苔白水滑,脉沉、迟、细弱。

病机:心肾阳虚,气不化水,水邪凌心。

治法:宜健脾温肾,补益心阳,化气行水。

方药:苓桂术甘汤、生脉散加减。

桂枝10 g,白术15 g,茯苓20 g,泽泻12 g,人参9 g,熟附子15 g,山萸肉12 g,五味子9 g,当归15 g,干姜15 g,葶苈子30 g,牛膝15 g,车前子30 g,大枣5 枚,炙甘草9 g。

4.阳虚痰瘀证

证候:面色苍白,倦怠乏力,表情淡漠,头晕耳鸣,嗜睡健忘,畏寒肢冷,皮肤粗糙,肢体麻木,女子闭经,舌质紫黯,或有瘀斑,脉沉迟而涩。

病机:脾肾阳虚,痰瘀互结。

治法:温阳益气,活血化瘀,化痰行水。

方药:肾气丸、桃红四物汤及二陈汤加减。

生黄芪30 g,白术15 g,茯苓15 g,熟附子9 g,桂枝10 g,山萸肉12 g,当归15 g,莪术15 g,川芎15 g,香附12 g,桃仁15 g,红花15 g,陈皮15 g,半夏15 g,海藻30 g,甘草6 g。

5.阴阳两虚证

证候:畏寒蜷卧,腰膝酸冷,小便清长或遗尿,大便干结,口干咽燥,但喜热饮,眩晕耳鸣,视物模糊,男子阳痿,遗精滑精,女子不孕,带下量多,舌质淡红,舌体胖大,舌苔薄白,尺脉弱。

病机:阳损及阴,阴阳两虚。

治法:温肾滋阴,调补阴阳。

方药:金匮肾气丸加味。

熟附子9 g,肉桂10 g,山药30 g,山萸肉12 g,麦冬24g,五味子9 g,党参15 g,枸杞子15 g,女贞子15 g,龟板15 g,鳖甲15 g。

二、分期辨证论治

近年来,随着发病率的提高和检查手段的进步,许多甲减患者被早期发现,人们对原发性甲减的认识有了新的进展。冯教授根据文献和个人临证经验,认为单纯以"脾肾阳虚"不足以概括原发性甲减的病机,提出本病当分期辨证论治,其早期肝郁乘脾为主,迨至中期则以脾气亏虚为主,及至后期则往往以脾肾阳虚、水湿内停为主,兼可表现为心肾阳虚、水气凌心、阳虚痰瘀等证,终则阳损及阴,阴阳两虚。

(一)早期:肝郁乘脾,治当疏肝健脾

原发性甲减早期阶段,临床症状往往不典型,常被误诊为他病。此期多见于女性患者,常表现为情志抑郁,善太息,胸胁或少腹胀满,或见瘿瘤,或有月经量少、痛经,或见面色不华或虚浮、眼睑浮肿,肢体倦怠,常常伴有轻度体重增加,大便秘结,舌淡苔白,脉弦细或缓等肝气郁滞兼见脾虚湿困之证。追问病史,其病因多为情志不遂,郁怒伤肝,或生活工作压力过大,思虑过度,或脑力劳动太过,劳倦所伤,与巢元方《诸病源候论·气病诸候》"结气病者,忧思所生也。心有所存,神有所止,气留而不行,故结于内"的说法不谋而合。此期患者实验室检查完全符合甲减的诊断,但临床表现除以上症状外极少见到肾、脾、心阳不足的证候。

此期辨证要点为:情志抑郁,善太息,或见瘿瘤;兼见面色不华或虚浮,眼睑浮肿,肢体倦怠。舌淡苔白,脉弦或缓。治疗当以疏肝理气为主,此期临床症状较轻,而且尚无记忆力、智力等的改变,可以单纯应用中药治疗,临床用药越早越好。

方药:逍遥散或柴胡疏肝散加减。脾虚明显者,可合用参苓白术散加减;兼见胸胁胀痛者,可加用合欢、郁金;兼有颈前肿大者,可加陈皮、夏枯草、牡蛎等。肝气郁结是情志病,除用药物治疗外,还应注重患者精神心理上的调适。

(二)中期:脾气虚弱,气血不足为主,治当益气养血,健脾助运

饮食、劳逸等各种因素均可损伤脾脏,导致脾虚不运,化生乏源,但是此期病因以情志所伤、劳倦过度多见。七情中以忧思为主,如《灵枢·本神》云:"脾,愁忧而不解则伤意,意伤则悗乱",或思虑太过,劳神过度而"劳则气耗",损伤脾气。此外药物影响或甲状腺手术失当等,也可致脾气虚衰。脾居中属土,具有消化、吸收和转输水谷精微的生理功能,为后天之本,在维持人体生命活动中起重要作用。"内伤脾胃,百病由生",此期病理表现以脾气虚及气血亏虚为主。

此期辨证要点为:形寒气怯或四肢不温,肢体浮肿多见于眼睑及胫前,或体重增加,腹胀纳差,面色少华或萎黄,或口唇爪甲无华,皮肤干燥甚则脱屑,神疲乏力,失眠健忘,大便秘结,舌淡胖或有齿痕,苔白滑,脉缓弱或沉迟。妇女可伴见月经紊乱或合并有不同程度的贫血。治疗上注意益气健脾,恢复中焦的运化功能,健脾助运,生化气血。

方药:四君子汤或补中益气汤加味。如心血不足偏重者,加远志、熟地黄、茯神、龙眼肉;气血亏虚明显可合八珍汤化裁。考虑到疾病的传变,临床根据患者具体情况配伍以活血,如川芎、牡丹皮、王不留行;化痰,如贝母、陈皮;祛湿,如苍术、泽泻、薏苡仁;消瘿,如三棱、莪术、夏枯草、牡蛎等中药。

(三)后期:脾肾阳虚,水湿内停为主,治当温补脾肾,行气利水

这一期也是临床最常见到的阶段,病机也较为复杂。"五脏之伤,穷必及

肾"，脾阳虚日久可累及肾阳，或久病失养，或甲减失治误治，损伤肾之精气，必生多种疾病。肾为先天之本，中寓元阳真火，人身五脏诸阳皆赖肾中元阳以生发，肾阳虚衰，可导致其他脏腑阳气衰弱：如肾阳不足，命门火衰，火不生土，不能温煦脾阳，或肾虚水泛，土不制水而反为所侮，脾阳受伤，而出现脾肾阳虚；肾阳虚衰，不能温煦心阳，而致阴寒内盛，血行瘀滞，水湿停留则会形成心肾阳虚；肾阳不足，命门火衰，日久则肾阳极度亏损，阳损及阴导致肾之阴阳两亏。原发性甲减发展到此期多是脏腑功能衰退、气血生化不足，其病变部位是甲状腺，主要责之于肾，也可波及他脏，阳虚生内寒是其主要病机。临床辨证要始终抓住肾阳虚这个特点。可以说这一期是甲减的极期，临床表现复杂多样，辨证时必须分清主次，灵活用药。

此期辨证要点为：颜面肢体浮肿，腰膝酸冷，反应迟钝，智力减退，大便秘结，舌淡苔白，脉沉细弱。可兼见脾阳虚及心阳虚之症。

方药：金匮肾气丸或真武汤加减。脾肾阳虚者除肾阳虚主症外，兼见消瘦乏力，嗜睡倦怠，腰腹冷痛，面浮肢肿甚或全身水肿，压之凹陷不起，食少腹胀，下利清谷或五更泄泻，小便频数或小便不利，舌质淡胖或边有齿痕，脉沉细或沉迟等症。治宜温肾健脾，通阳利水。治用上方合防己黄芪汤、五皮饮加减。心肾阳虚者兼见心悸怔忡，胸闷憋痛，神倦嗜卧，面白唇紫，小便不利，舌质淡暗或青紫，苔白滑，脉沉微。治宜温通心阳，补肾益气。治用上方合苓桂术甘汤加减。形寒肢冷明显者，加仙灵脾。根据张景岳"善补阳者，必于阴中求阳"之理，临症时多用黄精、枸杞子之类。在温补肾阳为主的组方中酌配滋补肾阴之品，防温燥伤阴之弊。

三、重视阳气，治从脾肾

（一）阴气与阳气关系辨

山东中医药大学孙广仁教授根据《黄帝内经》中有关"阴气"、"阳气"的所有记述，分析和归纳出《黄帝内经》中阴气、阳气的基本含义：阴气与阳气相对待而言，阴气指人体内具有凉润、宁静、抑制等作用的气，阳气是指人体内具有温煦、推动、兴奋等作用的气；阴气有时指人体的在内或在下之气，阳气有时指人体的在外或在上之气；阴气在自然界主要指寒凉之气，阳气在自然界主要指温热之气。并在此基础上，推出阴气与阳气的基本概念：阴气是一身之气中具有寒凉、抑制特性的部分，是人体内具有凉润、宁静、抑制、沉降、敛聚等作用和趋向的极细微物质和能量;阳气是一身之气中具有温热、兴奋特性的部分,是人体内具有温煦、推动、兴奋、升腾、发散等作用和趋向的极细微物质和能量。阴气与阳气的对立互根关系适用于阐释寒热性或动静失常性病证的病理机制。

阴气与阳气的关系是既对立制约又互根互用。阴气与阳气的对立制约,可阐释寒热性或动静失常性病证的互制性病理变化,如阴胜则寒,阳胜则热,阴虚则热,阳虚则寒,阴盛格阳,阳盛格阴等。阴气亢盛,凉润、抑制太过,则发为实寒性或凝滞性病证;阳气亢盛,温煦、兴奋太过,则发为实热性或亢奋性病证。阴气不足,凉润、宁静等功能减退,则见虚热性或虚性亢奋性病证;阳气不足,温煦、推动等功能减退,则见虚寒性或迟滞性病证。阴气内盛,格阳于外,则见真寒假热证;阳气内盛,格阴于外,则见真热假寒证。阴气与阳气的互根互用,可阐释寒热性或动静失常性病证的互损性病理变化,如阴损及阳、阳损及阴等。阴虚则热的虚热证和阴虚阳亢证,可因阴损及阳而转为以阴虚为主的阴阳两虚证;阳虚则寒的虚寒证,可因阳损及阴而转为以阳虚为主的阴阳两虚证,此阴损及阳和阳损及阴的病理变化,继而可发展为对等的阴阳两虚(即气虚)。又,阴气大量脱失(亡阴)可引致阳气脱失,阳气大量亡失(亡阳)也可导致阴气大量亡失。上述有关寒热性或动静失常性病证的病机变化,只能用阴气与阳气的互用互化来阐释,用气与血、气与津液的关系是不可能说清楚的。精血津液与气的关系主要表现为互用互化的关系,一般不表现为对立制约的关系,因而也就不能以其阐释阴阳偏衰及其发展为阴阳互损的寒热性或动静失常性病证的病机,也不能以其阐释亡阴、亡阳及其相互转化的机制。

(二)阳气虚衰是原发性甲减的发病关键

《素问·生气通天论》云:"阳气者,若天与日,失其所则折寿而不彰,故天运当以日光明,是故阳因而上,卫外者也。"这是运用取类比象的方法对阳气在人体重要作用的说明。环顾自然界,太阳的存在对宇宙间所有行星的运行,对地球四时寒暑的来复,对万物的生长化收藏,无不有着直接影响。而人体的阳气,自生命开始之日起,体现于生长壮老已的全过程。可以说,万物生长靠太阳,机体运行靠阳气。反之,自然界若失去了太阳,则将"百川沸腾,山冢崒崩,高崖为谷,深谷为陵",四时逆序,万物毁灭。人体若无阳气,则生机衰竭,贼风数至,阴邪弥漫,苛疾丛生,夭折人命。阳气在人体,实为不可须臾缺乏宝贵之气。所以明代大医家张景岳说,"天之大宝,只此一丸红日;人之大宝,只此一息真阳"。

何谓阳气？简言之，即人体生命的活力，存之则生，失之则死。广言之，凡对机体具有激发、推动作用之气（包括元气、宗气、卫气）及脏腑经脉的功能之气等均属于阳气。从这个角度来看，甲状腺激素可以归属于"阳气"的范畴。而甲减患者临床表现，诸如面色苍白，倦怠乏力，表情淡漠，头晕耳鸣，嗜睡健忘，畏寒肢冷，腹胀纳呆，周身浮肿，以双下肢为甚，小便量少，男子阳痿，女子闭经或崩漏，性欲冷淡，舌淡嫩、边有齿印，苔白，脉沉细无力或迟，都足以反映甲减患者机体阳气不足，真阳虚微可现，命门火衰之象。阳气衰竭至极而出现阳衰神无，呼吸气弱，脉微欲竭的危重之症。根据中医"阳根于阴，阴根于阳"阴阳互根理论可知，阳衰日久必致阴虚出现皮肤干燥、便秘、舌红苔少等阴精不足之症；后天"阳损及阴，阴损及阳"而致阴阳两虚及先天禀赋不足，稚阴稚阳未充，均可致甲减病的神衰智迟。所以阳气虚衰是原发性甲减发病的关键，

（三）治疗上从脾肾入手

冯教授认为，原发性甲减的阳气虚衰，往往脾肾同时累及，表现为脾肾气虚、脾肾阳虚。在这里，一定要需要注意两点：第一，辨别气虚与阳虚的先后关系；第二，辨别脾阳虚与肾阳虚主次关系。原发性甲减早期往往表现为脾肺气虚，容易感冒，而阳虚症状诸如恶寒怕冷、小便清长等症并不明显，失治误治则病情继续发展，逐渐出现阳虚症状，所以说气虚在先，阳虚在后。脾肺气虚，久病及肾，肾亦亏虚，所以说脾阳虚在先，肾阳虚在后。当然，也有素体禀赋不足者，表现为肾虚在先，但在临床上这种比较少见。

肾与脾是人体先天与后天之本的相互关系。肾藏精，为先天之本。肾所藏精为先天之精，即是与生俱来之精，它来源于父母之精。人体的禀赋的好坏直接与先天之精有关，用现代医学来说，人体的体质的好坏，免疫力的强弱，遗传基因的优劣，都与先天之精有关。脾主运化水谷精微，是气血生化之源，为人体后天之本。人体出生后维持生命活动的能量，包括对气血津液的化生，都必须依赖于脾胃对食物的消化而化为人体所需要的精微物质。先天之精是生命形成的关键，后天之精是生命维持的关键，两者有不可分割的关系。先天之精必须依后天之精的进一步滋养和补给，而后天之精则是建立在先天之精基础上发挥作用。

脾与肾的后天先天关系不但体现在各自特殊功能上，在生理病理也互为影

响。在生理上,脾肾是一对互为依存的关系。肾所藏的先天之精,需要靠脾脏对水谷食物化为精微物质而继续滋养及继续补充,不然,单靠先天之精无法维持生命活动所需的能量。脾肾生理上互为依存的关系也注定了脾肾在病理上的互为影响。脾肾在病理影响方面更加显而易见,临床上可见肾阳虚的病人大都会出现饮食消化吸收不良,出现完谷不化,大便稀薄不成形,形体虚胖,肢体沉重乏力,舌苔滑腻等湿性症状和体征,这些都是脾虚不能正常消化水谷饮食及脾虚湿困的临床症状,而这种脾虚的情况正是肾阳虚所导致的。反之,临床上也可见脾虚的病人由于不能很好消化水谷令其变成精微物质继续滋养补给肾精,日久便会出现体弱肾虚症状。

冯教授认为要改善原发性甲减患者阳气虚衰状态,其治当从温补脾肾入手,总以温肾健脾为要,但在临床应用上就有不同层次,是以温肾为先,还是健脾为先? 是以温肾为主,还是健脾为主?

对于虚损病变,治疗上是以补脾为主还是以补肾为主,历代医家各有见解,大致可分为三种观点。第一,补肾不若补脾。孙思邈提出补肾不若补脾的观点,认为脾为后天之本,是津血精液生化之源,肾要靠脾供养,才能充盛。李东垣亦倡导补肾不若补脾论,认为肾中元气虽为健康之本,但脾胃又是元气之本,脾胃虚弱是产生疾病的重要原因。第二,补脾不如补肾。许叔微认为补脾不如补肾,因先天精气藏于肾,肾乃一身之根蒂,肾阳又是脾阳之根本,脾阳需要肾阳的温养才能运行。严用和也有同样的看法,《严氏济生方》中谓"……补脾不如补肾,肾气若壮,丹田火经蒸脾土,脾土温和,中焦自治,膈能开矣"。认为通过温补肾阳可达到温补脾阳之功效。第三,脾肾同治。薛己重视先后天关系,认为"真精合而生人,是人亦借脾土以生",力倡脾肾兼补。王肯堂说:"古人云补脾不若补肾,又云补肾不若补脾,二言皆有妙理,不可偏废也。"

冯教授认为原发性甲减的阳气虚衰,由于疾病的发生发展变化是复杂的,因此温肾与健脾在临床上的运用也不能固守拘泥,而应是具体灵活的。脾虚者,以补脾为主;肾虚者,以补肾为重;脾肾两虚者,脾肾并补。正如清代程钟龄《医学心悟》中所说:"脾肾两脏,皆为根本不可偏废,古人或谓补脾不如补肾者,以命门之火,可生脾土也;或谓补肾不如补脾,以饮食之精自能下注于肾也。"此言颇为中肯。由于脾肾两脏发病的情况比较复杂,故冯教授认为,胸有痞满,脾胃虚弱生化乏源者宜补脾;久病虚羸,肾虚失藏,胸无痞满者宜补肾。

不论脾虚、肾虚还是脾肾两虚,均不宜离开具体病情而谈论补肾与补脾的主次,应根据病人的体质盛衰、年龄差异和实际病情加以分析,并结合脾肾之间的内在联系,辨证施治,才能达到先天济后天,后天助先天之功。

四、治病求本,调节免疫紊乱

(一)疾病早期,脾肾未虚之时,肝气郁结、免疫紊乱为本

近年来,随着发病率的提高和检查手段的进步,许多甲减患者被早期发现,人们对原发性甲减的认识有了新的进展。冯教授根据个人临证经验,认为在原发性甲减早期,许多患者症状并不典型,脾肾并未受损,阳气虚衰之象不显,而往往表现为肝气郁结、免疫紊乱。此期多见于女性患者,常表现为情志抑郁,善太息,胸胁或少腹胀满,或见瘿瘤,或有月经量少、痛经,或见面色不华或虚浮、眼睑浮肿,肢体倦怠,常常伴有轻度体重增加,大便秘结,舌淡苔白,脉弦细或缓等,此属肝气郁滞兼见脾虚湿困之证。追问病史,其病因多为情志不遂,郁怒伤肝,或生活工作压力过大,思虑过度,或脑力劳动太过,劳倦所伤。此期患者实验室检查完全常表现甲状腺激素轻度减少,或大致正常,促甲状腺激素偏高,甲状腺自身抗体检测往往呈高滴度存在,符合甲减或亚临床甲减的诊断,但临床表现除以上症状外极少见到肾、脾、心阳不足的证候。

冯教授认为,患者此期虽然症状并不典型,生活质量尚可,但从临床表现来看,毕竟已有肝气郁结之症,同时化验检查提示甲状腺自身抗体检测往往呈高滴度存在,符合甲减或亚临床甲减的诊断,这就提示,患者病情可能会进一步发展,日久必然会损伤脾肾,耗伤阳气。根据中医治未病理论,应提早入手,不治已病治未病,不治已乱治未乱,及早辨证论治,同时调节免疫紊乱,防止疾病进一步发展。在桥本甲状腺炎的亚临床甲减阶段,适当应用健脾补肾、活血化瘀药物,能有效地降低自身免疫性抗体,预防病情的进一步发展至临床甲减,防止由此引起的心脑血管疾患。因此,在疾病初期,甲状腺质地较软时,适当应用疏肝解郁、化痰散结、活血化瘀药物,如柴胡、制香附、薄荷、木香、川芎、夏枯草、浙贝母、白芥子、鳖甲、莪术等,能防止甲状腺质地变硬;而早期应用健脾补肾药物,如党参、黄芪、熟地黄、山药、黄精、红景天等,可以防止虚损进一步加重。

(二)病情进展后,病情标本发生改变,脾肾阳虚为本,痰湿瘀血水饮为标

原发性甲减发展至病程较深阶段,往往表现为脾肾两虚,阳气不足。肾为先天之本,脾为后天之本,脾肾阳气虚衰,常可影响其他脏腑。虚体受邪,正气

受损而无力驱邪外出,故可内生水湿、痰饮、瘀血等病理产物而凝结阻滞于机体。痰湿、瘀血等浊邪既是脏腑虚衰造成的病理产物,又可作为新的致病因素,直接影响或加重本病的发生发展。

冯教授认为,原发性甲减至此阶段,体现为"本虚标实,虚实夹杂"的临床特点,以脾肾两虚,阳气不足为其本;气机不畅、血瘀水阻、浊邪内停为其标,遵循"虚则补之,实则泻之"的原则,制定出健脾温肾治其本,调畅气机、活血利水、通腑泻浊治其标这一标本兼顾的重要治法。此处存在辨证关系,即温通阳气则有利于病理产物的去除;而病理产物的去除亦可使气机通畅,有助于阳气之恢复。冯教授主张在应用参、附、姜、桂温阳扶正的同时,也当兼顾化痰祛瘀,针对患者临床表现出的一派湿盛痰瘀之邪实证候,选用大剂量的茯苓、猪苓、椒目、车前子等以收渗湿利水消肿之功效;又用泽兰、莪术等活血化瘀之品,治其痰瘀之邪,标本兼顾。因所用方药与病机相合,故而疗效甚佳。

五、临床用药经验

(一)健脾益气,培补中焦药物的临床应用

冯教授认为脾气亏虚,中气下陷,阳气不升在原发性甲减发病过程中具有重要作用。脾为后天之本,是气血津液生化之源,肾要靠脾供养,才能充盛。脾胃又是元气之本,脾胃虚弱是产生肾气亏虚、阳气不足的重要原因。所以在临床上治疗本病常选用补中益气汤作为基础方。补中益气汤由金元时期著名医家李东垣创立,首载于《内外伤辨惑论》。李氏根据《黄帝内经》中"损者益之,劳者温之"之旨而制定,全方由黄芪、人参、炙甘草、白术、当归、橘皮、升麻、柴胡组成。本方配伍严谨,黄芪、党参、白术补中气、健脾胃,配伍升麻升阳明清气、柴胡发少阳之陷郁,从而恢复脾胃功能,使气血和调,气机升降复常。该方是李东垣治疗劳倦内伤的代表之作,体现了补中益气法、甘温除热法、益气升阳法。补中益气汤原主要用于治疗脾胃气虚证、中气下陷证和气虚发热证。

冯教授应用补中益气汤加减治疗原发性甲减,临床效果确切持久。总结其用药经验要点如下。第一,黄芪用量宜大,多用至 60～120 g,升麻、柴胡、陈皮用量宜小,仅为 3～9 g 左右,而其他药物则为常规剂量。冯教授认为黄芪补三焦,实卫气,与肉桂同功,比肉桂甘平,不辛热为异,所以量可大用,不必担心化火生热;而理气之品如果用量大会削弱黄芪的补气作用,则临床效果不佳。第二,强调本方的煎煮方式,升麻、柴胡以及陈皮一定要后下,煎煮时间控制在

5～10分钟,否则其升举清气、理气作用不佳,而黄芪的滞气作用则表现突出,患者往往出现明显的胸腹满闷。第三,注意配伍疏肝理气、软坚散结、活血化瘀之品。本病常有颈前肿大,应为情志不舒,肝气郁结,气血痰水结滞颈前所致。所以治疗本病常加用香附、香橼、夏枯草、浙贝母、牡蛎、鳖甲、三棱、莪术等品,以行气活血,软坚散结,消除颈前病变。

现代研究证实,补中益气汤具有广泛的药理作用,除传统的益气健脾、甘温除热等作用外,还具有保护脏器功能(肝、肺、消化道、骨髓等)、调节免疫、抗疲劳、抗衰老、改善骨代谢以及治疗不育、抗前列腺增生等药理作用。这些研究为临床扩大了补中益气汤的应用范围,进一步发展了中医学的补益扶正理论,同时也为冯教授使用本方治疗原发性甲减提供了佐证。

(二)补肾填精、助阳化气药物的临床应用

原发性甲减发展至病程较深阶段,久病及肾,肾失滋养,往往表现为脾肾两虚,阳气不足。肾为先天之本,脾肾阳气虚衰容易引起元气亏虚,气血不足之虚寒证。治宜温阳益气、补肾健脾。方用右归丸合补中益气汤加减。补肾药物往往与健脾益气药物同用,常用药如黄芪、党参(人参)、白术、当归、干姜、附子、肉桂、巴戟天、淫羊藿、鹿角胶、肉苁蓉、炙甘草。若性欲淡漠,甚则阳痿者,加鹿茸、巴戟天、仙茅、雄蚕蛾;若女子闭经,属血虚者加熟地黄、阿胶;属血瘀者加牛膝、桃仁、红花、丹参;崩漏者加三七、炮姜炭;偏脾阳虚者,去淫羊藿,加茯苓、炒山药、高良姜、白豆蔻、陈皮;偏肾阳虚者,去干姜、白术,加鹿茸、仙茅。

冯教授温肾助阳药物习用熟附子、干姜、桂枝、淫羊藿。熟附子可上助心阳,中温脾阳,下补肾阳;与干姜同用则可加强温中之功效。桂枝一药,既有温通心阳之功,又可温扶脾阳以助水运,再者可温肾阳,以助膀胱气化,而行水湿痰饮之邪,与附子同用则温通助阳之效更强。淫羊藿则可增强补肾助阳之效,此四味温药的选用甚为精妙。冯教授在应用温肾助阳药物的同时,习惯配伍填补肾阴尤其是平补肾气之药,如枸杞子、山萸肉、山药、五味子、补骨脂、女贞子、旱莲草、黄精、何首乌、龟甲胶,取阴中求阳之意,使"阳得阴助而生化无穷"。

补肾法广泛地运用于中医临床各科疾病的治疗当中,只要辨证准确,应用得当,效果是十分明显的。在临床具体运用时,面对错综复杂的病情,辨证治疗要审时度势,切中肾虚的证候特点,注意肾中阴阳之间的相互关系,"阴中求阳"、"阳中求阴",从而使"阳得阴助而生化无穷"、"阴得阳升而泉源不竭"。

同时也要注意肾与其他各脏腑之间的内在联系,分清轻重缓急,治疗时给予必要的兼顾和协调。

(三)利水消肿类药物的临床应用

本病发病与脾肾二脏关系密切,脾主运化水湿,肾阳有温煦作用,脾肾两藏分别为水之中下二源,阳气虚损则水湿运化无力,故而出现水液代谢障碍,临床则见水肿或痰湿。痰饮在甲减病程中既是病理产物又是致病因素,痰浊为邪,其性阴柔,不宜速去,一旦与滞气、郁热、瘀血交织为病,或脏腑势虚、排邪无力,其病势缠绵,难于治愈。

甲减引起的水肿,多为黏液性水肿,呈非凹陷性。治疗上一般以茯苓、白术、薏苡仁、猪苓、泽泻、车前子、姜皮等淡渗利湿即可,慎用甘遂、大戟、芫花、大腹皮等攻逐水饮药物,以防攻伐太过。利湿宜以淡渗,利水不可峻逐。痰湿郁滞,胶着难去,临证仅以化痰利湿恐难奏效,需佐以行气解郁之品,气行则水行,痰饮自消,可以陈皮、青皮化痰行气,或加枳实、石菖蒲等以加强行气解郁之力。

(四)活血化瘀类药物的临床应用

甲减一症,本由脾肾阳气虚衰所致,故临床常表现出一系列因阳气不足而致的虚寒证候。阳气亏虚,血运无力,容易凝结阻滞于机体而滋生瘀血。瘀血痹阻胸阳,影响大气斡旋,引发胸痹等症;或痹阻下肢血脉,引发胫前黏液性水肿,局部皮肤增厚变粗,有广泛大小不等的棕红色或暗紫红色突起的斑块或结节。以上均为瘿病痰气凝滞日久,形成痰血凝滞而致。

治疗当活血化瘀,首用川芎、丹参、赤芍活血化瘀,使血脉得以通畅,则有利于阳气宣发;配伍用桂枝、薤白、瓜蒌皮温通胸阳,散寒化痰,则胸痹诸症可除。其次,活血化瘀药物常同理气化痰药合用,如青皮、橘叶、刺蒺藜、制香附、瓜蒌皮等,共同起到理气化痰、活血消瘿的作用。血瘀症状较重可酌加三棱、莪术、露蜂房、穿山甲、王不留行、急性子等破血散结消瘿,更重者可选配蜈蚣、水蛭、蛴螂虫、土鳖虫等虫类药,以增强活血软坚、消瘿散结的作用。现代临床研究亦证明,这类药物对甲状腺肿大积年不消者,用之有良效。

(五)疏肝理气类药物的临床应用

在原发性甲减早期虽然患者临床征象并不明显,但已有肝气郁结之症,同时化验检查提示甲状腺自身抗体检测往往呈高滴度存在,符合甲减或亚临床甲减的诊断。迨至原发性甲减发展至病程较深阶段,损伤脾气,久病及肾,肾阳受损,往往表现为脾肾两虚,阳气不足;脾肾运化无力,出现水湿、痰饮、瘀血,此种状态因明显影响患者生活质量,所以为医患所熟知。所以本病在症状不明显阶段,往往需要疏肝理气,及至病情进一步发展,肝气郁结之象居于次要地位。

在桥本甲状腺炎的亚临床甲减阶段,适当应用疏肝理气、健脾补肾,能有效地降低自身免疫性抗体,预防病情的进一步发展至临床甲减,防止由此引起的心脑血管疾患。因此,在疾病初期,甲状腺质地较软时,适当应用疏肝解郁、化痰散结药物,如柴胡、制香附、薄荷、木香、川芎、夏枯草、浙贝母、白芥子、鳖甲、莪术等,能防止甲状腺质地变硬;气滞较甚者,可加青皮、荔枝核、橘核、槟榔、莪术、枳实等破气导滞之品,使患者气机条达、肝郁气滞证候得以缓解。而早期应用健脾补肾药物,如党参、黄芪、熟地黄、山药、黄精、红景天等,可以防止虚损进一步加重。

第八章　辨证治疗亚急性甲状腺炎

亚急性甲状腺炎(subacutethyroiditis,SAT)是临床常见的一种甲状腺疾病,约占就诊甲状腺疾病的5%左右,其发病多见于20～50岁成人,而以中年女性居多。现一般认为其发病与病毒感染有关,本病患者可能有病毒易感性基因,而易患病。亚急性甲状腺炎的初期临床表现不典型,而常易误诊为上呼吸道感染。

亚急性甲状腺炎的诊断一般根据患者上呼吸道感染病史,甲状腺肿痛症状,辅助检查血沉增快,血清 T_3、T_4 升高,而甲状腺摄[131]碘率明显降低,呈"分离现象",甲状腺显像稀疏或不显影,即可诊断。在治疗上西医通常采用非甾体类抗炎药缓解症状,对于症状明显者,则采用糖皮质激素治疗。糖皮质激素虽见效快,但却不能改变亚急性甲状腺炎的病变过程,促进其好转或改善预后;且所需剂量较大,疗程较长时,患者可出现轻重不等的不良反应,激素减量过快或停药过早还易引起复发,据统计复发率达11%～49%。

冯教授认为亚急性甲状腺炎属于中医学中"外感热病"、"瘿病"、"痛瘿"、"瘿痈"的范畴,多为风热内侵,肝气郁结导致气滞血瘀所致,其病机根据病情的发展有阶段性的规律。在中医整体辨证的基础上,冯教授提出了治疗亚甲炎的"清肝活血"大法,辨病与辨证相结合。采用中医药辨证论治有着较好的临床疗效,且安全性好,尤其是对防止本病出现反跳、复发亦有明显作用,可作为治疗亚甲炎的首选方案。下面详细介绍冯教授治疗本病的临床经验以及学术思想。

一、审因辨证论治

(一)病因病机

1.外感六淫邪气,尤其是风热邪气　外感六淫邪气是本病的重要致病因素,同时也是最重要的诱发因素。如宋代《三因方》记载:"此乃外因寒、热、风、湿所成也。"《医宗金鉴》外科瘿瘤篇中指出:"瘿者,如缨络之状……多外感六邪,营卫气血凝郁,内因七情忧恚怒气,湿痰瘀滞,中岚水气而成。"强调六淫邪气,尤其是风热、火热之邪是本病的病因。风热、邪热内侵,卫表不和则出现发热、出汗、恶寒、咽干而痛、头痛等;久而不解,热毒壅滞,炼液为痰,痰热互结,壅滞于颈前而成瘿肿而痛。

2. 内伤七情,肝失疏泄　七情内伤也是本病重要的致病因素,在本病发病中尤为重要。情志不舒,肝失条达,气机不畅以致郁滞,影响津液输布,气聚、痰凝,搏结于颈前而成瘿病。《济生方·瘿瘤论治》提出:"夫瘿瘤者,多由喜怒不节,忧思过度,而成斯疾焉。大抵人之气血,气凝血滞……为瘿为瘤。"《诸病源候论》曰:"瘿者,由忧患气结所生。"《太平圣惠方·瘿气咽喉肿塞》曰:"夫瘿气咽喉肿塞者,由人忧患之气在于胸膈,不能消散,搏于肺脾故也。"以上论述指出了瘿病的发生与情志不畅、气机郁结密切相关。

3. 体质因素　体质学说是中医学特色理论体系的重要组成部分,体质因素是疾病发生、发展、演变的重要因素。本病发病以女性居多,这与女性经、带、胎、产的特殊生理有关,肝主血、性喜条达而恶抑郁,肝经循行于颈部,女子特殊生理期间,若情绪波动剧烈,情志异常则可引起肝气郁结,进而引起气滞、痰凝、血瘀及肝郁化火等病理变化,搏结于颈前而发病。素体阴虚,阴虚火旺,内灼津液,炼液为痰,结于颈前而成本病。

本病的病机是风温或风火邪气客于肺胃,发为肝郁胃热、积热上壅,痰热、瘀血蕴结于颈部。初期,患者情志不遂,肝失疏泄,气机不利,影响血运,可形成气滞血瘀之证。气滞化火,兼以外感风热或风湿之邪,病邪郁久化热,可形成肝郁蕴热、肝胆湿热之证。若气滞化火或风热灼伤津液为痰,则形成痰热蕴结之证。若郁久化热,气血阻滞不畅,导致痰瘀毒邪互结于颈前,形成痰瘀互结之证。若气滞化火或热邪伤阴,又可形成阴虚火旺之证。后期,病程反复,久治不愈损及气血伤阳,为气血阳气虚衰阶段。正气虚损,脏腑气机衰减,气虚推动无力,血行不畅而瘀滞,形成气虚血瘀之证。阳虚不能温煦,气化失运,水液不化成痰。阳虚则外寒,血遇寒则凝,日久发展为阴寒凝滞,痰血疲滞,可形成阳虚痰凝之证。恢复期,肝郁伤脾,气机郁滞,脾失健运,聚湿生痰,痰气郁结,可形成气郁痰凝、痰阻血瘀之证。

总之,本病发病与外感风热邪气,七情内伤、肝失疏泄以及体质因素有关,其病机为热毒内结、气滞痰凝、痰瘀互结,相互搏结于颈前而发病,病性为虚实夹杂,邪实为主。

(二)辨证施治

1.风温犯表

证候:发热,微恶风寒,咽干而痛,口渴喜冷饮,咳嗽,痰黏而少,头痛,周身酸楚,倦怠乏力,舌红,苔黄,脉浮数。

病机:风热邪气,侵袭肺卫。

治法:疏风清热,辛凉解表。

方药:银翘散或五味消毒饮加减。

金银花30 g,连翘15 g,板蓝根20 g,蒲公英15 g,牛蒡子10 g,薄荷9 g,芦根30 g,淡竹叶9 g,炒杏仁10 g,桔梗12 g,甘草6 g。

无汗加荆芥、防风、葛根;高热不退、舌红苔黄、便秘加生石膏、黄芩、知母、大黄;口渴、咽干痛甚加玄参、生地黄、麦冬、赤芍;甲状腺肿痛加玄参、浙贝母、牡丹皮、赤芍、皂角刺。

2.热毒炽盛证

证候:高热不退,汗出而热不解,恶寒甚或寒战,头身疼痛,咳嗽吐黄黏痰,咽喉肿痛,吞咽困难,颈前肿痛,转侧不利,口渴喜饮,舌红或红绛少津,苔黄或黄燥,脉弦而数。

病机:热毒内盛,热结血瘀。

治法:清热解毒,散结止痛。

方药:牛蒡解肌汤或清瘟败毒饮加减。

牛蒡子15 g,黄连9 g,板蓝根30 g,蒲公英15 g,生石膏30 g,连翘15 g,薄荷9 g,牡丹皮9 g,生地黄30 g,玄参15 g,栀子9 g,石斛15 g,夏枯草20 g,桔梗12 g,淡竹叶9 g,浙贝母12 g,马勃10 g,生甘草9 g。

3.肝郁化火证

证候:颈前肿痛,结块较硬,咽喉干痛,咳嗽痰少,心悸心烦,失眠多梦,头目眩晕,双手细颤,遇恼怒而诸症加重,大便或干,舌红少苔或苔薄黄,脉弦数。

病机:肝郁化火,痰热互结。

治法:疏肝解郁,清热化痰。

方药:柴胡清肝汤或龙胆泻肝汤加减。

柴胡 12 g,薄荷 9 g,白芍 12 g,当归 15 g,川芎 12 g,牛蒡子 10 g,栀子 9 g,黄连 9 g,龙胆草 9 g,连翘 15 g,生地黄 15 g,天花粉 30 g,玄参 15 g,浙贝母 12 g,夏枯草 20 g,白蒺藜 12 g,生龙骨、生牡蛎各 30 g,甘草 9 g。

4.气阴两虚证

证候:咽干或声音嘶哑,干咳,气短,瘿肿坚硬、触痛,倦怠乏力,自汗,舌淡红,苔薄,脉细或细数。

病机:气阴耗伤,痰瘀互结。

治法:益气养阴,消瘿散结。

方药:生脉散或一贯煎加味。

党参 15 g,黄芪 30 g,麦冬 30 g,青果 9 g,胖大海 10 g,玄参 15 g,白芍 15 g,五味子 9 g,茯苓 15 g,当归 15 g,山药 15 g,浙贝母 12 g,海藻 30 g,昆布 30 g,夏枯草 20 g,红花 10 g。

5.脾肾阳虚证

证候:瘿肿痛减,或只肿不痛,倦怠乏力,喜静多寐,声音低沉,嗜卧懒言,畏寒肢冷,食纳减少,毛发干枯或稀疏,肢体虚浮,性欲减退,女子月经稀少或闭经,男子阳痿,舌体胖大质淡,苔薄或薄腻,脉沉细。

病机:脾肾阳虚,痰瘀互结。

治法:健脾益气,温肾助阳。

方药:金匮肾气丸或真武汤加减。

熟附子 9 g,桂枝 9 g,干姜 9 g,黄芪 30 g,白术 30 g,山药 15 g,茯苓、茯苓皮各 30 g,泽泻 15 g,山茱萸 10 g,鹿角胶 15 g,五味子 9 g,熟地黄 15 g,当归 15 g,丹参 30 g,炙甘草 9 g。

二、分期辨证施治

冯教授结合多年临床实践,将亚急性甲状腺炎的病变过程分为三期论治。初期,风热邪气侵袭,损伤甲状腺组织,释放出甲状腺激素,表现出甲状腺毒症;中期,正气损伤为主,甲状腺合成功能下降,表现出脾肾阳虚证;恢复期,甲状腺激素合成基本恢复正常,但是甲状腺组织遗留有增生或纤维化结节,迁延日久会继续损伤甲状腺。冯教授采用中医药分期辨证论治,取得了良好的效果。临床可不应用激素治疗(就诊时已用激素者逐渐减量),疗效显著,症状缓解迅速、明显,无不良反应,复发率低。

（一）亚急性甲状腺炎初期阶段,治宜清热解毒,活血散瘀

此期为由于风热毒邪侵袭,甲状腺滤泡受到破坏,滤泡内储存的甲状腺激素漏入血液循环,甲状腺功能升高所致。中医学认为本期为风热邪毒内侵,并与痰瘀互结阻于瘿络,气血壅滞所致。治疗上当清热解毒,活血化瘀。常用药物有金银花、连翘、蒲公英、马齿苋、菊花、丹参、赤芍、牡丹皮、陈皮、半夏等。

（二）亚急性甲状腺炎中期阶段,治宜健脾温阳,行气利水

随着病程持续,滤泡内甲状腺激素消耗殆尽,新合成甲状腺激素不足,血中 T_3、T_4 开始下降,有时降至甲状腺功能减退水平,出现甲状腺功能减退症状。此期患者多表现为畏寒怕冷、食欲减退、倦怠乏力等。中医认为由于病程前期阳热亢进,耗气伤津,或肝木郁久,必克脾土,水湿痰饮内停,出现倦怠乏力、畏寒、纳差甚或水肿等症状。治疗上当健脾温阳,行气利水。冯教授认为这类病人扶正健脾尤为重要,常用药物有黄芪、党参、桂枝、茯苓、薏苡仁、神曲、姜半夏、枳壳、白术、泽兰、泽泻、生甘草等。

（三）亚急性甲状腺炎恢复期,治宜疏肝理气,化痰散结

亚急性甲状腺炎进入恢复期,有的患者遗有甲状腺结节,甲状腺功能指标基本恢复正常,而滤泡功能完全恢复却很慢,可以长至临床缓解以后的 1 年以上。此期患者临床症状表现不明显,中医认为属病久导致气机不畅,肝郁气滞,痰瘀互结于颈部。证属肝郁脾虚证,治疗上当疏肝理气,化痰散结,养血健脾。方用逍遥散加减,常用药物有柴胡、白芍、枳壳、枳实、香橼、佛手、浙贝母、牡蛎、玄参、莪术、制乳香、制没药、赤芍、牡丹皮、陈皮、半夏、甘草等。

三、注重疏肝理气,清肝活血

冯教授在临床上常守"顺气为先"之训,认为本病患者多有长期抑郁恼怒或忧思郁虑,肝失疏泄,肝郁气滞是始因,其气运行不畅而停滞所致的复杂的病理变化贯穿整个病程。在如此众多复杂的病情面前,抓住其关键点,即在辨证论治的基础上注重疏肝理气,使气机调畅,气行血通,再活血消瘿,化痰散结,必然常可事半功倍。方药以逍遥散加减。气滞化火者,用丹栀逍遥散加减。常选用疏肝理气药疏通气血,如柴胡、郁金、当归、桃仁、青皮等药,有助于改善肝郁气滞血瘀症状。对病情随情志而波动明显的,该类用药剂量理应增大,尤其是柴胡、郁金,用量可加至 15 ~ 30 g。气滞较甚者,配伍使用荔枝核、橘核、莪术等破气导滞之品。使病人气机条达,肝郁气滞症状得以缓解。

冯教授针对亚甲炎病机特点的认识,确定了清肝活血的治疗大法。《灵枢经》经脉第十云:"肝足厥阴之脉……循喉咙之后,上入顽颡。"清代沈承之《经络全书》前编云:"颈项也……又属足厥阴肝经。"该病病位在颈部喉结处,系肝经所循行路线,本病始因"肝气郁结"而致病变丛生,肝气不疏则郁而化火,可见发热口干、急躁易怒、舌红脉数之症。气滞必致血瘀,阻于经络,故疼痛明显,局部肿大,必须得到活血药方消。所以从肝论治,在辨证求因,审因论治的基础上确定了清肝活血的治疗大法。基本方:柴胡 10 g、黄芩 10 g、金银花30 g、夏枯草 10 g、牡丹皮 10 g、板蓝根 10 g、郁金 10 g、赤白芍各 10 g。加减:痰阻明显加土贝母 15 g、瓜蒌皮 15 g、法半夏10;热盛伤津加天花粉 12 g、乌贼骨 15 g、茯苓 15 g;疼痛较重加延胡索 15 g、白芷 10 g、忍冬藤 10 g。每日一剂,水煎分2次服用。所拟基本方中,柴胡、金银花、黄芩疏散邪热、清热解毒;郁金活血行气止痛,解郁清心;赤芍善走血分,清肝火,具有清热凉血、散瘀止痛之用;白芍养血柔肝,缓中止痛;牡丹皮清热凉血,活血散瘀;板蓝根清热解毒兼利咽喉;夏枯草能清热消肿散结,且郁金、赤芍、牡丹皮、夏枯草皆入肝经,黄芩入胆经,表里相和,全方共奏疏肝泻热、化痰活血之功。临床上根据不同患者,不同病情配合化痰、养阴、止痛之法,用之于临床,取效满意。

四、临床用药经验

(一)疏散风热,清热解毒类药物的临床应用

一般认为亚甲炎的病因与病毒感染和自身免疫反应有关,而中医药治疗亚甲炎有其自身特有的优势。亚急性甲状腺炎初期外感风热,兼肝胆蕴热。治以疏风解表,疏肝利胆,清热止痛散结。常用方剂有银翘散、逍遥散、仙方活命饮加减,若肝郁化火用丹栀逍遥散。常用方药有:金银花、连翘、野菊花、柴胡、黄芩、栀子、川楝子、浙贝母、夏枯草、板蓝根、蒲公英、牛姜子、延胡索、紫花地丁等。青蒿、黄芩、连翘、板蓝根、元参诸品为清热解毒之药,其作用可理解为排除"非己之物",即祛邪扶正之意,邪去则阴阳平衡。现代医学经动物实验及药理学检测结果表明,金银花、黄芩、连翘具有广谱抗菌、抗病毒作用,对金黄色葡萄球菌、肺炎球菌有一定的抑制作用,并可抑制感病毒、柯萨奇病毒和腺病毒等病毒的增殖,同时可促进白细胞的吞噬作用,增强机体免疫功能,实有清除病因之利。海藻、昆布则有软坚散结、消痰利水之功。冯教授认为中医药可能是通过清除病毒,调节免疫功能以及抑制结缔组织增生等作用而取得治疗效果的。

（二）清热化痰，消肿止痛类药物的临床应用

当风热之邪得以清除，表证渐消后，表现为颈部粗肿疼痛，当属痰热互结，兼有瘀血。治疗上应清内蕴之痰，兼活血化瘀，消肿止痛。常用方剂为蒿芩清胆汤，可在方中加柴胡、浙贝母、海藻、昆布、丹参、赤芍，以清热化痰，行瘀散结。痰热明显者加瓜蒌皮、山慈姑、海浮石。甲状腺肿痛者常加赤芍、川楝子、蚤休、忍冬藤、紫花天葵、板蓝根、蒲公英，清热解毒，消肿止痛。局部压痛明显者，加防风、白芷、王不留行、鬼箭羽。甲状腺肿大明显，质地坚硬者，常用加猫爪草、夏枯草、三棱、莪术、桃仁。伴结节者，常用制乳没、急性子、王不留行、夏枯草、郁金。甲状腺肿大，结节较为顽固难治者，加桃仁、鬼箭羽、穿山龙、蛜蝌虫、斑蝥、白苏子、生牡蛎。若发热伴心惊者加赤芍、牡丹皮、栀子。口干、口苦者加天花粉、葛根、沙参、麦冬。月经不调者可加香附、益母草、丹参、红花、赤芍。

（三）温阳益气，活血化痰药物的临床应用

个别病人病程较长，反复不愈，损及气血伤阳，为气血阳气虚衰阶段。治以温阳益气，活血化痰散结，常用方剂有阳和汤，加重活血化痰药的用量。常用药物有熟地黄、当归、肉桂、麻黄、白芥子、炮姜、鹿角胶、黄芪、赤芍、桃仁、郁金、猫爪草、夏枯草、橘叶、生甘草。或者肝郁日久伤脾，不能为脾疏泄，不能运化水湿，致痰郁，为肝郁脾虚阶段，治宜疏肝健脾，化痰活血，常用方剂为柴胡疏肝散、四君子汤、二陈汤合裁。常用药物有柴胡、川楝子、郁金、香附、木香等疏肝理气之品，党参、白术、茯苓、黄芪、炙甘草等益气健脾之品，陈皮、法半夏、瓜蒌皮、桃仁、红花、赤芍、丹参等化痰活血之品。

（四）其他用药经验

在用内服药治疗的同时，可配合外治方法以增强消瘿散结之功，如如意金黄散、大青膏、消瘿膏等外敷于肿大的甲状腺处。另外，黄药子对肝脏毒性较大，用量一般不超过每剂10 g，服用时间不宜过长。

第九章 辨证治疗慢性淋巴细胞性甲状腺炎

慢性淋巴细胞性甲状腺炎,1912 年日本学者桥本策首先报道 4 个病例临床表现:甲状腺呈现为弥漫性淋巴细胞浸润,纤维化,间质萎缩及腺泡细胞嗜酸性的改变,故又称之桥本甲状腺炎(Hashimoto Thyroiditis,HT),是临床常见的自身免疫性甲状腺疾病。自身免疫机制参与本病的致病过程,甲状腺是免疫损害之主要靶器官,基本特征为甲状腺组织内淋巴细胞的广泛浸润及血液循环中高滴度的自身抗体。本病起病较隐匿,进展较缓慢,临床多表现为甲状腺肿大及甲状腺功能减退,甲状腺功能减退为慢性淋巴细胞性甲状腺炎常见的首发症状,占本病患者之 20% ~64.3% ,故临床上桥本甲状腺炎并甲减多见。

目前,西医对慢性淋巴细胞性甲状腺炎并甲减治疗主要是采取甲状腺激素替代疗法与免疫疗法等。临床上证实,甲状腺激素治疗虽能替代性的纠正患者的甲减,但是对免疫异常无治疗的作用,不能降低患者血清当中高效价之抗甲状腺自身抗体,对于本病患者自身免疫致病过程之直接作用较小。目前报道较多的免疫疗法为近年研究热点,但临床采取肾上腺皮质激素治疗需长期服用,不良反应是多方面,停药后易反复。因此,探讨治疗慢性淋巴细胞性甲状腺炎并甲减安全及有效的疗法为目前临床研究工作热点。

冯教授认为中医药治疗瘿病(包括慢性淋巴细胞性甲状腺炎、甲亢、甲减、甲状腺结节等)具有悠久历史,积累了丰富的临床经验。中医药治疗慢性淋巴细胞性甲状腺炎,以及其并发的甲状腺功能减退,具有改善症状、调节免疫的功能、不良反应较小及不易复发等优势。

冯教授根据多年临床经验,认为本病的发病机制是以脾肾亏虚为本,肝郁气滞为标,故在治疗方面以健脾补肾为大法,兼以疏肝养肝,根据辨证自拟疏肝健脾补肾方,并随患者的具体症状加减用药,标本兼治,能够取得满意疗效。下面详细介绍冯教授治疗本病的临床经验以及学术思想。

一、审因辨证论治

（一）病因病机

本病主要是素体禀赋不足所致，七情内伤、饮食及水土失宜与其发病关系密切。

1. 素体禀赋因素　禀赋不足的人，遇到情志、饮食等致病因素刺激，较一般人易罹患此病，因此正气不足是本病发生的内在依据。女性因经、带、胎、产等生理特点与肝经气血关系十分密切，肝失疏泄容易造成气郁痰阻、气血瘀滞等病机变化，故女性更易发病。

2. 情志内伤因素　肝主疏泄，调畅情志。若长期忿郁恼怒或忧思郁虑者，则可导致肝失调达，气机不畅，而津液的正常循行及输布均有赖气之统率，气机郁滞，则津液易凝聚成痰，气滞痰凝，壅结于颈前，形成瘿病。正如《诸病源候论·瘿候》云："瘿者由忧患气结所产生。"宋代陈言之《三因极一病证方论》亦载："此乃因喜怒忧思所郁而成也。"

3. 六淫外感因素　中医文献中关于本病的六淫致病说记载较少，却也不乏其人，如《广济方》谓"冷气筑咽喉，噎塞兼瘤气"。《三因方》云"此乃外阴寒、热、风、湿所生成也"。明代陈实功在《外科正宗·瘿瘤论》中也指出瘿瘤之证与"浊气"有关。因此气滞痰阻，结于颈前，外邪侵袭易诱发此病。

冯教授认为桥本甲状腺炎患者在发病前均有劳累体虚，易招致风温外邪侵袭之特点，因此指出桥本病之病因病机为内因为正气虚弱，外因风温之邪，虚邪客于颈前结喉，气滞血瘀，郁而化热，火热炼液灼津成痰而发为本病。总之，先天不足，肝失疏泄，气机不畅，气血瘀滞；肝脾不和，脾失健运，痰湿内生；久则气滞、痰凝、血瘀结于颈前而成瘿。正气不足为本病发病的关键因素，病性为本虚标实。

（二）辨证论治

1. 气郁痰阻证

证候：颈前肿块弥漫对称，皮色如常，肿块光滑柔软，活动良好，无触痛，饮食如常，二便可，眠可，病情变化与情志因素有关，舌质淡红，苔薄白，脉弦。

病机：肝气郁结，气滞痰凝，结于颈前。

治法：理气解郁、化痰消瘿。

方药：四海舒郁丸合柴胡疏肝散加减。

海藻 30 g,昆布 30 g,海带 30 g,柴胡 10 g,海蛤壳 30 g,海螵蛸 30 g,海浮石 30 g,川贝母 15 g,陈皮 15 g,郁金 15 g,香附 10 g,白芍 15 g,当归 15 g,茯苓 15 g,白术 15 g。

2. 阴虚阳亢证

证候:颈前肿块肿大对称,光滑柔软,活动良好,五心烦热,手足震颤,性情急躁,心悸消瘦,舌质红,苔少,脉细数。

病机:肝肾阴虚,阴不制阳,虚阳上亢。

治法:滋阴降火,化痰消瘿。

方药:三甲复脉汤加减。

鳖甲 30 g,龟甲 30 g,生地黄 15 g,白芍 15 g,玄参 15 g,羚羊角 1.5 g(冲),当归 15 g,海浮石 30 g,牡蛎 30 g,夏枯草 18 g,珍珠母 30 g,石决明 30 g。

3. 痰瘀互结证

证候:颈前肿块偏于一侧,或一侧较大,或两侧均大,经久不消,质地较硬或有结节,活动良好,或质地坚硬,推之不移,按之疼痛,舌质紫黯或有瘀点瘀斑,苔白腻,脉弦或涩。

病机:病情日久,气滞血瘀痰凝。

治法:理气化痰,活血消瘿。

方药:海藻玉壶汤加减。

昆布 30 g,海藻 30 g,海带 30 g,青皮 10 g,陈皮 12 g,黄药子 6 g,木香 15 g,法半夏 12 g,当归 15 g,川芎 10 g,郁金 15 g,穿山甲 30 g,三棱 15 g,莪术 15 g。

4. 阳虚痰凝证

证候:颈前肿块中等肿大,可对称,质地坚硬或有结节,畏寒肢冷,健忘乏力,重者周身浮肿,舌体胖大、边有齿痕,苔白腻,脉濡细。

病机:病情日久,痰瘀互结,伤及阳气。

治法:温阳散寒,祛痰化湿。

方药:阳和汤加减。

熟地黄 30 g,白芥子 9 g,鹿角胶 10 g,肉桂 6 g,炮姜炭 15 g,麻黄 6 g,甘草 9 g,淫羊藿 15 g,薏苡仁 30 g,白术 15 g,茯苓 18 g,泽泻 10 g,法半夏 12 g。

二、分期辨证施治

冯教授结合多年临床实践,将桥本甲状腺炎的病变过程分为三期。初期,在劳累体虚基础上,患者感受风热邪气,损伤甲状腺组织,释放出甲状腺激素,可以表现出甲状腺毒症,此期可参考甲亢症诊治;中期,肝失疏泄,气机不畅,气血瘀滞;肝脾不和,脾失健运,痰湿内生;久则气滞、痰凝、血瘀结于颈前而成瘿,表现出颈前肿大难消,病情反复之症;后期,颈前肿大仍在,甲状腺激素合成受损,迁延日久会继续损伤甲状腺,表现为脾肾阳虚、痰瘀互结之症。冯教授采用中医药分期辨证论治,取得了良好的效果。

(一)早期论治

早期虚实夹杂,以实为主,治疗以祛邪为首务。

有些患者在本病早期常并发甲状腺功能亢进,表现为气阴两虚,虚火上扰之证,如眼突、神疲乏力、心悸气短、怕热、多汗、焦急易怒、口渴便溏等。此期相当于 HT 早期伴有甲亢者,病程较短多为一过性,属郁热伤阴,治宜清热养阴,方选柴胡清肝汤合一贯煎加减。常用药诸如柴胡、黄芩、栀子、龙胆草、金银花、连翘、大青叶、生地黄、白芍、麦冬、夏枯草、白菊花、太子参、党参、麦冬、五味子、黄芪、夏枯草、白芥子、浙贝母等。

(二)中期论治

中期仍为虚实夹杂,实邪性质常为痰凝血瘀,治疗时注重行气以豁痰散结,活血化瘀。

桥本甲状腺炎在经过短暂的甲亢期之后即迅速转入中期,临床表现以实证为主,证属气滞、血瘀、痰凝互相参杂,治分行气活血、行气化痰、破瘀化痰等。气滞血瘀治疗可行气活血,方选桃红四物汤加丹参、柴胡、川楝子、香附、夏枯草等;痛甚时可加三棱、莪术。气滞痰凝治疗可疏肝理气、健脾化痰,方选半夏厚朴汤加香附、柴胡、川楝子、党参、白术、甘草、夏枯草、瓜蒌皮等。痰瘀互结治宜破瘀化痰、软坚散结,方选桃红四物汤合二陈汤加三棱、莪术、麻黄、夏枯草、防己等。

(三)后期论治

后期虚实夹杂,以脾肾阳虚为主,治疗时注重扶正祛邪。

本期多见于病程日久者,病情反反复复,损伤正气,尤其是脾肾阳气,导致脾肾阳虚,在临床中最为多见,治宜温阳散寒、软坚散结,选用《外科全生集》阳和汤加防己、丹参、仙茅、仙灵脾、海藻、夏枯草等。本病日久可转化为甲状腺功能减退,表现以脾肾阳虚为主,如面色苍白、手足清冷、精神萎靡、面目周身浮肿、腰膝酸软、小便清长等,治以温补脾肾、软坚散结,药用党参、熟地黄、鹿角片、麻黄、白芥子、防己、丹参、仙茅、仙灵脾、甘草等。

三、治病求本,注重肝脾肾,调节免疫

在自身免疫性甲状腺炎发生发展过程中,甲状腺细胞的介导、有淋巴细胞浸润,血中有甲状腺高浓度的自身抗体(TPOAb 和 TGAb)起着至关重要的作用,最后导致本病以甲状腺组织结构破坏和甲状腺功能低下为主要特点。所以,根据治病求本原则,解除自身免疫紊乱是阻断本病发展的一个关键点。

西医治疗 HT 时只对症治疗,有报道的甲状腺肿迅速增大并有压迫症状时,短期使用皮质激素,也可采用雷公藤或其他免疫抑制剂治疗或者手术治疗。甲亢者给予抗甲状腺药,甲减者给予左甲状腺素替代,虽能纠正异常的甲状腺功能,有一定的降低抗体滴度的作用。但大量临床资料表明对自身免疫性反应本身不具明显的免疫调节作用,更多患者在甲状腺功能纠正后长时间抗体滴度不能恢复正常,自身免疫反应得到有效和持续的控制,高滴度甲状腺自身抗体不降,复发率高。

冯教授认为本病的免疫紊乱与肝、脾、肾三脏密切相关,多因脾肾两虚兼有肝气郁结,以致痰瘀阻滞于颈前。故治疗时,常以补肾健脾疏肝为大法,以六味地黄汤合生脉散为方底,佐以疏肝散结药,自拟疏肝健脾补肾方,治疗桥本甲状腺炎取得了较好的临床疗效。方中熟地黄、山萸肉、山药、茯苓、泽泻、牡丹皮、生地黄滋阴补肾;太子参、麦冬、五味子益气养阴;白术、生黄芪益气健脾;柴胡、白芍、郁金养肝柔肝,疏肝解郁;夏枯草、浙贝母化痰散结。动物实验已经证实,六味地黄汤能促进免疫细胞的增殖,调节 T 细胞亚群的百分率,还能够促进血清中 IgA、IgG、IgM 的生成,对细胞免疫和体液免疫均有调节作用。生脉散能通过抑制过氧化脂质的生成、提高超氧化物歧化酶的活性,而发挥其抗衰老作用,并能够通过刺激淋巴细胞转化、激活细胞因子等机制调节免疫功能。疏肝健脾补肾方能明显改善桥本甲状腺炎患者的临床症状,降低患者血中 TPOAb 或 TgAb 及促甲状腺素(TSH)水平。临床上多用于治疗轻症甲减者,疗效较好;对于中、重度甲减患者则多用中药与左甲状腺素钠配合治疗,这样可减少甲状腺素的用量,降低不良反应,提高疗效。因此,采用中医药治疗能调整机体免疫功能,改善残存甲状腺细胞功能,促进甲状腺素的分泌。所以,中药在预防及治疗桥本甲状腺炎方面有很好前景。

四、临床用药经验

（一）健脾益气、补肾固本类药物的临床应用

冯教授认为本病的自身免疫紊乱多与素体脾肾亏虚有关系，所以常以健脾益气、补肾固本类药物调整免疫状态，改善体质，并认为扶正消瘿的作用机制可能为降低甲状腺自身抗体水平有关。临床常用黄芪、党参、甘草、西洋参、茯苓、白术、黄精、熟地黄、山药、山萸肉、枸杞子、仙灵脾、仙茅、女贞子、麦冬、五味子等等。现代医学证明，黄芪可双向调节机体免疫状态，促进 T 淋巴细胞转化，对 HT 的治疗机制提供了临床依据。扶正益气中药复方不仅具有扶正益气、化痰散结之功，而且还可显著改善 HT 患者抗体水平，具有良好的治疗效果。表明中西医结合，借助中药的优势，能有效地提高机体的免疫能力和非特异性抗炎能力，软化缩小肿大的甲状腺组织及其结节，减轻甲状腺自身免疫反应，促进甲状腺功能的恢复，减少激素的用量，为提高本病疗效提供了循证医学依据。

（二）疏肝理气、养阴柔肝类药物的临床应用

冯教授认为本病的自身免疫紊乱除与素体脾气亏虚有关系，还与肝气郁结，疏泄失职，血瘀痰凝有关。主张治疗本病时注重疏肝理气，恢复肝脏的疏泄功能，临床常用柴胡、香附、薄荷、香橼、菊花、川芎、白芍、生地黄、鳖甲、当归、郁金。气滞较甚者，可加青皮、荔枝核、橘核、槟榔、莪术、枳实等破气导滞之品，使患者气机条达、肝郁气滞证候得以缓解。现代药理研究，以上诸药均有不同程度的免疫调节作用，其中柴胡、香附能提高小鼠体液和细胞免疫功能，并使免疫抑制状态有一定程度的恢复；白芍、生地黄、当归能增强免疫功能，增强机体耐缺氧及应激能力。

（三）活血化瘀、化痰散结类药物的临床应用

气为血之帅，血为气之母，气行则血行，气滞则血瘀。气能行津，津液的布散依赖于气的推动，气虚、气滞皆可导致津停液凝，而导致津凝为痰。痰瘀互结于颈前，发为瘿病。故治疗时常需配伍活血化瘀、化痰散结之物，如夏枯草、浙贝母、半夏、白芥子、当归、丹参、三棱、莪术等，能防止甲状腺质地变硬。夏枯草疏肝解郁理气，主要含三萜类、黄酮类、甾体糖苷及香豆素类，现代医学研究认为夏枯草可能是一免疫抑制剂，表现出对特异性免疫功能有相当强的抑制作用，可使肾上腺重量增加，而胸腺和脾脏重量减轻，又使血中皮质醇水平提高，淋巴细胞数量减少。当归、丹参、三棱、莪术等活血消坚，疏通经络气血，现代医

学研究认为配伍可降低全血和血浆黏度及红细胞压积,减少血浆纤维蛋白原的产生,具有改善血流动力学,扩张外周血管,增加器官血流量,改善血液黏滞性,防止血小板聚集,抗凝血和促纤溶,改善微循环的药理作用。某些活血化瘀药还通过抗炎作用间接改善血瘀的病理状态,所以活血化瘀药物对于自身免疫紊乱也有纠正作用。

（四）中成药制剂的临床应用

对于不能坚持口服中药汤剂的患者,或者病情稳定的患者,可以应用中成药制剂,服药方便,效果亦可。常用中成药如夏枯草口服液、桂枝茯苓丸等。夏枯草口服液是纯中药制剂,临床使用未见明显的不良反应。夏枯草为唇形科多年生草本植物,具有清火、明目、散结及消肿作用。具有抗炎和免疫抑制作用。给大鼠肌肉注射 1∶1 夏枯草水煎醇 3 g/kg,可使大鼠肾上腺重量增加,而胸腺和脾脏重量减轻。同时发现血中淋巴细胞数量下降 40% 左右。原因可能有:桥本甲减是一种自身免疫性疾病,调节免疫可有治疗作用,TG、TM 是反映免疫的指标,夏枯草口服液有调节免疫的作用。因而临床上用甲状腺片联用夏枯草口服液治疗桥本甲减有更好的临床效果,可改善桥本甲状腺炎的免疫状态。桂枝茯苓丸治疗桥本病,取其能理血化瘀、缓消癥块之意。仲景原用其治疗瘀血留结胞宫、胎动不安之证,故临床多作妇人之用。方中桂枝温通心脉,引药上行;茯苓健脾安神、化痰利湿,既有助于祛痰消癥,又能固护后天,使不伤正气;牡丹皮、赤芍合桃仁能化瘀血、清瘀热、消癥块。诸药合用,共奏通调气血、平衡阴阳、扶正消癥之功。临床实践证明,桂枝茯苓丸不但能使肿大的甲状腺缩小,甲状腺功能部分或全部恢复,还具有调节机体的免疫功能,清除或减少血中抗甲状腺自身抗体的作用。

（五）雷公藤的应用

20 世纪 70 年代以来,雷公藤作为免疫抑制剂已被临床广泛应用,类风湿关节炎、系统性红斑狼疮、过敏性紫癜、肾小球疾病、白塞病等自身免疫性疾病用雷公藤治疗获得良好疗效已不受怀疑。由于类风湿关节炎、桥本病、Graves病等自身免疫性疾病可以兼夹出现,因此雷公藤也可用来治疗桥本甲状腺炎。

雷公藤性苦辛温,具有活血化瘀、清热解毒、祛风除湿、消肿止痛、杀虫止痒之功。其有效成分以二萜类最多,依次为生物碱、三萜类、微量元素等。现代药理研究证明雷公藤有较强非特异性抗炎作用,起效速度稍快于皮质激素和非甾体抗炎剂,又具有以免疫抑制为主的免疫调节作用,可同时作用于两人病理环节。其可能机制是通过对繁殖增生较快的免疫活性细胞如 B 细胞、Th 细胞的直接抑制,从而抑制亢进的体液免疫反应,包括抑制自身抗体的产生,缓解和阻断由免疫反应所致的组织(如关节滑膜、肾小球基底膜、甲状腺滤泡等)炎症过程。并具有拮抗炎症介质、降低血管通透性、减少渗出、水肿等综合效用,使临床症状和体征得以较迅速地缓解和改善。但雷公藤对机体免疫调节的各环节不具备特异性作用,它对体液免疫反应的抑制作用是肯定的,可能直接抑制 B 细胞,使免疫球蛋白生成减少,缓解或阻断自身免疫反应所致的组织炎症过程。

采用雷公藤总苷片和甲状腺片治疗桥本甲状腺炎,不仅使症状、体征迅速缓解,肿大的甲状腺缩小变软,而且部分甲状腺结节消失,提示着良好的激素替代治疗作用。其作用机制主要是通过抗炎及调节免疫功能实现的,确切机制需进一步探讨。

第十章　疏肝清热法治疗甲状腺功能亢进症临床研究

一、研究对象

(一)诊断标准

1.甲状腺功能亢进症的诊断标准　参照《中药新药临床研究指导原则》[1]。

(1)主要临床表现　①神经系统:焦虑,紧张,易激动,注意力不集中,失眠,怕热,多汗,皮肤温湿,细震颤(舌伸出、手臂平伸时可见)。②心血管系统:心动过速,第一心音亢进,脉压差增大,可见心律失常(早搏、房颤等)。③消化系统:食欲亢进、体重下降、大便次数增多。④甲状腺:大多数患者甲状腺呈均匀肿大,质软、光滑,有韧性感,无结节,不痛,无压痛,局部触诊可感觉细震颤,听诊可闻及血管杂音。⑤其他:部分患者伴突眼,少数患者伴胫前黏液性水肿。

(2)理化检查　①激素测定:血清 FT_3、FT_4 升高超过正常水平,TSH 值降低或正常。②甲状腺摄^{131}I 功能测定:摄碘率增高,3 小时 >25%;或者 24 小时 >45%;峰值前移。③甲状腺 B 超检查:支持甲状腺弥漫性增生,无明显结节。④抗体测定:有条件者可作 TSAb 检测。

2.甲状腺功能亢进症心肝火旺证辨证标准　参照《中药新药临床研究指导原则》[1]。

主证:颈前肿大,烦躁易怒,烦热,多汗,心悸。

次证:目突,手颤,口苦咽干,失眠多梦,多食易饥,消瘦,大便频。

舌脉:舌红,苔黄,脉弦数。

具备主证 3 项症状以上(包括 3 项)并具备次证 2 项或舌脉者即可诊断。

（二）病例选择

1.病例纳入标准

（1）符合甲亢西医诊断标准；

（2）符合中医心肝火旺证的辨证标准；

（3）年龄在 18～65 岁之间，有独立行为能力者。

2.病例排除标准（包括不适应症或剔除标准）

（1）非心肝火旺证甲亢和非 Graves 病所致甲亢者，如碘甲亢、甲状腺炎并甲亢、药源性甲亢、结节性甲状腺肿并甲亢、甲亢放射性同位素治疗或手术治疗后复发病例及其他类型（原因）的甲亢患者等。

（2）甲状腺显著肿大压迫邻近器官者；抗甲状腺药物治疗无效者。

（3）年龄在 18 岁以下或 65 岁以上，妊娠或哺乳妇女，过敏体质者及对多种药物过敏者。

（4）肝及造血系统功能异常者。

（5）合并心、脑血管、肾等严重原发性及继发性疾病，精神病患者及甲亢危象倾向者。

二、研究方法

（一）病例来源

本研究纳入病例来源于山东中医药大学附属医院门诊及第二附属医院门诊。采集时间自 2005 年 9 月至 2007 年 1 月。

（二）病例分组

符合课题"纳入病例标准"的甲状腺功能亢进症属于心肝火旺证 60 例，随机分为中西医结合组（治疗组）与西药对照组（对照组）各 30 例。

（三）治疗措施

治疗组：同时服用中药与小剂量甲巯咪唑。中药组方：柴胡 9 g、制香附 9 g、郁金 15 g、牡丹皮 10 g、栀子 9 g、龙胆草 9 g、夏枯草 20 g、玄参 15 g、牡蛎 30 g、浙贝母 12 g、生甘草 9 g。每日一剂，水煎 300 毫升，分早晚两次服。同时服用甲巯咪唑 5 mg，每日 3 次，甲状腺激素水平恢复正常后逐渐减量。

对照组：甲巯咪唑 10 mg，每日 3 次，甲状腺激素水平恢复正常后逐渐减量。

两组均连续观察 8 周。

（四）临床观察指标

1. 安全性观察

（1）一般体格检查。

（2）尿常规、大便常规、肾功治疗前后各检查1次。

（3）血常规2周检查1次，肝功能每4周检查1次。

（4）全身反应（随时记录）。

2. 生活事件量表观察[2]（见附录表2）　计算指标:统计自最初有症状以前遇到有精神影响的生活事件频数，包括生活事件总频数、正性生活事件频数、负性生活事件频数。

3. 疗效性观察

（1）临床相关症状　每2周记录1次（中医症状体征评分表见附录表1）。

（2）体征　心率、体重、甲状腺肿，每2周记录1次。

（3）相关理化检查　FT_3、FT_4、TSH，每4周检查1次。

（4）焦虑症状的评定（附录表3）　采用焦虑自评量表（SAS）[3]进行评定。

评分标准:SAS采用4级评分，主要评定症状的频度。其标准为:"1"没有或很少时间;"2"小部分时间;"3"相当多时间;"4"绝大部分或全部时间。20项目中绝大多数按上述顺序评为1、2、3、4分;而(5)(9)(13)(17)(19)5个项目为反向评分，即按上述顺序依次评为4、3、2、1分。结果分析:将20个项目中的各项分值相加，得到粗分，通过公式作转换:$Y = Int(1.25X)$，即粗分乘以1.25，取整数部分，就得到标准分（Index Score）。标准分≥50分为具有明显焦虑症状。

（五）疗效判定标准

参照《中药新药临床研究指导原则》制定的标准。

1. 甲状腺功能亢进症疗效判定　临床控制:症状消失，体重恢复发病前状态，脉率正常，甲状腺区震颤及血管杂音消失，甲状腺肿和（或）突眼征减轻，FT_3、FT_4恢复正常;显效:主要症状消失，体重恢复发病前状态，脉率正常，甲状腺区震颤及血管杂音消失，甲状腺肿和（或）突眼征减轻，FT_3、FT_4基本正常;有效:症状好转，体重增加，脉率减慢，甲状腺区震颤及血管杂音消失，FT_3、FT_4有所改善;无效:症状、体征、相关理化检查均无改善。

2. 中医证候疗效判定标准　临床痊愈:中医临床症状、体征消失或基本消失，证候积分减少≥95%;显效:中医临床症状、体征明显改善，证候积分减少≥

70%;有效:中医临床症状、体征均有好转,证候积分减少≥30%;无效:中医临床症状、体征无明显改善,甚或加重,证候积分减少不足30%。注:计算公式为[(治疗前积分—治疗后积分)÷治疗前积分]×100%。

3.临床单项症状、体征疗效评定标准 显效:治疗后症状消失,或计分下降≥2个等级;有效:治疗后症状计分下降1个等级而未消失;无效:治疗后症状无变化或加重。

4.甲状腺肿评分标准[4] 分三度。Ⅰ度,不能看出肿大但能触及者;Ⅱ度,能看到肿大又能触及,但在胸锁乳突肌以内者;Ⅲ度,超过胸锁乳突肌外侧缘。

(六)统计方法

计量资料采用 t 检验,记数资料采用 χ^2 检验,等级资料用 Ridit 分析。所有计量资料均用 $\bar{x} \pm s$(均值±标准差)表示。

三、一般资料分析

(一)年龄分布

表1   两组病例年龄比较(例)

组别	例数	<20	20~	30~	40~	50~	平均年龄(岁)
治疗组	30	2	9	12	6	6	33.10±8.72
对照组	30	3	9	10	8	0	32.37±8.88

两组年龄分布经 χ^2 检验 $P>0.05$;平均年龄采用 t 检验 $P>0.05$

表1所示,发病年龄集中在20~50岁之间,占总病例的90%。两组病例年龄及各年龄段分布无显著性差异($P>0.05$)。

(二)性别分布

表2   两组病例性别比较(例)

组别	例数	男	女
治疗组	30	5(16.7%)	25(83.3%)
对照组	30	7(23.3%)	23(76.7%)

两组病例性别分布经 χ^2 检验 $P>0.05$

表2所示,两组之间的性别分布无显著性差异,具有可比性。男性与女性发病比例为1:4。

（三）病程分布

表3　　　　　　　　　　两组病例病程分布比较（月）

组别	例数	<6	6~12	最短病程	最长病程	平均病程
治疗组	30	21	9	1	10	4.57±2.30
对照组	30	18	12	0.5	10	1.92±2.50

两组病例病程分布经 χ^2 检验 $P>0.05$；平均病程经 t 检验 $P>0.05$

表3所示，两组之间的病程分布及平均病程比较皆无显著性差异，具有可比性。

（四）症状、体征比较

表4　　　　　　　　治疗前两组病例症状、体征等级分布比较（例）

症状体征	治疗组				对照组			
	阳性例数	轻	中	重	阳性例数	轻	中	重
烦热	24	4	13	7	25	4	17	4
多汗	17	4	11	2	20	3	13	4
心悸	20	1	10	9	18	3	9	6
烦躁	30	1	17	12	30	1	22	7
多食易饥	18	9	8	1	19	8	11	0
消瘦	20	7	12	1	21	6	13	2
失眠多梦	24	10	11	3	22	10	8	4
口苦咽干	20	9	11	0	18	7	11	0
大便频	12	0	11	1	10	3	7	0
手颤	25	6	19	0	27	5	22	0
目突	16	12	4	0	16	13	3	0

两组病例症状体征阳性率及病情比较经 χ^2 检验 $P>0.05$

表4所示，两组病例之间的症状、体征阳性率及病情比较无显著性差异，具有可比性。

（五）应激性生活事件

表5 甲亢患者生活事件发生频率表（件次）

生活事件	正性事件	负性事件	总计
频数	4	97	101

本研究调查显示,60 例甲亢患者发病前经历生活事件发生频数共 101 件次,正性生活事件占 4 件次,负性生活事件占 97 件次;有 8 例发病前无生活应激事件发生;生活事件发生较多的是工作学习压力大。

（六）焦虑症状

表6 两组治疗前焦虑症状评分比较（标准分）

组别	例数	≥50	37~49	<37	最低分	最高分	平均分
治疗组	30	15(50.0%)	12(40.0%)	3(10%)	33	58	47.8±7.92
对照组	30	17(56.7%)	9(30.0%)	4(13.3%)	30	58	47.6±8.40
总计	60	32(53.3%)	21(35%)	7(11.7%)			47.7±8.10

两组病例治疗前焦虑症状分值分布比较,经 χ^2 检验 $P>0.05$。平均分经 t 检验 $P>0.05$

表6 所示,两组病例治疗前焦虑症状分值分布及 SAS 评分比较无显著性差异。

60 例甲亢患者焦虑情绪得分（标准分）为 47.70±8.10,与全国常模[5]相比(37.23±12.59),有非常显著性差异($P<0.01$)。表明甲亢患者在总体上较正常人焦虑。其中≥50 分者 32 例,占 53.3%,表明甲亢患者有超过一半的病例有明显焦虑症状。

四、研究结果

（一）临床综合疗效比较

表7 两组临床综合疗效比较

组别	例数	显效	有效	无效	总有效率
治疗组	30	8	19	3	90%
对照组	30	3	19		873.3%

两组病例治疗前后疾病综合疗效比较经 Ridit 分析 $P<0.05$

表7 所示,治疗前后临床综合疗效比较,治疗组优于对照组。

（二）单项症状、体征疗效比较

表8　　　　　　　　　　　　两组单项症状体征疗效比较

症状体征	治疗组				对照组			
	n	显效	有效	无效	n	显效	有效	无效
烦热▲	24	9	13	2	25	5	14	6
多汗	17	4	13	0	20	5	14	1
心悸▲	20	10	9	1	18	5	9	4
烦躁▲	30	13	15	2	30	6	18	6
多食易饥	18	8	8	2	19	7	9	3
消瘦	20	7	11	2	21	8	12	1
失眠多梦▲	24	12	9	3	22	7	8	7
口苦咽干▲	20	12	7	1	18	5	10	3
大便频	12	4	17	4	10	4	6	0
手颤	25	4	17	4	27	5	17	5
目突	16	7	4	5	16	7	1	8

经 Ridit 分析两组症状、体征疗效差异▲$P < 0.05$

表8所示,治疗组和对照组症状、体征均有改善,组间比较,治疗组烦热、心悸、烦躁、失眠多梦、口苦咽干症状改善明显优于对照组。

（三）舌、脉象变化比较

表9　　　　　　　　　　　　两组舌、脉象变化比较

	治疗组（30 例）				对照组（30 例）			
	n	显效	无效	有效率	n	显效	无效	有效率
舌红	26	20	6	76.9%▲	25	11	14	44.0%
苔黄	22	18	4	81.8%▲	20	9	11	45.0%
脉弦数	30	17	13	56.7%	30	13	17	43.3%

经 Ridit 分析▲$P < 0.05$

表9所示,对于舌苔的改善治疗组优于对照组,脉象两组对比无明显差异。

（四）症状、体征积分比较

表 10 两组症状、体征积分比较($\bar{x} \pm s$)

组别	n	治疗前	治疗后
治疗组	30	39.33 ± 10.50	$14.40 \pm 5.42^{▲△}$
对照组	30	38.87 ± 7.06	$19.93 \pm 7.02^{▲}$

经 t 检验，两组治疗前后相比▲$P < 0.01$；治疗后两组间相比△$P < 0.01$

如表 10 所示，治疗前两组病例症状、体征积分相近，无显著性差异（$P > 0.05$），具有可比性。治疗后两组症状、体征有明显改善，与治疗前相比均有非常显著性差异（$P < 0.01$）；治疗后组间比较，治疗组积分减少更为明显（$P < 0.01$），优于对照组。

（五）SAS 评分（标准分）的变化

表 11 两组 SAS 评分（标准分）情况比较($\bar{x} \pm s$)

组别	n	治疗前	治疗后
治疗组	30	47.80 ± 7.92	$27.83 \pm 2.38^{▲△}$
对照组	30	47.60 ± 8.40	$31.63 \pm 4.33^{▲}$

经 t 检验，两组治疗前后相比▲$P < 0.05$；两组间相比△$P < 0.05$

表 11 所示，两组治疗后 SAS 评定标准分较治疗前皆明显减少，存在非常显著性差异（$P < 0.01$）；两组治疗后组间比较，治疗组疗效明显优于对照组，有非常显著性差异（$P < 0.01$）。

（六）对心率、体重的影响

表 12 两组治疗前后心率、体重变化比较($\bar{x} \pm s$)

项目	治疗组（30 例）		对照组（30 例）	
	治疗前	治疗后	治疗前	治疗后
心率（次/分）	103.03 ± 7.31	$78.93 \pm 4.59^{▲}$	101.77 ± 7.67	$82.63 \pm 7.94^{▲△}$
体重（kg）	58.95 ± 5.56	$61.08 \pm 4.90^{▲}$	56.77 ± 5.59	$59.77 \pm 5.11^{▲}$

经 t 检验，两组心率、体重治疗前相比 $P > 0.05$；心率、体重各组治疗前后自身相比▲$P < 0.01$；心率组间比较△$P < 0.05$；体重组间比较 $P > 0.05$

表 12 所示，两组治疗前心率、体重相比较无明显差异（$P > 0.05$），两组具有可比性。心率、体重两组治疗后与治疗前相比，有非常显著性差异（$P < 0.01$）。组间比较，治疗组心率的改善优于对照组（$P < 0.05$）。两组在体重增

加方面具有相同的疗效。

（七）对甲状腺肿大的影响

表 13　　　　　　　　两组治疗前后甲状腺肿大的变化比较

甲状腺 肿大	治疗组（30 例）		对照组（30 例）	
	治疗前	治疗后	治疗前	治疗后
正常	5	8	4	4
Ⅰ度	9	13	8	10
Ⅱ度	12	9	15	14
Ⅲ度	4	0	3	1

表 13 所示，两组治疗前甲状腺肿情况经 χ^2 检验 $P > 0.05$，有可比性。两组治疗后甲状腺肿大程度均有改善，治疗组效果优于对照组，有显著性差异（$P < 0.05$）。

（八）甲状腺功能比较

表 14　　　　　　　　　两组甲状腺功能比较

项目	治疗组（30 例）		对照组（30 例）	
	治疗前	治疗后	治疗前	治疗后
FT_3（nmol/L）	14.93 ± 6.02	5.50 ± 1.45▲	16.61 ± 7.11	6.27 ± 3.21▲
FT_4（nmol/L）	41.91 ± 18.91	16.81 ± 3.06▲	43.50 ± 19.08	18.10 ± 4.93▲
TSH（μIU/mL）	0.08 ± 0.86	1.33 ± 0.90▲	0.08 ± 0.08	1.33 ± 1.02▲

经 t 检验，甲状腺功能与治疗前比较▲$P < 0.01$；组间比较 $P > 0.05$

表 14 所示，两组治疗后 FT_3、FT_4 较治疗前明显减低（$P < 0.01$）；TSH 较治疗前明显升高（$P < 0.01$）。治疗组与对照组疗效比较无明显差异。

（九）安全性观察

在治疗期间，治疗组出现白细胞减少者 1 例，肝功能异常者 1 例，对照组出现白细胞减少者 4 例，肝功能异常者 2 例。给予对症处理，白细胞减少者给予利血生 10 mg，一日 3 次；肝功能异常者给予肌苷 0.2 g，一日 3 次。在其后的治疗观察中所有患者的白细胞数及肝功能均恢复正常。

五、讨论

（一）现代医学对甲状腺功能亢进症的研究

1. 甲亢的发病机制　现代医学证实 Graves 病属于自身免疫性疾病，但目前其发病机制尚未完全阐明。一般认为,本病以遗传易感为背景,在感染、精神创伤等因素作用下,诱发体内的免疫功能紊乱。免疫耐受、识别和调节功能减退,抑制性 T 淋巴细胞(Ts 细胞)功能缺陷,对辅助性 T 淋巴细胞(Th 细胞)的抑制减弱,特异 B 淋巴细胞在特异 Th 细胞辅助下,产生自身抗体。甲亢患者血清中存在 TSH 受体抗体(TRAb)、抗甲状腺过氧化物酶抗体(TPOAb)及抗甲状腺球蛋白抗体(TGAb)。TRAb 分两类,即甲状腺兴奋性抗体(TSAb)及甲状腺阻断抗体(TBAb)。Graves 病的发病与 TSAb 的关系十分密切。TSAb 与 TSH 受体结合后,主要通过腺苷酸环化酶 – cAMP 和(或)磷脂酰肌醇 – Ca^{2+} 两个级联反应产生与 TSH 一样的生物学效应,T_3、T_4 合成和分泌增加导致甲亢[6]。

近年来细胞因子在自身免疫性甲状腺疾病(AITD)发病中的作用正受到越来越多国内外专家的重视。细胞因子不仅可以直接影响机体免疫细胞的活性,而且还可以通过影响甲状腺细胞免疫相关分子的表达调节 AITD 的病理过程。Corrales 等[7]发现 Graves 病患者外周血中与 IL – 2 结合的 B 淋巴细胞数量明显增加,与 IL – 2 和 IL – 6 结合的 T 淋巴细胞数量与血清甲状腺激素水平和甲状腺自身抗体 TRAb 显著相关,从而认为 IL – 2、IL – 6 参与 GD 的免疫病理过程。De – La – Vega 等[8]发现,在活动的自身免疫性甲状腺疾病中,IL – 10 mR-NA 的水平明显增高,提示在 AITD 中,除了产生 Th1 类细胞因子,同时也存在 Th2 类细胞因子。推测在该病中,IL – 10 可能直接刺激 B 淋巴细胞的增殖和抗体的产生。

2. 精神因素是甲亢发病的重要诱因 许多研究表明甲亢是一种心身疾病,其发病及病情变化与情绪反应密切相关,而情绪反应的强弱又与患者的心理状况及社会影响因素等有关系。

(1)应激性生活事件对甲亢的影响 有研究表明 Graves 病患者在发病前90% 以上可查到明显的生活事件应激,大大高于健康人群的生活事件发生率[9],提示 Graves 病的起病与精神刺激的作用密切相关。杨海晨等[10]通过生活事件量表测定患者病前的应激性生活事件,发现患者病前所经历的负性生活事件频数及紧张值均明显高于正常对照组,而正性生活事件频数及紧张值与对照组相比无明显差异。该结果与 Harris[11]报道患者发病前 12 个月中经历了更多的负性生活事件的应激和 Kung[12]研究发现患者正性、中性生活事件与对照组相比无显著性差异等研究结果一致。可见,对甲亢产生影响的主要是负性生活事件的应激,而正性生活事件的应激与疾病发病关系可能不大。这些负性生活事件可能会构成长期的负性心理刺激,而负性情绪可能是甲亢发生、发展的重要因素。

（2）甲亢患者心理状况调查研究现状　　甲亢患者最常见的心理异常表现为经常处于一种焦虑状态和对躯体的过度关注,且易受环境因素变化的影响。Trzepacz 等[13]报道,所有甲亢患者的焦虑水平均明显增高。邹建华等[14]发现Graves 病患者与健康对照组比较存在不良心理健康状况,而且患者心理卫生变化范围较广,其中以人际关系敏感、焦虑、敌对性、偏执、精神病性等心理问题为甚。临床上已经发现情感障碍与甲状腺功能亢进存在相互影响、互为因果的相关性[15]。Farid 等[16]对甲亢并发突眼患者的情绪障碍进行调查,发现症状严重者的情绪障碍明显重于症状较轻者,说明这些患者的情绪障碍与躯体症状的影响密切相关。

（3）心理应激引发甲亢的作用机制　　许多研究表明,强烈或长期的心理应激可导致细胞免疫和体液免疫功能的变化[17,18]。研究发现,甲亢患者抑郁、焦虑情绪与淋巴细胞 Th/Ts 比值的异常有一定联系[19]。吴建红等[20]采用定式问卷形式及有关评定量表对患者的精神状态评分,并测定 IgG、IgA、IgM 及 C3、C4、IL－2、IL－6,结果发现患者的抑郁分与 IgG、IgA、IL－6 呈明显正相关,与 IL－2 呈显著负相关。

随着神经－内分泌－免疫学的发展,越来越多的证据表明,神经、内分泌、免疫这三个系统之间通过神经介质、激素和免疫活性物质等建立完整的联络系统[21]。心理应激对免疫功能影响的机制主要是通过神经内分泌系统的作用而实现的[22]。应激能够激活下丘脑－垂体－肾上腺轴（HPAA）和交感神经系统（SNS）,导致肾上腺皮质释放糖皮质激素以及交感神经末梢和肾上腺髓质释放儿茶酚胺增加。糖皮质激素和儿茶酚胺被研究证明可以影响机体的免疫功能,其中糖皮质激素更被大多数学者所重视,它被看作是免疫抑制作用的重要调节递质[23]。此外,生长激素、促肾上腺皮质激素、脑啡肽、α－内啡肽、强啡肽、亮氨酸脑啡肽、血管紧张素Ⅱ、精氨酸加压素、5－羟色胺等神经介质和内分泌激素均能影响机体免疫功能[24]。这些神经递质和激素,与免疫系统中的免疫细胞表面上的相应受体结合,发挥免疫调控作用。免疫系统又可产生多种免疫活性物质,反馈影响和调节神经内分泌系统的功能,最终使其发生与体内外相适应的变化[25]。熊享涛等[26]分析甲亢的发病模式可能是负性生活事件产生过强的负性情绪、心理,引起下丘脑－情感整合中枢功能紊乱,释放多种神经介质及激素,同时影响肾上腺分泌,对神经、内分泌、免疫系统产生不良影响,破坏免疫自身识别机制,引起自身免疫反应,在遗传基础上引起甲亢的发生。

3. 甲亢的心理治疗 甲亢临床症状中情绪改变几乎见于所有病例,患者也可因甲亢所致突眼、甲状腺肿大等外形改变,产生自卑心理。部分老年病例可表现为抑郁、淡漠,重者可有自杀行为。心理因素在甲状腺功能亢进的发生与发展中是相当重要的,对甲状腺功能亢进的预防和治疗,单靠药物是不能取得最佳效果的,还需要予以心理调整和治疗[27],必要时可合并小剂量抗抑郁药物[28]或抗焦虑药物。

(二)甲状腺功能亢进症的中医病因病机探讨

1. 对病因的认识 中医学将甲亢归于“瘿病”的范畴。瘿病一名,首见于隋代巢元方的《诸病源候论·瘿候》。中医学认为瘿病发病与情志所伤、饮食劳倦及体质因素等密切相关,而以情志及体质所致者为众。

(1)情志内伤 历代医家都认识到情志因素在瘿病发病中的重要性。隋代《三因极一病证方论·瘿瘤证治》谓:“此乃因喜怒忧思有所郁而成也”,“随忧愁消长”。巢元方《诸病源候论·瘿候》所载:“瘿者由忧恚气结所生。”宋代《圣济总录·瘿瘤门》从病因角度,将其分型:“石瘿、泥瘿、劳瘿、忧瘿、气瘿是为五瘿,石与泥则因山水饮食而得之;忧、劳、气则本于七情。”《济生方·瘿瘤治》曰:“夫瘿瘤者,多由喜怒不节,忧思过度,而成斯疾焉。大抵人之气血,循环一身,常欲无滞留之患,调摄失宜,气凝血滞,为瘿为瘤。”《医学入门》瘿瘤篇中说:“瘿气,今之所谓瘿囊者是也,由忧虑而生……”可见,情志内伤是瘿病发病的重要诱因。

(2)体质因素 《灵枢·寿夭刚柔》云:“人之生也,有刚有柔,有弱有强,有短有长,有阴有阳。”后世《伤寒总病论》云:“凡人宗气各有盛衰,素疾各有寒热……素有热者,多变阳胜阴虚之疾。”可见,体质因素在中医病因病机理论中占有重要的地位,体质的阴阳偏颇决定机体疾病状态时阴阳失衡的发展方向。甲亢发病以女性多见。女子属阴,有余于气,不足于血,有余于气则肝气易郁易滞,不足于血则肝血不足,情绪也易于抑郁。故“女子以肝为先天,阴性凝结,易于怫郁”(《临证指南医案》),“女子郁怒倍于男子”(《妇人大全良方》)。女性的这些生理特点易于引起气郁痰结、肝郁化火等病理变化而患此病。甲亢多发病于中青年，概因此年龄阶段气血充实，阳气偏盛，遇情志刺激，气机不畅，易有化火之变。

2.对瘿病病机的认识　情志内伤是瘿病发病的内在条件。关于七情致病，《素问·举痛论》曰："怒则气上，喜则气缓……思则气结"、"百病皆生于气也"，说明了情志不遂可致气机失调。"肝主疏泄"，调畅气机，气机失调必先伤肝。周鸣声提出"情志可患五脏疾，非独肝，不离乎肝"。且肝经走行"循喉咙之后，上入颃颡，连目系"（《灵枢·经脉》），故瘿病与肝密切相关。

甲亢患者往往长期情志抑郁或紧张，或突遭剧烈的精神创伤，导致肝失疏泄，气机郁滞，津液不能正常输布，停聚为痰，气滞痰凝，郁久化火而致变端丛生。肝主疏泄，心主神志，肝藏血，心主血，人动则血运于诸经，人静则血归于肝经，心肝两脏息息相关。同时两者又为母与子的关系，母病累子，肝火上灼于心，心火炽盛，形成心肝火旺之证。火热亢盛，肝气冲逆则表现为烦躁、易激怒或情绪极不稳定；热扰神明则心悸、失眠多梦；肝火上炎则面热目赤，口苦而干；火热内盛，灼迫津液外出则见汗出；肝火移于胃，胃热中消，则见多食消瘦。脾的正常运化，亦有赖肝的疏泄功能。唐容川《血证论》指出："木之性主于疏泄，食气入胃，全赖肝木之气以疏泄之，而水谷乃化，设肝之清阳不升，则不能疏泄水谷，渗泄中满之证，在所不免。"肝气犯脾，脾失健运则便溏，消瘦。肝火亢盛无制，热极生风，肝风内动则出现肢体震颤的症状，正如叶天士所言："斯肝木失其常性，从中变火，攻冲激烈，升之不熄为风阳。"气机郁滞，津液之输布失常，凝而化为痰浊；或气郁日久而化火，生热伤阴，炼液为痰；或肝旺乘脾，脾失健运，聚湿成痰，痰气交阻，随肝气上逆搏结颈前而成瘿肿。肝开窍于目，肝经挟痰火上攻于目则成突眼。心肝火旺，内有蕴热，故舌红苔黄、脉弦数。

综上所述，本病初期多实，以心肝火旺、痰气郁结为主要病机。病久则由实转虚，虚实夹杂或虚多实少，使疾病迁延难愈，反复发作。因此，临床上应早期治疗，防止疾病的发展。

（三）治法分析

根据"火郁发之"、"木郁达之"、"实则泻之"的原则，确立治法为疏肝解郁、清热泻火、软坚散结。

1.治病求因，疏达肝气　中医将调肝作为治疗情志疾病的基本方法。瘿病患者往往长期抑郁或忿怒,导致肝失疏泄,气机郁滞,郁久化火。气滞为发病之先。全身气血的运行,津液的输布,脾胃的升清降浊,情志的调畅均取决于肝的疏泄。只有肝的疏泄功能正常,才能保持全身气机疏通条达,通而不滞,散而不郁之作用。肝为起病之源,他脏为传病之所,故治疗首以疏肝为要。《素问·六元正纪大论》中提出"木郁达之",张景岳解释中肯:"达,畅达也……在表者当疏其脏,但使气得通行皆谓之达。"正所谓气行则血行,气行则火发,气行则湿渗,气行则痰消、食化。

2.火热为患,清热泄火 瘿病的初期阶段,火热之势虽盛,但机体正气尚存,耐受攻伐,治疗上要紧扣"火热"之要点,遵"实者泻之"、"热者寒之"的治则,治宜清热泻火,逆其病性而治。随着疾病发展,火伤阴津,阴亏气耗,致气阴两虚;灼津生痰,与瘀交结,痰瘀互阻,每致病势缠绵,难于速愈。因此,截断病变之源,防病传变,尤为重要。

3.消除病变,软坚散结 气滞痰凝壅结颈前是瘿病发病的关键,亦是本病的病理产物。本病初期,患者颈前肿块光滑,柔软,属气郁痰阻,病在气分。此时,宜用化痰散结之品,使痰去肿消,否则病久入血分,痰瘀互阻,肿块质地较硬,不易消除。因此,软坚散结是治疗本病的重要法则。

(四)方药分析

方药组成:柴胡、制香附、郁金、牡丹皮、栀子、龙胆草、夏枯草、玄参、牡蛎、浙贝母、生甘草。

1.中药功效溯源 对各味药物功效分析如下。

柴胡:味苦、辛,性微寒,归肝、胆经。其气于时为春,于五行为木,故柴胡为足少阳主药,而兼治足厥阴。如《医学启源》云:"柴胡,少阳、厥阴引经药也……善除本经头痛,非此药不能止。"《药品化义》中云:"柴胡,性轻清,主升散,味微苦,主疏肝。"肝气不舒畅者,此能舒之;肝火甚炽盛者,此能散之。《本草正义》云:"……此外则有肝络不疏之症,在上为胁肋搐痛,在下为脐腹胀,实皆阳气不宣,木失条达所致,于应用药中,少入柴胡,奏效甚捷。"柴胡为疏肝之要药。

香附:味辛微苦甘,性平,入肝、三焦经。具有疏肝解郁、调理气机、行气止痛之功。《本草纲目》谓其能"利三焦,解六郁……乃气病之总司,女科之主帅也"。《本草求真》云"香附,辛味甚烈,香气颇浓,皆以气用事,故专治气结为病"。《本草述》谓其"七情抑郁者能开之"。香附醋制能增强疏肝理气的作用，正如《药品辨义》中所说"因味辛散，乃用醋炒，佐入肝经……借以行气而快滞也"。

郁金：味辛苦，性凉，归心、肝、肺经。有行气解郁，凉血安神之效。《本草衍义补遗》谓其能"治郁遏不能散"。《本草备要》云："行气，解郁，泄血，破瘀。凉心热，散肝郁。"

栀子：味苦，性寒，归心、肝、肺、胃经。其清心除烦之效甚优，并能导热下行。《药类法象》："治心烦懊恼而不得眠，心神颠倒欲绝，血滞而小便不利。"《丹溪心法》："山栀子仁，大能降火，从小便泄去。其性能屈曲下降，人所不知，亦治痞块中火邪。"

牡丹皮：味苦、辛，性微寒，归心、肝、肾经。《滇南本草》："破血、行血、除血分之热"；《本草疏证》："丹皮气寒，故所通者血脉中热结。"《本草纲目》："和血、生血、凉血。治血中伏火，除烦热。"《重庆堂随笔》："丹皮虽非热药，而气香味辛，为血中气药，专于行血破瘀。"综上所述，牡丹皮为清热凉血散瘀之佳品。

龙胆草：味苦微酸，性寒，入肝经清泻肝火。《医学衷中参西录》："为其微酸属木，故又能入胆肝，滋肝血，益胆汁，降肝胆之热使不上炎，举凡目疾、吐血、衄血、二便下血、惊痫、眩晕，因肝胆有热而致病者，皆能愈之。"

夏枯草：味苦、辛，性寒，归肝、胆、脾经。清肝火，散郁结。《本草通玄》："夏枯草，补养厥阴血脉，又能疏通结气。目痛、瘰疬皆系肝症，故建神功。"《本草求真》："夏枯草，辛苦微寒，按书所论治功，多言散结，能愈一切瘿瘤湿痹……证知气虽寒而味则辛，凡结得辛散，其气虽寒犹温，故云能补血也。是以一切热郁肝经等到证，得此治无不效，以其得藉解散之功耳。"《本草正义》："善于宣泄肝胆木火郁窒，而顺利气血之运行，凡凝痰结气，风寒痹着，皆知其专职。"

牡蛎：味咸，性微寒，归肝、肾经。有平肝潜阳、软坚散结、收敛固涩之效。《名医别录》称："主虚热去来不定，烦满心痛，气结。"《本草纲目》："化痰软坚，清热除湿，止心脾气痛，痢下赤白浊，消疝瘕积块，瘿疾结核。"《医学衷中参西录》："因惊则由于胆，怒则由于肝，牡蛎咸寒属水，以水滋木，则肝胆自得其养。且其性善收敛，则胆得其助而惊恐自除，其矿物质类药有镇安之力，则肝得其平而恚怒自息。"

玄参:味甘、苦、咸,性微寒,归肺、胃、肾经。功用凉血滋阴,泻火解毒。《本草正义》言:"玄参,禀至阴之性,专主热病,味苦则泄降下行,故能治脏腑热结等到证。味又辛而微咸,故直走血分而通血瘀,亦能外行于经隧,而消散热结之痈肿。寒而不峻,润而不腻……"《本经》又谓玄参能明目,诚以肝开窍于目,玄参能益水以滋肝木,故能明目。

浙贝母:味大苦,性寒,归肺、心经。功用清热化痰散结。蒲辅周云:"浙贝,大苦寒,降痰开郁,清肝火。"《名医别录》:"止烦、热、渴、出汗,皆泄降除热也。""味苦而性寒,然含有辛散之气,故能除热,能泄降,又能散结……主郁气痰核等证,则辛散苦泄,开结散郁也"。

生甘草:甘平,归心、肺、脾、胃经。有益气补中、清热解毒、祛痰止咳、缓急止痛、调和诸药之效。《本草正》:"得中和之性,有调补之功,故毒药得之解其毒,刚药得之和其性,表药得之助其外,下药得之缓其速。……随气药入气,随血药入血,无往不可,故称国老。"

2.组方配伍特点 方中柴胡为君药,制香附、郁金、栀子、牡丹皮、龙胆草为臣药,夏枯草、牡蛎、浙贝母、玄参为佐药,生甘草为使药。

方中柴胡疏肝解郁,使肝气得以条达为君药。制香附具有疏肝解郁、调理气机之效;郁金味辛苦,性凉,辛而发散,苦而善泄,性寒而善降,具有行气解郁、凉血安神之效。两药相合,助柴胡以解肝郁,增强行气之效。栀子清心除烦之效甚优,并导热下行;牡丹皮能清血分实热,并善于清透阴分伏热;龙胆草入肝清泻肝火,降肝胆之热使不上炎。以上三药均为苦寒之品,使肝火得清,则诸症消失。以上诸药共为臣药。夏枯草味苦、辛,性寒,辛以散结,苦以泄热,具有清肝泻火,散结消瘿之功。《本草通玄》:"夏枯草,补养厥阴血脉,又能疏通结气。目痛、瘰疬皆系肝症,故建神功。"夏枯草从甲亢之本出发,疏肝理气,清热泻火,又可补养血脉,还能针对甲亢之标以散结,可谓一举多用。牡蛎、浙贝母、玄参取自《医学心悟》之消瘰丸,用其清热滋阴、化痰散结之效。方中牡蛎用其一者益阴潜阳,二者长于软坚散结;玄参功用凉血滋阴,泻火解毒;浙贝母清热化痰散结。以上诸药,既清又散,使热除痰化结散,共为佐药。生甘草味甘,一可缓苦寒之品防其伤胃,二可调和诸药,为使药。全方配伍,共奏疏肝解郁、清热泻火、化痰散结之效。使火降热清,气行痰消,所发诸症,皆可相应而愈。

3. 现代药理分析

（1）调节免疫功能　陈韶等[29]研究了四种北柴胡提取物对小鼠体内外免疫功能的影响，发现柴胡水溶部分与药渣水煎剂对小鼠T、B淋巴细胞均有刺激增生作用，40%醇提物能促进B淋巴细胞的增殖，正丁醇提物则对T淋巴细胞增殖有增强效应，四种提取物均能增强巨噬细胞功能，因此柴胡具有促进细胞免疫的作用。马春玲等[30]发现南柴胡提取成分对小鼠的脾淋巴细胞的转化能力、IL－2诱导水平以及腹腔巨噬细胞的TNF诱生水平均有上调作用，对小鼠免疫功能有增强作用。牡蛎水溶性抽提物可显著提高脾脏T淋巴细胞转化功能，并可增强NK细胞活性，调节机体细胞免疫功能[31]。动物实验表明夏枯草对早期炎症反应有显著抑制作用，其抗炎作用与肾上腺皮质中糖皮质激素合成、分泌物增加有关，并对特异性免疫功能也有相当强的影响[32]。

（2）镇静、催眠作用　现代药理研究发现，柴胡苷口服对小鼠有镇静作用，能抑制小鼠的爬高试验，并能延长巴比妥的睡眠时间，它有良好的镇静作用[33]。郝洪谦等[34]以家猫睡眠多导图为基本技术方法以国际通用Rohtschaffen的睡眠分期标准为指标，对郁金二酮对家猫睡眠节律电活动的调节作用进行了研究，结果表明，郁金二酮能明显延长家猫的各期睡眠，尤其对SWSⅠ、SWSⅡ、REM期睡眠的作用明显优于传统安神药"朱砂安神丸"。栀子具有镇静作用，小白鼠皮下注射栀子流浸膏，使自发活动减少，闭目、低头、肌肉松弛，并能对抗戊四氮的惊厥。也有用于消除失眠和过度疲劳者[35]。牡丹皮也有镇静作用[36]。

（3）抗心律失常　夏枯草所含总皂苷有抗心律失常作用[37]。牡丹皮主要含丹皮酚、牡丹酚苷和芍药苷等成分，有抗心肌缺血和抗心律失常的作用[38]。

（4）抗肝损害作用　柴胡制剂对化学性、细菌性等所致的实验性肝损害有明显的抗损害作用，减轻肝细胞变性及坏死，使肝细胞内的肝糖原及核酸含量大部分恢复或接近正常，血清转氨酶活力显著下降[33]。预先灌胃栀子黄色素可抑制CCl_4引起的小鼠血清AST、ALT、LDH及肝脏MDA含量和肝脏指数的升高，缓解肝脏GSH含量的降低，减轻CCl_4引起的肝小叶内灶性坏死[39]。

（五）研究结果讨论

1. 对甲状腺功能的作用　甲状腺激素合成分泌过多是甲亢发病最直接的因素，甲状腺激素包括血清总甲状腺素（TT_4）、总三碘甲状腺原氨酸（TT_3）和血清游离甲状腺素(FT_4)、游离三碘甲状腺原氨酸(FT_3)。血清中绝大多数甲状腺激素是与血清蛋白结合,只有少数是游离的,实际正是这些游离的甲状腺激素发挥着生理作用,所以游离甲状腺激素可以更正确地反映患者的甲状腺功能。TSH 是垂体前叶分泌的糖蛋白激素,是反映下丘脑—垂体—甲状腺功能的敏感指标,它受下丘脑促甲状腺激素释放激素(TRH)的刺激,也受血清 FT_3 和 FT_4 的反馈性抑制,尤其是 FT_3 起主要作用,它们之间是一个典型的负反馈调节系统。在治疗期间,评估治疗效果的检测指标是血中的 FT_3 和 FT_4,而不是 TSH 水平,因为常常是在甲状腺功能恢复正常以后的数个月,血中的 TSH 水平才恢复正常[54]。TSH 是 ATD 治疗停药一个良好指标,甲亢病情缓解并停药时,TSH 仍低于正常或停药观察期间出现 TSH 减低者,应密切随访注意甲亢复发的征象。

本研究治疗组、对照组 FT_3、FT_4 较治疗前明显减低;TSH 较治疗前明显升高。治疗组与对照组比较无明显差异。研究中治疗组服用中药加小剂量甲巯咪唑,对照组服用治疗量的甲巯咪唑,在减少甲巯咪唑剂量的条件下能与西医对照组有相当的疗效,说明疏肝清热法能够降低甲状腺激素水平。我们从肝论治甲亢,而现代研究认为[40],"肝主疏泄"的神经生物学机制可能与调整反复制动应激状态下 HPAA 功能亢进,升高下丘脑 5 – HT 和 β – 内啡肽含量,增强下丘脑 TH 细胞功能,降低下丘脑去甲肾上腺素(NE)、γ – 氨基丁酸(GABA)、牛磺氨酸(Tau)、酪氨酸(Tyr)含量,改善抑郁状态有密切关系,与其密切相关的中枢部位可能是下丘脑。因此,疏肝清热法治疗的作用途径可能是调节下丘脑 – 垂体 – 肾上腺轴或是降低交感神经的兴奋性,从而减少神经递质和激素的释放。从神经内分泌方面对免疫系统进行调节,改善免疫系统的紊乱,减少 TRAb 的生成。此体现了中药对全身的整体调节作用,起到较好的治疗甲亢的效果。由于中药复方的分子药理学机制复杂,其具体的作用机制在以后将深入研究。

2. 对甲状腺肿的改善 从表 13 中可以看出,治疗组缩小甲状腺肿的作用优于对照组。中医认为甲状腺肿是由于气滞痰凝所致,气、火均可产生病理产物痰。根据甲状腺肿产生病机,本方以疏肝、清热、散结为法则,选用行气、泻火、化痰散结之品,以截断生痰之源,使痰消结散。由于自身免疫功能失调引起甲状腺细胞增殖分化加强,甲状腺组织增生,导致甲状腺功能增强,因此治疗上应从调节自身免疫系统入手。现代药理研究柴胡、牡蛎、夏枯草均有调节免疫的作用。如前所述,中药可能从整体上调节免疫功能,从而缩小甲状腺肿。

（六）对临床症状的疗效

本研究表明,治疗组在改善焦虑、烦躁、心悸、烦热、口苦咽干、失眠多梦症状方面明显优于对照组($P < 0.05$)。这正说明了我们对甲亢病因病机认识的正确性,组方用药的科学性、合理性。如前所述,现代医学认为甲状腺功能亢进症系典型的心身疾病,其症状表现与焦虑情绪明显相关。本方从病变之因着手,运用疏肝法以调理气机。方中柴胡、香附、郁金均入肝经,有疏肝理气、行气解郁之效。气机调畅,则气血和调,精神舒畅。如《素问》所言:"阴平阳秘,精神乃治。"西药虽能较快地使甲状腺激素水平恢复,但临床症状改善不甚理想。因此,我们推测中药对症状的改善不仅是通过改变甲状腺激素水平来实现的,还可能与降低交感神经兴奋性,减少儿茶酚胺的释放;减弱靶器官组织对甲状腺激素的反应;或是调节 α 或 β 受体的最大结合容量,减弱外周组织对肾上腺素的生物效应有关。

（七）结语

在临床实践中,导师发现甲亢患者发病前多经受过精神刺激,且患者病情的好转、复发均与情志变化有关,故脏腑辨证以肝为主。认为本病因忧思恼怒,致肝气郁结,气滞痰凝,郁而化火而发病。本病之初起多实,以心肝火旺、痰气郁结为主。根据病机,确立疏肝清热的治法。临床对治疗组 30 例甲亢患者进行 8 周的观察,研究显示疏肝清热法能有效改善患者的临床症状及体征,其临床治疗的总有效率为 90%,明显优于对照组($P < 0.05$)。同时,本方治疗能明显改善患者的焦虑症状,提高患者治病的信心,增加用药依从性。本研究仅是观察疏肝清热法治疗甲状腺功能亢进症的临床疗效,还有待于进一步研究疏肝法对神经－内分泌－免疫系统的作用途径,从而为中医临床防治心理应激损伤或心因性疾患提供依据。

参考文献

[1]郑筱萸.中药新药临床研究指导原则[M].北京:中国医药科技出版社,2002:226－230.

[2]杨德森.行为医学[M].长沙:湖南师范大学出版社,1990:285－287.

[3]中国心理卫生协会.心理卫生评定量表手册[M].中国心理卫生杂志,1993,增刊:202－205.

[4]朱玲锦,管昌田.甲状腺功能亢进症[M].北京:中医古籍出版社,2003:40.

[5]吴文源.焦虑自评量表SAS[J].上海精神医学,1990,新2卷增刊:44.

[6]陈灏珠.实用内科学[M].第11版.北京:人民卫生出版社,2001:1016.

[7]Corralel JJ,Orfao A,Lopez A, et al. Analysis of IL－2 and IL－6 bigding to peripheralblood lymphocytes in Graves' disease:relationship with disease activity[J]. Cytometry,1997, 30:118.

[8]De－la－vega JR,Vilaplana JC,Biro A,et al. IL－10 expression in thyroid glands:prorectiveor harmful role against thyroid autoimmunity?[J]. Clin Exp Immunol,1998,113:126.

[9]Winsa B, Adami HO, Bergstrom R, et al. Stressful life events and Graves'disease[J]. Lancet,1991,338(8781):1475－1479.

[10]杨海晨,刘铁榜,臧德馨.甲亢患者病前应激性生活事件研究[J]. 中国心理卫生杂志, 2000,14(3):201－202.

[11]Harris T,Creed F,Brugha TS. Stress life events and Grave's disease[J]. British Journal of psychiatry,1992,161:535－541.

[12]Kung AW. Life events,daily stresses and coping in patients with Grave's disease[J]. Clin Endocrinil Oxf,1995,42(3):303－308.

[13]杨红.甲状腺功能亢进症伴发精神障碍的诊断和治疗[J].山西医科大学学报,2003,34 (6):585－587.

[14]邹建华,赵冬梅,宋康萍,等.毒性弥漫性甲状腺肿患者的心理状况及其婚姻质量的调查[J]. 中国行为医学科学,2006,15(4):345.

[15]余展飞.心身医学与心身疾病[M].北京:华夏出版社,1990:227.

[16]Farid M,Roch－Levecp AC,Levil,et al. Psychological disturbance in graves[J]. ophthalmopathy Arch Ophthalmol,2005,123(4):491－496.

[17]Davis SL. Environmental modulation of the immune system via the endocrinesystem[J]. Domest Anim Endocrinol,1998,15(5):283－289.

[18]Marshall GD Jr,Agarwal SK. Stress,immune regulation,and immunity:applicationsfor asthma [J]. Allergy Asthma Proc,2000,21(4):241－246.

[19]Harsch I,Paschke R,Usadel KH. Acta－Med－Aystruaca,1992,19(1):62－65.

[20]吴建红,田建国,臧德馨,等.心理因素的应激对Graves病患者免疫系统的影响[J].中国民政医学杂志,2001,13(2):86－88.

[21]许贤豪.神经免疫学[M].北京:北京医科大学、协和医科大学联合出版社,1992.

[22]孙理军,陈震霖.情志致病的免疫学研究[J].陕西中医学院学报,2001,24(3):8－9.

[23]林文娟,王玮雯,邵枫.慢性情绪应激对大鼠行为、神经内分泌和免疫反应的影响:一个新的情绪应激模型[J].科学通报,2003,48(9):926.

[24]贺新怀,席孝贤.论七情致病的免疫学机理[J].陕西中医,1998,19(10):453-454.

[25]陆平成.免疫学在中医药科研中的应用与展望[J].南京中医药大学学报,1996,12(5):3-4.

[26]熊享涛,陈健,潘宏志,等.甲亢病人社会心理因素分析[J].医学与社会,2000,13(3):36-38.

[27]施剑飞,张楚,颜哲仁,等.毒性弥漫性甲状腺肿心理干预的临床疗效观察[J].中国行为医学科学,2000,9(6):416-417.

[28]李丽,刘虹,张正彦.路优泰在甲亢病人中的临床应用[J].中国冶金工业医学杂志,2004,21(6):507-508.

[29]陈韶,陈锋,张文仁,等.四种北柴胡提取物在小鼠体内外的免疫效应[J].温州医学院学报,1997,27(2):65-68.

[30]马春玲,张西强,王法权,等.南柴胡对小鼠免疫功能影响的实验研究[J].临沂医专学报,1997,21(1):11-13.

[31]陈伟平,姜训,袁琛潇.牡蛎水溶性抽提物对小鼠脾脏T淋巴细胞转化功能和NK细胞活性的影响[J].现代应用药学,1994,11(3):6-7.

[32]张民庆,张名伟,唐德才.现代临床中药学[M].上海:上海中医药大学出版社,2002.

[33]冉先德.中华药典(上册)[M].哈尔滨:哈尔滨出版社,1993:87.

[34]郝洪谦,孙兵,郑开俊,等.郁金二酮对家猫睡眠节律电活动的调制作用[J].中草药,1994,25(8):423.

[35]那莎,郭国田.栀子及其有效成分药理研究进展[J].中国中医药信息杂志,2005,12(1):90-92.

[36]高学敏.中药学[M].北京:中国中医药出版社,2002:170.

[37]高学敏.中药学[M].北京:中国中医药出版社,2002:102.

[38]张广钦.丹皮酚对抗大鼠心肌缺血再贯注心律失常的作用[J].中国药科大学学报,1997,28(4):225.

[39]张德权.栀子黄色素对四氯化碳肝损伤小鼠的影响[J].营养学报,2002,24(3):269-273.

[40]李艳.从心理应激探讨"肝主疏泄"的中枢神经生物学机制[D].广州中医药大学1999级博士.

第十一章　益气养阴法治疗甲状腺功能亢进症的临床研究

一、研究对象

(一)诊断标准

1.甲状腺功能亢进症的诊断标准(参照《中药新药临床研究指导原则》)[1]

(1)主要临床表现　①神经系统:焦虑,紧张,易激动,注意力不集中,神疲乏力,失眠,怕热,多汗,皮肤温湿,细震颤(舌伸出、手臂平伸时可见)。②心血管系统:心动过速,第一心音亢进,脉压差增大,可见心律失常(早搏、房颤等)。③消化系统:食欲亢进、体重下降、大便次数增多、消化不良。④甲状腺:大多数患者甲状腺呈均匀肿大,质软、光滑,有韧性感,无结节,不痛,无压痛,局部触诊可感觉细震颤,听诊可闻及血管杂音。⑤其他:部分患者伴突眼,少数患者伴胫前黏液性水肿。

(2)理化检查　①激素测定:血清 FT_3、FT_4 升高超过正常水平,TSH 值降低或正常。②甲状腺摄[131]I 功能测定:摄碘率增高,3 小时 >25%;或者 24 小时 >45%;峰值前移。③甲状腺 B 超检查:支持甲状腺弥漫性增生,无明显结节。④抗体测定:有条件者可作 TSAb 检测。

2.甲亢气阴两虚证辨证标准　(参照《中药新药临床研究指导原则》)[1]

主证:烦躁易怒、身疲乏力、消瘦、烦热、多汗、心悸、手颤、大便溏泄。

次证:目突,颈前肿大,失眠多梦,多食易饥。

舌脉:舌红,苔黄,脉细数无力。

具备主证 3 项(包括 3 项)以上(必须包括气虚症状之一),并具备次证 2 项或舌脉者即可诊断。

(二)病例选择

1.病例纳入标准　①符合甲亢西医诊断标准;②符合中医气阴两虚证的辨证标准;③年龄在 18～65 岁之间,有独立行为能力者。

2.病例排除标准(包括不适应证或剔除标准)　①非气阴两虚证甲亢和非Graves 病所致甲亢者,如碘甲亢、甲状腺炎并甲亢、药源性甲亢、结节性甲状腺肿并甲亢、甲亢放射性同位素治疗或手术治疗后复发病例及其他类型(原因)的甲亢患者等。②甲状腺显著肿大压迫邻近器官者;抗甲状腺药物治疗无效者。③年龄在 18 岁以下或 65 岁以上,妊娠或哺乳妇女,过敏体质者及对多种药物过敏者。④合并心、脑血管、肾等严重原发性及继发性疾病,精神病患者及甲亢危象倾向者。

二、研究方法

(一)病例来源

本研究纳入病例来源于山东中医药大学附属医院门诊及第二附属医院门诊。采集时间自 2007 年 8 月至 2008 年 1 月。

(二)病例分组

符合课题"病例纳入和排除标准"的甲状腺功能亢进症患者 60 例,随机分为中西医结合组(治疗组)与西药对照组(对照组),每组各 30 例。

(三)治疗措施

对照组:甲巯咪唑 10 mg,每日 3 次,饭后半小时服用,甲状腺激素水平恢复正常后逐渐减量。

治疗组:同时服用中药与甲巯咪唑,剂量和服药方法同对照组。中药组方:生地黄 30 g、枸杞子 15 g、黄芪 30 g、麦冬 10 g、元参 15 g、黄连 6 g、夏枯草 30 g、黄柏 6 g、白芍 15 g、生龙牡各 30 g、浙贝母 10 g、丹参 10 g、生甘草 9 g。每日一剂,水煎 2 次,浓缩至 300 毫升,分早晚两次,饭后半小时服用。

两组均连续观察 8 周。

(四)临床观察指标

1.安全性观察　①一般体格检查。②尿常规、大便常规、肾功能治疗前后各检查 1 次。③血常规 2 周检查 1 次,肝功能每 4 周检查 1 次。④全身反应(随时记录)。

2.疗效性观察　①临床相关症状,每 2 周记录 1 次(中医症状体征评分表见附录表 1)。②体征:心率、体重、甲状腺肿,每 2 周记录 1 次。③相关理化检查:FT_3、FT_4、TSH,每 4 周检查 1 次。④焦虑症状的评定(附录表 3):采用焦虑自评量表(SAS)[2]进行评定。

SAS 采用 4 级评分,主要评定症状的频度。其标准为:"1"没有或很少时间;"2"小部分时间;"3"相当多时间;"4"绝大部分或全部时间。20 项目中绝大多数按上述顺序评为 1、2、3、4 分;而(5)(9)(13)(17)(19)5 个项目为反向评分,即按上述顺序依次评为 4、3、2、1 分。结果分析:将 20 个项目中的各项分值相加,得到粗分,通过公式作转换:$Y = Int(1.25X)$,即粗分乘以 1.25,取整数部分,就得到标准分(Index Score)。标准分≥50 分为具有明显焦虑症状。

(五)疗效判定标准

参照《中药新药临床研究指导原则》制定的标准。

1.甲状腺功能亢进症疗效判定　临床控制:症状消失,体重恢复发病前状态,脉率正常,甲状腺区震颤及血管杂音消失,甲状腺肿和(或)突眼征减轻,FT_3、FT_4 恢复正常;显效:主要症状消失,体重恢复发病前状态,脉率正常,甲状腺区震颤及血管杂音消失,甲状腺肿和(或)突眼征减轻,FT_3、FT_4 基本正常;有效:症状好转,体重增加,脉率减慢,甲状腺区震颤及血管杂音消失,FT_3、FT_4 有所改善;无效:症状、体征、相关理化检查均无改善。

2.中医证候疗效判定标准　临床痊愈:中医临床症状、体征消失或基本消失,证候积分减少≥90%;显效:中医临床症状、体征明显改善,证候积分减少≥70%;有效:中医临床症状、体征均有好转,证候积分减少≥30%;无效:中医临床症状、体征无明显改善,甚或加重,证候积分减少不足 30%。注:计算公式为[(治疗前积分—治疗后积分)÷治疗前积分]×100%。

3.临床单项症状体征疗效评定标准　显效:治疗后症状消失,或计分下降≥2 个等级;有效:治疗后症状计分下降 1 个等级而未消失;无效:治疗后症状无变化或加重。

4.甲状腺肿评分标准[3]　分三度。Ⅰ度,不能看出肿大但能触及者;Ⅱ度,能看到肿大又能触及,但在胸锁乳突肌以内者;Ⅲ度,超过胸锁乳突肌外侧缘。

(六)统计方法

计量资料采用 t 检验,记数资料采用 χ^2 检验,等级资料用 Ridit 分析。所有计量资料均用均值±标准差表示。

三、一般资料分析

(一)年龄分布

表1   两组病例年龄比较(例)

组别	例数	<20	20 ~	30 ~	40 ~	50 ~	平均年龄
治疗组	30	3	10	12	5	0	31.23 ± 8.67
对照组	30	2	9	10	8	1	33.93 ± 9.12

两组年龄分布经 ridit 分析 $P > 0.05$,平均年龄采用 t 检验 $P > 0.05$

表1所示,发病年龄集中在 $20 \sim 50$ 岁之间,占总病例的90%。两组之间年龄分布比较无显著差异($P > 0.05$),具有可比性。

(二)性别分布

表2   两组病例性别比较(例%)

组别	例数	男	女
治疗组	305	(16.7%)	25(83.3%)
对照组	307	(23.3%)	23(76.7%)

两组病例性别分布经 χ^2 检验 $P > 0.05$

表2所示,两组之间性别分布无显著差异,具有可比性。男性与女性发病比例为1:4。

(三)病程分布

表3   两组病程分布比较(月)

组别	例数	<6	6 ~ 12	最短病程	最长病程	平均病程
治疗组	30	21	9	1	11	5.00 ± 2.78
对照组	30	18	12	0.5	12	5.22 ± 3.01

两组病例病程分布经 χ^2 检验 $P > 0.05$;平均病程经 t 检验 $P > 0.05$

表3所示,两组之间病程分布及平均病程比较皆无显著性差异,具有可比性。

(四)焦虑症状

表4   两组治疗前焦虑症状评分比较(标准分)

组别	例数	≥50	37 ~ 49	<37	最低分	最高分	平均分
治疗组	30	16(53.3%)	13(43.4%)	1(3.3%)	35	69	50.57 ± 8.64
对照组	30	18(60%)	11(36.7%)	1(3.3%)	31	69	51.93 ± 9.78
总计	60	34(56.7%)	24(40%)	2(3.3%)	—	—	51.25 ± 9.02

两组病例治疗前焦虑症状分值分布比较,经 χ^2 检验 $P > 0.05$。平均分经 t 检验 $P > 0.05$

表4所示,两组病例治疗前焦虑症状分值分布及 SAS 评分比较无显著性差异。60 例甲亢患者焦虑情绪得分(标准分)为 51.25±9.02,与全国常模[4]相比(37.23±12.59),有非常显著性差异($P<0.01$)。表明甲亢患者在总体上较正常人焦虑。其中≥50 分者 34 例,占 56.7%,表明甲亢患者有超过一半的病例有明显焦虑症状。

四、研究结果

（一）单项症状体征疗效比较

表5　　　　　　　　　　　　两组单项症状体征疗效比较

症状体征	治疗组			对照组		
	治疗前	治疗后	P 值	治疗前	治疗后	P 值
烦热	3.53±1.20	1.33±1.42	0.002	3.33±1.84	2.13±1.57	0.009
多汗	2.40±1.99	0.73±1.11	0.000	2.67±2.19	1.60±1.70	0.039
心悸	3.33±2.37	1.00±1.26	0.004	3.20±2.33	2.00±1.74	0.027
多食易饥	1.87±1.81	0.40±0.97	0.001	2.13±1.74	1.00±1.26	0.006
消瘦	2.13±1.74	0.73±0.98	0.000	3.00±1.95	1.40±1.50	0.004
失眠多梦	2.67±1.84	0.80±1.13	0.000	2.93±1.87	1.47±1.38	0.001
神疲乏力	3.00±1.72	0.86±1.25	0.003	3.13±2.08	1.73±1.87	0.008
大便溏泄	3.20±2.01	1.27±1.34	0.000	3.20±1.71	2.07±1.53	0.009
手颤	3.40±1.50	1.07±1.26	0.000	3.27±1.44	1.80±1.32	0.000
目突	3.46±2.03	1.20±1.45	0.002	3.40±1.90	2.00±1.93	0.002

表5所示,两组症状体征治疗前比较均无显著性差异,具有可比性。两组症状体征治疗前后比较均有非常显著性差异($P<0.01$),治疗后组间比较均具有显著性差异($P<0.05$),说明治疗组在改善症状体征方面明显优于对照组。

（二）两组治疗前后舌、脉象变化比较

表6　　　　　　　　　　　　两组舌、脉象变化比较

症状体征	治疗组(30 例)				对照组(30 例)			
	n	显效	无效	有效率	n	显效	无效	有效率
舌红	28	23	5	82.1%	27	13	14	48.1%
苔黄	25	22	3	88%	26	12	15	45.8%
脉弦细数而无力	30	22	8	73.3%	29	12	17	42.5%

经 χ^2 检验 $P<0.05$

表 6 所示,对于舌、脉的改善治疗组疗效优于对照组。

（三）两组治疗前后症状体征积分比较

表 7   **两组症状体征积分比较($\bar{x} \pm s$)**

组别	治疗前	治疗后
治疗组	37.47 ± 11.55	11.53 ± 8.11
对照组	38.93 ± 7.06	22.13 ± 9.19

经 t 检验,两组治疗前后相比 $P < 0.01$,治疗前两组间相比 $P > 0.05$,治疗后两组间相比 $P < 0.01$

如表 7 所示,治疗前两组症状体征积分比较无显著差异($P > 0.05$),具有可比性。组内治疗前后比较均有非常显著差异($P < 0.01$);治疗后组间比较有非常显著差异($P < 0.01$),说明治疗组对症状体征的疗效优于对照组。

（四）两组治疗前后 SAS 评分（标准分）的变化

表 8   **两组 SAS 评分（标准分）情况比较($\bar{x} \pm s$)**

组 别	例数	治疗前	治疗后
治疗组	30	50.57 ± 8.46	20.47 ± 9.46
对照组	30	51.93 ± 9.48	31.00 ± 11.12

经 t 检验,两组治疗前后相比 $P < 0.05$,两组间治疗后相比 $P < 0.01$

表 8 所示,两组治疗后 SAS 评定标准分较治疗前皆明显减少,存在非常显著性差异($P < 0.01$);组间比较,有非常显著性差异($P < 0.01$),说明治疗组对焦虑的疗效明显优于对照组。

（五）两组治疗前后对心率、体重的影响

表 9   **两组治疗前后心率、体重变化比较($\bar{x} \pm s$)**

项目	治疗组(30 例)		对照组(30 例)	
	治疗前	治疗后	治疗前	治疗后
心率(次/分)	100.63 ± 5.40	83.83 ± 8.14	100.13 ± 6.87	90.93 ± 8.16
体重(kg)	54.90 ± 5.21	62.50 ± 5.21	53.27 ± 4.66	59.17 ± 5.41

经 t 检验,治疗前两组心率、体重相比 $P > 0.05$,心率、体重两组治疗前后分别相比 $P < 0.01$,心率、体重治疗后组间比较 $P < 0.05$

表 9 所示,两组心率、体重治疗前比较无显著性差异($P > 0.05$),具有可比性。两组治疗前后相比有非常显著性差异($P < 0.01$)。治疗后组间比较有显著性差异($P < 0.05$),说明治疗组对心率、体重的疗效优于对照组。

（六）两组治疗前后对甲状腺肿大的影响

表 10 　　　　　　　　两组治疗前后甲状腺肿大的变化比较（例）

甲状腺肿大	治疗组（30 例）		对照组（30 例）	
	治疗前	治疗后	治疗前	治疗后
正常	5	15	4	9
Ⅰ度	10	9	9	10
Ⅱ度	11	6	14	10
Ⅲ度	4	0	3	1

经 Ridit 分析，治疗前两组甲状腺肿相比 $P > 0.05$，治疗后相比 $P < 0.05$

表 10 所示，两组治疗前甲状腺肿情况经 Ridit 分析无显著性差异（$P > 0.05$），具有可比性。两组治疗后甲状腺肿大程度均有改善，治疗组效果优于对照组，有显著性差异（$P < 0.05$）。

（七）两组治疗前后甲状腺功能比较

表 11 　　　　　　　　两组治疗前后甲状腺功能比较（$\bar{x} \pm s$）

项目	治疗组（30 例）		对照组（30 例）	
	治疗前	治疗后	治疗前	治疗后
FT_3（nmol/L）	14.55 ± 4.71	7.61 ± 2.67	16.87 ± 4.48	10.06 ± 3.86
FT_4（nmol/L）	46.79 ± 10.60	25.05 ± 7.25	48.38 ± 8.87	30.18 ± 8.76
TSH（μIU/mL）	0.10 ± 0.67	0.50 ± 0.66	0.11 ± 0.59	0.23 ± 0.26

经 t 检验，甲状腺功能与治疗前比较 $P < 0.01$，治疗前组间比较 $P > 0.05$，治疗后组间比较 $P < 0.05$

表 11 所示，两组治疗后 FT_3、FT_4 较治疗前明显减低（$P < 0.01$）；TSH 较治疗前明显升高（治疗组 $P < 0.01$；对照组 $P < 0.05$）。治疗后组间比较有显著性差异（$P < 0.05$），说明治疗组对甲状腺功能的改善优于对照组。

（八）两组临床综合疗效比较

表 12 　　　　　　　　两组临床综合疗效比较

组别	例数	显效（例）	有效（例）	无效（例）	总有效率
治疗组	30	10	16	4	86.7%
对照组	30	4	16	10	66.7%

两组综合疗效经 Ridit 分析 $P < 0.05$

表 12 所示，两组综合疗效比较有显著性差异（$P < 0.05$，），说明治疗组综

合疗效优于对照组。

（九）两组治疗后安全性观察

在治疗期间,治疗组出现白细胞减少者2例,肝功能异常者2例,对照组出现白细胞减少者5例,肝功能异常者4例。给予对症处理,白细胞减少者给予利血生10 mg,一日3次;肝功能异常者给予肌苷0.2 g,一日3次。在其后的治疗观察中所有的患者白细胞数及肝功能均恢复正常。

五、讨论

（一）现代医学对甲状腺功能亢进症的研究

1.甲亢的发病机制 现代医学证实Graves病属于自身免疫性疾病,但目前其发病机制尚未完全阐明。一般认为,本病以遗传易感为背景,在感染、精神创伤等因素作用下,诱发体内的免疫功能紊乱,导致免疫耐受、识别和调节功能减退,抑制性T淋巴细胞(Ts细胞)功能缺陷,对辅助性T淋巴细胞(Th细胞)的抑制减弱,特异B淋巴细胞在特异Th细胞辅助下,产生自身抗体。甲亢患者血清中存在TSH受体抗体(TRAb)、抗甲状腺过氧化物酶抗体(TPOAb)及抗甲状腺球蛋白抗体(TGAb)。TRAb分两类,即甲状腺兴奋性抗体(TSAb)及甲状腺阻断抗体(TBAb)。Graves病的发病与TSAb的关系十分密切。TSAb与TSH受体结合后,主要通过腺苷酸环化酶-cAMP和(或)磷脂酰肌醇-Ca^{2+}两个级联反应产生与TSH一样的生物学效应,T_3、T_4合成和分泌增加导致甲亢[5]。

近年来细胞因子在自身免疫性甲状腺疾病(AITD)发病中的作用正受到越来越多国内外专家的重视。细胞因子不仅可以直接影响机体免疫细胞的活性,而且还可以通过影响甲状腺细胞免疫相关分子的表达调节AITD的病理过程。Corrales等[6]发现Graves病患者外周血中与白介素-2(IL-2)结合的B淋巴细胞数量明显增加,与IL-2和白介素-6(IL-6)结合的T淋巴细胞数量与血清甲状腺激素水平和甲状腺自身抗体TRAb显著相关。从而认为IL-2、IL-6参与GD的免疫病理过程。De-La-Vega等[7]发现,在活动的自身免疫性甲状腺疾病中,IL-10 mRNA的水平明显增高,提示在AITD中,除了产生Th1类细胞因子,同时也存在Th2类细胞因子。推测在该病中,白介素-10(IL-10)可能直接刺激B淋巴细胞的增殖和抗体的产生。

2.其他因素对甲亢发病的影响 Graves病的发生与遗传因素密切相关的

观点已得到了共识,同卵双生子患本病的一致性达30%~60%,异卵双生子为3%~9%。由于遗传易感性与环境因素相互作用,此病为外显性较大的一种多因素疾病。

环境因素与发病有关,不论过去有否缺碘历史,碘摄入过量均可使甲状腺组织淋巴细胞浸润,甚至形成淋巴滤泡,导致甲状腺自身产生并诱发甲状腺功能亢进,高碘地区Graves病的发生以及缺碘后Graves病患病者增多皆与此因素密切相关。与感染有关,耶尔森细菌(Yersinia)肠道感染患者常有甲状腺抗原,而Graves病患者可有抗耶尔森抗体;而且TSHRAb可阻断放射标记的TSH与耶尔森菌菌体蛋白结合。说明两者有一定关系,但患耶尔森菌感染且TSH-RAb阳性者未必发生Graves病,也未见到某种感染后本病流行,因而两者之间的具体关系目前尚不清楚。

许多研究表明,强烈或长期的心理应激可导致细胞免疫和体液免疫功能的变化[8]。研究发现,甲亢患者抑郁、焦虑情绪与淋巴细胞Th/Ts比值的异常有一定联系[9]。吴建红等[10]采用定式问卷形式及有关评定量表对患者的精神状态评分,并测定IgG、IgA、IgM及C3、C4、IL-2、IL-6,结果发现患者的抑郁分与IgG、IgA、IL-6呈明显正相关,与IL-2呈显著负相关。

随着神经-内分泌-免疫学的发展,越来越多的证据表明神经、内分泌、免疫这三个系统之间通过神经介质、激素和免疫活性物质等建立完整的联络系统[11]。心理应激对免疫功能影响的机制主要是通过神经内分泌系统的作用而实现的[12]。应激能够激活下丘脑-垂体-肾上腺轴(HPAA)和交感神经系统(SNS),导致肾上腺皮质释放糖皮质激素以及交感神经末梢和肾上腺髓质释放儿茶酚胺增加。研究证明,糖皮质激素和儿茶酚胺可以影响机体的免疫功能,其中糖皮质激素被看作免疫抑制的重要调节递质[13]。此外,生长激素、促肾上腺皮质激素、脑啡肽、α-内啡肽、强啡肽、亮氨酸脑啡肽、血管紧张素Ⅱ、精氨酸加压素、5-羟色胺等神经介质和内分泌激素均能影响机体免疫功能[14]。这些神经递质和激素,与免疫细胞表面上的相应受体结合,发挥免疫调控作用。免疫系统又可产生多种免疫活性物质,反馈影响和调节神经内分泌系统的功能,最终使其发生与体内外相适应的变化[15]。熊享涛等[16]分析甲亢的发病模式可能是负性生活事件产生过强的负性情绪、心理,引起下丘脑-情感整合中枢功能紊乱,释放多种神经介质及激素,同时影响肾上腺分泌,对神经、内分泌、免疫系统产生不良影响,破坏免疫自身识别机制,引起自身免疫反应,在遗传基础上引起甲亢的发生。

(二)甲状腺功能亢进症的中医病因病机探讨

中医学将甲亢归于"瘿病"、"中消"的范畴。瘿病一名,首见于隋代巢元方的《诸病源候论·瘿候》。

1. 对病因的认识　中医学认为该病的发病与体质因素、饮食、环境及情志所伤等密切相关。

(1)素体阴虚是发病的基础　《灵枢·寿夭刚柔》云:"人之生也,有刚有柔,有弱有强,有短有长,有阴有阳。"《伤寒总病论》云:"凡人宗气各有盛衰,素疾各有寒热……素有热者,多变阳胜阴虚之疾。"可见,体质因素在中医病因病机理论中占有重要的地位,体质的阴阳偏颇决定机体疾病状态时阴阳失衡的发展方向。甲亢发病之所以以青中年女性多见,是因为其经孕产乳,数失于血,阴血常常亏虚,从而造成阳气偏亢。由于所处环境如比较压抑等情况时,从而导致"女子郁怒倍于男子"(《妇人大全良方》)。一旦气机郁结,再加上禀赋阴虚,阳气偏亢,则较常人更容易化火。

(2)饮食、环境是发病的常见诱因　饮食失调或者所居环境水土失宜,则影响脾胃的功能,使脾失健运,水湿失于运化,聚而生痰。《杂病源流犀烛·颈项病源流》曰:"西北方依山聚涧之民,食溪谷之水,受冷毒之气,其间妇女,往往生结囊如瘿。"经云:"过食咸则伤肾",沿海地区常食含碘较高的食品,因此甲亢发病率往往较内地高。可见,饮食及环境因素是瘿病发病的常见诱因。

(3)情志因素是发病的重要诱因　历代医家都认识到了情志因素在该病发病中有着重要性。巢元方《诸病源候论·瘿候》所载:"瘿者由忧恚气结所生。"宋代陈无择《三因极一病证方论·瘿瘤证治》谓:"此乃因喜怒忧思有所郁而成也"、"随忧愁消长"。《济生方·瘿瘤治》曰:"夫瘿瘤者,多由喜怒不节,忧思过度,而成斯疾焉。大抵人之气血,循环一身,常欲无滞留之患,调摄失宜,气凝血滞,为瘿为瘤。"津液的正常循行及输布均有赖于气的统帅,长期的情志失调,则肝气失于疏泄条达,气机郁滞,一则直接化火伤阴,灼伤津血,生成痰瘀,二则直接犯脾,使脾之运化失司,水湿停积,聚而生痰;三则因气机不畅使气血津液运行输布失常,津聚为痰,血凝为瘀。痰既成,随气而行,无处不到,结于颈前,以致气痰瘀三者合而为患,形成瘿肿。

2.对瘿病病机的认识　由于肝脏体阴而用阳，甲亢患者常常禀赋阴虚，致使肝脏用阳的一面——疏泄功能亦受到损害，必然造成气机运行不利，再加上情志刺激，进而造成肝气郁结。肝郁则乘脾，致使脾失健运，气血生化无源；或因为气机郁滞，日久化火，直接伤及气阴，因此可以见到神疲乏力，大便次数增多，溏泻，消化不良等症状。气虚无力推动津血运行，凝而形成痰瘀；或因为阴虚火旺，灼津为痰，灼血为瘀。痰瘀随气机升降，结于颈前则见颈部肿大，结于眼后则见眼突。

肝心为母与子的关系，肝经阴虚火旺，常母病累子，致使心火炽盛，形成心肝阴虚火旺之证。肝阴不足，肝阳亢盛则表现为烦躁、易激怒；气阴两虚，热扰神明则心悸、失眠多梦；阴虚内热，迫使津液外出，再加上气虚不能固表，则见汗出；肝阴不足，肝阳犯胃，则见多食消瘦。

肝阴不足，肝阳亢盛，筋脉失于濡养，致使肝风内动而出现肢体震颤的症状，气机郁滞，津液之输布失常，凝而化为痰浊；或气郁日久而化火，生热伤阴，炼液为痰；或肝旺乘脾，脾失健运，聚湿成痰，痰气交阻，随肝气上逆搏结颈前而成瘿肿。肝开窍于目，肝经挟痰火上攻于目则成突眼。肝藏血，肾藏精，精血同源，肝阴不足，肝阳上亢，可以下吸肾阴，致使肾阴不足；正是由于肝肾精血不足，冲脉不得充养，女子出现月经减少或闭经；精血不得濡养宗筋，男子可见阳痿。气阴两虚则见舌红苔黄少津、脉细数无力。

综上所述，本病的特点为本虚标实，气阴两虚为本，痰瘀阻络为标。因为"阳虚易复，阴损难医"，因此甲亢患者在治疗时往往较它病疗程长。

（三）治法分析

根据"壮水之主，以制阳光"、"虚则补之"、"实则泻之"的原则，确立治则为益气养阴、兼以化痰散结。

1.治病求因，益气养阴　瘿病患者往往因为禀赋偏于阴虚，导致肝脏疏泄功能受损；再加上长期抑郁或忿怒，致使肝气郁结，由于肝旺乘脾，脾失健运，进而造成气血生化无源；或郁久化火，更伤气阴。气阴两虚则生痰瘀，进而导致眼突、颈肿及其他症状，从而诱发本病。因此制定了益气养阴以治其本的原则，养阴则肝肾阴血得充，肝经气机自然畅达，脾气自复。通过健脾补气，使脾胃得以正常运化，则气血津液生化有源，有利于阴虚的平复。

2.标本兼顾，软坚散结　痰瘀是本病的病理产物，其于阴液耗伤互为因果，阴虚则经脉枯涩,痰火愈结愈炽,反而耗伤气阴,从而形成恶性循环。因此,治疗上在照顾到本病的病因之外,需要佐以软坚散结之品。

（四）方药分析

方药组成:生地黄 30 g,枸杞子 15 g,麦冬 10 g,黄连 6 g,元参 15 g,黄芪 30 g,夏枯草 30 g,黄柏 6 g,白芍 15 g,生龙牡各 30 g,浙贝母 10 g,丹参 10 g,生甘草 9 g。

1.中药功效溯源　对各味药物功效分析如下。

生地黄:味甘、苦,性寒,归心、肝、肺经。早在《本经》中就载有"逐血痹,填骨髓,长肌肉"的记载。《珍珠囊》谓其"凉血,生血,补肾水真阴"。《本草备要》载有"治血虚发热……痿痹惊悸"的功效。甲亢患者往往真阴亏损,阴虚火旺。因为火能消物,在阴虚火旺的情况下,正常的津液及血液往往因被虚火煎熬而形成痰瘀,或化成汗液而排出体外。血汗同源。正常机体不得滋养,所以可以见到形体消瘦、心慌心跳等症状。因此,主要取生地黄滋阴生津之功,阴复则火消。而要想去除痰瘀,必须在阴液得以充溢,虚火得消的情况下才能实现,因此生地黄在此又可以辅助化痰活血,故而有"逐血痹"的功效。另外,在大滋肝肾真阴这个方面,熟地黄较生地黄为佳。但又因为此病常伴随着脾气亏虚,不能运化及肝气郁结,而熟地黄滋腻之品,除了不利于脾胃的运化之外,还容易壅塞气机,不利于肝气的畅达及火热的外散,所以选用生地黄清滋平淡之品。

黄芪:味甘,性微温。具有益气、升阳、固表之功。《珍珠囊》载其有五大功用:"补诸虚不足,一也;益元气,二也;壮脾胃,三也;去肌热,四也……"《本草求真》谓其"生用则能固表,无汗能发,有汗能收"。在甲亢患者中,大都可以见到神疲乏力、大便溏泻、消化不良的表现,这主要是因为肝旺乘脾导致的。脾胃为气血阴液化生之源,如果脾胃亏虚,气血生化无源,则阴液益不得充养,相火益亢。另外,清代王旭高在其《肝病证治》中说:"肝风上逆,中虚纳少,宜滋阳明、泻厥阴。如人参、甘草、麦冬、白芍、甘菊、玉竹,即培土宁风法,亦即缓肝法也。"甲亢患者虽然大都没有纳少这个症状,但却又神疲乏力,大便次数增多的表现,这也是中虚的体现。所谓肝风上逆,即肝阳妄动如性情急躁易怒、耳鸣、手指震颤等。因此,黄芪在这里合诸养阴药可以培土宁风。黄芪在本方中主要是起到健脾益气的作用,脾气健旺,则阴液化生有源,即是阴阳互化,阳生阴长。另外,甲亢患者大都有多汗等表现,一方面是因为阴虚内热,另外也是因为气虚肌表不固所致,黄芪具有益气固表止汗之功,可以防治阴液的进一步丧失;在此可以培土宁风。

枸杞子:性甘,味平。《汤液本草》谓其"主渴而引饮,肾病消中"。《本草经集注》载其"补益精气,强肾阴道"。《本草备要》载其能够"润肺清肝,滋肾益气"。可见本品具有滋养肝肾阴液的功效。另外,本药滋而不腻,常服亦无腻胃之弊。本药主要是辅助生地黄滋养肝肾精血。

黄柏:味苦,性寒,入肾、膀胱、大肠经。《珍珠囊》总结黄柏有"补肾不足,壮骨髓……"的功效。《本草备要》载其"苦寒微辛,沉阴下降。泻膀胱相火,补肾水不足,坚阴润燥,除湿清热"。《内经》云:"肾欲坚,急食苦以泄之。"黄柏善于泻肾脏相火,特别是在阴虚的情况下,肝肾阴液不足,则相火更容易妄动,而相火妄动则更伤阴液,从而形成一个恶性循环。因此治疗上除了滋养肝肾之外,稍加黄柏清泻肾中相火,则肾阴得复,阴液得充,便具有补肾不足,壮骨髓等功效了。所以《医学发明》说道:"非真能补也……相火退而肾固,则无狂荡之患也。因此,黄柏合诸养阴药共用有甘苦合化阴液的功效。

白芍:味苦、酸、甘,性微寒,归肝、脾经。《本草备要》谓其"补血,泻肝,益脾,敛肝阴",《本草求真》载有"敛阴益营"、"土中泻木"等功效。甲亢主要是因为肝肾阴虚,肝阳旺盛引起的,因此白芍补血,养肝阴。阴虚则肝阳旺,肝旺则克脾,白芍能够于土中泻木,扶振脾气,一药而具有数功。另外,肝气的条达不但需要气机的条畅,还需要阴液的充足,因为气附于血。今阴液枯竭,血行不利,则气机亦随之不畅。因此,重用白芍等养阴补血之品,不但有利于阳气的平复,亦可以使气机得以畅达。《内经》云:"肝欲散,急食辛以散之;以辛补之,以酸泻之。"

牡蛎:味咸,性微寒,归肝、肾经。有平肝潜阳,软坚散结,收敛固涩之效。《名医别录》称:"主虚热去来不定,烦满心痛,气结。"《本草纲目》载其主"化痰软坚,清热除湿,止心脾气痛,痢下赤白浊,消疝瘕积块,瘿疾结核"。《医学衷中参西录》除了有"因惊则由于胆,怒则由于肝,牡蛎咸寒属水,以水滋木,则肝胆自得其养。且其性善收敛,则胆得其助而惊恐自除,其矿物质类药有镇安之力,则肝得其平而恚怒自息"的记载外,尚有"开关节间老痰"的功效记载,可见牡蛎善于软坚散结,治疗顽痰郁结而导致的各种病症。在此主要用牡蛎等介类善于平肝潜阳,潜镇相火,软坚散结的功效。

生龙骨：味甘、涩，性平，入心、肝、肾经。《本经》谓其除"癥瘕坚结，小儿热气惊痫"。《别录》载其"汗出，夜卧自惊，恚怒……止汗，缩小便……养精神，安魂魄，安五脏"。《药性论》"逐邪气，安心神"。甲亢最主要的病机便是阴精不足，虚火妄动，阴愈不足，相火越亢，相火越亢，阴血因为消耗而变得更为不足。因此，在滋阴养液的基础上加上潜降的介类药物，有利于相火的平复。生龙骨因为有"养精神，安魂魄"的作用，因此也常常用于安神；此外，因尚有除"癥瘕坚结"的作用，对于颈肿及眼突亦有一定的功效，因此，《医学衷中参西录》中载有重用龙骨、牡蛎消顽痰而治疗关节疼痛的案例。在此，主要取生龙骨的镇心安神、平肝潜阳及散结的功效。

夏枯草：味苦、辛、寒，入肝、胆经。《本经》载有"主寒热，瘰疬……散瘿结气"，《本草衍义补遗》谓其可以"补养血脉"；《本草备要》载其"辛苦微寒……。补肝血，缓肝火，解内热，散结气。治瘰疬湿痹，目珠夜痛"。甲亢出现的颈前肿大主要就是阴虚肝经火旺，煎熬津血，形成痰瘀，兼又情志不舒，脾气亏虚，不能运化，致使痰气郁结于颈前所致。而夏枯草味苦性寒，兼又味辛，除可以清泻肝火之外，又可以散肝经郁结，使郁火外散，则肝火得以消除，气机得以畅达。再者，根据上述，夏枯草尚有养肝血的作用。

黄连：味苦，性寒。入心、肝、胃、大肠经。《本经》载其"主热气目痛，眦伤泣出，明目……"《珍珠囊》谓其有六大功效，"泻心火"之功居其首。心在五行属火，心火退则五脏之火皆退。肝心为母子之脏，母病及子，故甲亢患者常见心烦失眠、心悸心慌、口苦舌红等心火亢盛，心阴不足，心神不宁之证。遵从"实则泻其子"之要义，选用黄连苦寒泻其心火，不但有利于心脏症状的消除，而且因为黄连兼入肝经，还有利于肝火的平复。与方中丹参、麦冬、生龙骨等清泻心火、镇心安神之品，以达到心肝之火同降的目的。又因为存在着脾气亏虚，阴虚火旺的因素，所以黄连小量用之，一是防治苦寒伤及脾气，另一方面更是防止苦能化燥，更伤阴液。

玄参：味甘、苦、咸，性微寒，归肺、胃、肾经。《本草正义》言："玄参，禀至阴之性，专主热病，味苦则泄降下行，故能治脏腑热结等到证。"《本经》又谓玄参能明目，诚以肝开窍于目，玄参能益水以滋肝木，故能明目。在此玄参主要起到滋阴增液的功效。而且玄参味咸，咸能软坚，因此《别录》载有"散颈下核，痈肿"的功效，《本草正义》谓"味又辛而微咸，故直走血分而通血瘀，亦能外行于经隧,而消散热结之痈肿。寒而不峻,润而不腻……"在此主要取其滋阴泻火散结之功。此外,因为本病多肝阴不足,肝阳妄动,势必灼伤心肺脾胃阴津,方中玄参、麦冬兼入肺经,可以清肺养阴,从而起到佐金平木的作用。

浙贝母:味苦、甘,性微寒,归肺、心经。《别录》:"止烦、热、渴、出汗,皆泄降除热也。""味苦而性寒,然含有辛散之气,故能除热,能泄降,又能散结……主郁气痰核等证,则辛散苦泄,开结散郁也"。《本草汇言》载有"开郁,下气,化痰之药也"。蒲辅周云:"浙贝,大苦寒,降痰开郁,清肝火。"近代名医程门雪在其《妇科学讲义》中谓:"瓜蒌润燥消结,贝母解郁化痰,行而不温,通而不燥。凡气结血结,均由不得隐曲,郁结而来,血结成燥,气结成痰,得此二味,以润燥开结,解郁化痰,气不行而血行,血不通而自通,有解郁结之功,而无助燥热之害",极力称赞浙贝母的解郁化痰之功。由此可见,浙贝母除了具有清热化痰而不伤阴的功效之外,还具有散肝火、解郁结的作用。一般瘿病常用的软坚散结药如海藻、昆布、黄药子等因为皆是苦寒之品,常常损伤胃气;再者,此类药物的含碘量较大,不利于证情的平复。近代名医陈瑞春在其《伤寒实践论》中根据临床体验认为浙贝母研末冲服较入煎散结效果较好。

丹参:味苦,性微寒,归心、肝经。有活血调经、凉血消痈、安神的功效。《本经》载有"主心腹邪气……破癥除瘕,止烦满"。《日华子本草》:"养神定志,通利关脉……止血崩带下,调妇人经脉不匀,血邪心烦,恶疮疥癣,瘿赘肿毒,丹毒。"甲亢患者常表现出颈部肿大、眼突,这主要是阴虚火旺,灼熬津血,聚而为痰瘀凝于颈部及眼部所成。因此在滋阴降火的基础上加入丹参,合贝母、玄参等痰瘀同消。况且又有"一味丹参饮,功同四物汤",可见本品化瘀而不伤阴。另外,丹参还有"养神定志"的功能,可以合生龙牡、黄连等起到安神的效果。

麦冬:味甘、微苦、性微寒。入心、肺、胃经。有养阴润肺、益胃生津、清心除烦的功效。《别录》谓其"疗虚劳客热,口干燥渴,……保神,定肺气,安五脏"。《本草拾遗》载有"去心热,止烦渴"的功效。甲亢患者常有消谷善饥、口渴饮冷等表现,这主要是因为肝阳犯胃,致使胃火亢盛所致。因此,甲亢在古代又常常归入消渴病中。中焦脾胃主四肢,且为气血生化之源。在本病中常见的四肢消瘦除了阴虚火旺的因素外,就是脾胃亏虚,气血津液生化无源,四肢肌肉不得濡养所致。麦冬可以益胃生津,合党参、黄芪有培补中焦的功效。另外,麦冬还可以养肺阴,从而起到佐金平木的作用。正如《本草备要》所述:"微寒能泻肺火,火退则金清,金旺则生水,阴得水养,则火降心宁而精益。"

生甘草:味甘性平,入心、肺、脾、胃经。有益气补中、缓急止痛、调和诸药等功效。《本草正》谓其:"得中和之性,有调补之功,故毒药得之解其毒,刚药得之和其性,表药得之助其外,下药得之缓其速。……随气药入气,随血药入血,无往不可,故称国老。"《内经》云:"肝苦急,急食甘以缓之",甲亢患者常有性情急躁易怒等肝旺表现,本药味甘,是缓肝急常用之药。另外,本品合党参、黄芪益气健脾;合白芍、五味子同用酸甘化阴;兼以调和诸药。

2.组方配伍特点　方中生地黄、黄芪为君药,枸杞子、白芍、麦冬、元参为臣药,黄柏、黄连、生龙牡、浙贝母、丹参为佐药,生甘草为使药。

方中生地黄滋阴生津,补肾水;黄芪健脾益气,不但可改善患者气虚症状,还可使气血津液生化有源,两者合用共奏益气养阴的功效,以治其本。枸杞子滋养肝肾;白芍敛阴养阴;玄参功用凉血滋阴,泻火解毒;麦冬补金生肾水,助金平木,又可宁心安神,以上诸药为臣药,共助君药滋阴益气之功,以治病之根本。阴虚则心肝之火自动,故加黄连、黄柏、夏枯草以泻心肝之火。其中夏枯草又有解郁之功,浙贝母清热化痰散结,而且化痰而不伤阴,兼有解郁之功。两者合用又可以使气机畅达,郁火外散。和生地黄、麦冬等养阴药共用,可以使火降,有利于阴液的恢复。生龙牡能软坚散结,可以促使突眼及颈肿消退,并且有镇定安神之功。火旺则灼阴血而成瘀,故佐以丹参活血化瘀。以上诸药,化痰活血,理气散郁,以治其标,共为佐药。生甘草味甘,一可缓苦寒之品防其伤胃,还可以助黄芪益气;二可调和诸药,为使药。全方配伍,共奏养阴益气、化痰活血解郁之效。气阴得复,瘿病所发诸症,皆可相应而愈。

3.现代药理分析

(1)调节免疫功能　黄芪的主要成分是黄芪多糖,对机体特异性免疫及体液免疫等有广泛的影响,包括激活巨噬细胞,促进 Th 转化、活化 Tc 细胞、提高 B 细胞等免疫细胞的数量和活性;诱生 INF、IL-2、TNF 等免疫因子;促进 RNA、DNA、蛋白质的含量等多方面的作用,从而提高机体免疫功能[17]。可促使甲功恢复,疗程缩短[18]。牡蛎水溶性抽提物可显著提高脾脏 T 淋巴细胞转化功能,并可增强 NK 细胞活性,调节机体细胞免疫功能[19]。动物实验表明夏枯草对早期炎症反应有显著抑制作用,其抗炎作用与肾上腺皮质中糖皮质激素合成、分泌物增加有关，并对特异性免疫功能也有相当强的影响，可上调血T淋巴细胞亚群值[20]。白芍总苷可不同程度的调节机体的免疫功能紊乱，包括对免疫应答多个环节的作用，如对T淋巴细胞、B淋巴细胞等免疫细胞的增殖及免疫活性物质的产生，呈功能或浓度或剂量依赖性的双向免疫调节[21]。麦冬多糖可以明显增加小鼠胸腺和脾脏重量，因此，麦冬多糖可能具有促使T淋巴细胞和B淋巴细胞增殖的作用[22]。

(2)镇静、催眠作用　现代药理实验研究发现，龙骨对小鼠的自主行为活动均有明显的抑制作用；均能明显增加阈下剂量戊巴比妥钠的小鼠入睡率，可明显缩短戊巴比妥钠小鼠的入睡时间，并能明显延长其睡眠时间；而且有明显抗惊厥作用[23]。玄参浸剂有镇静、抗惊作用[24]。小鼠皮下或腹腔注射玄参浸剂2.5～6 g/kg，能抑制小鼠自发活动，延长环己巴比妥钠睡眠时间。此外，尚有戊四氮抗惊厥的效应[25]。

(3)对心血管方面的作用　夏枯草所含总皂苷有抗心律失常作用[26]。玄参有明显的扩张冠状动脉作用。玄参乙醇提取物能明显增加离体兔冠脉流量；家兔腹腔注射，对垂体后叶素所致实验性心肌缺血有保护作用[27]。研究表明，麦冬注射液对在体内以及体外培养的乳鼠心肌细胞均有一定的改善心肌缺血、增强心肌收缩力的作用，能改善心肌收缩性，增强心肌收缩性[28]。丹参酮ⅡA磺酸钠还能增加冠状动脉血流量，扩张微血管，减慢心率及负性肌力作用，具有钙拮抗剂的共同特点[29]。

(五)研究结果讨论

1.对甲状腺功能的影响　本研究治疗组、对照组FT_3、FT_4较治疗前明显减低；TSH较治疗前明显升高。治疗组与对照组比较无明显差异。在同样服用甲巯咪唑的条件下能比西医对照组疗效为佳，说明益气养阴中药能够降低甲状腺激素水平。

2.对甲状腺肿的改善　从表11中可以看出，治疗组缩小甲状腺肿的作用优于对照组。由于自身免疫功能失调引起甲状腺细胞增殖分化加强，甲状腺组织增生，从而导致甲状腺肿大，因此治疗上应从调节自身免疫系统入手。现代药理研究显示，黄芪、白芍、牡蛎、夏枯草等均有调节免疫的作用。因此我们推断，中药可能从整体上调节免疫功能，从而缩小甲状腺肿。

3.对临床症状的疗效　本研究表明，治疗组在改善心悸、急躁、烦热、神疲乏力、失眠多梦、大便次数增多等症状方面明显优于对照组($P < 0.05$)。这正说明了我们对甲亢病因病机认识的正确性,组方用药的科学性、合理性。如前所述,现代医学认为甲状腺功能亢进症系典型的自身免疫性疾病,其症状表现与免疫指标的高低明显相关。西药虽能较快地使甲状腺激素水平恢复,但临床症状改善不甚理想。因此,我们推测中药对症状的改善不仅是通过改变甲状腺激素水平来实现的,还可能与降低交感神经兴奋性,减少儿茶酚胺的释放;减弱靶器官组织对甲状腺激素的反应;或是调节 α 或 β 受体的最大结合容量,减弱外周组织对肾上腺素的生物效应有关。实验表明[30],滋阴药确能降低阴虚型甲亢患者肾上腺素能神经兴奋性,显著改善甲亢患者的交感神经兴奋症状。

4. 安全性分析　治疗组在治疗初期分别有 2 例出现了白细胞减少及肝功能受损,继续用药后白细胞数及肝功能均恢复正常,说明了其为甲亢本身所致;中药具有很好的纠正上述甲亢并发症的功能。对照组在治疗初期出现白细胞减少者 2 例,肝功能异常者 1 例。在治疗过程中出现白细胞减少者 3 例,肝功能异常者 3 例,均给予对症处理,白细胞减少者给予利血生 10 mg,一日 3 次;肝功能异常者给予肌苷 0.2 g,一日 3 次。在其后的治疗观察中所有的患者白细胞数及肝功能均恢复正常。

六、结语

在临床实践中,导师发现甲亢患者发病前多有潜在的肝肾阴虚因素,发病时由于肝旺乘脾,致使气血生化无源,再加上郁火直接耗伤气阴,故本病以气阴两虚多见,其中又夹杂了痰浊、瘀血、气滞等实邪。因此,确立了以益气养阴为主,佐以软坚散结的治法。临床对治疗组 30 例甲亢患者进行 8 周的观察,研究显示益气养阴法能有效改善患者的临床症状及体征,其临床治疗的总有效率为86.7%,明显优于对照组($P < 0.05$)。同时,本方的优势在于能明显改善患者的整体状况,提高患者治病的信心,增加用药依从性。本研究仅是观察益气养阴法治疗甲状腺功能亢进症的临床疗效,还有待于进一步研究该治疗方法对内分泌 - 免疫系统 - 神经系统的作用途径,从而为中医临床防治该病提供依据。

参考文献

[1]郑筱萸.中药新药临床研究指导原则[M].北京:中国医药科技出版社,2002:226-230.

[2]中国心理卫生协会.心理卫生评定量表手册[M].中国心理卫生杂志,1993,增刊:

202－205.

[3]朱玲锦,管昌田.甲状腺功能亢进症[M].北京:中医古籍出版社,2003:40.

[4]吴文源.焦虑自评量表SAS[J].上海精神医学,1990,新2卷增刊:44.

[5]陈灏珠.实用内科学[M].第11版.北京:人民卫生出版社,2001:1016.

[6]Corralel JJ,Orfao A,Lopez A,et al. Analysis of IL－2 and IL－6 bigding to peripheral blood lymphocytes in Graves'disease:relationship with disease activity[J]. Cytometry,1997,30:118.

[7]Davis SL. Environmental modulation of the immune system via the endocrine system[J]. Domest Anim Endocrinol,1998,15(5):283－289.

[8]Marshall GD Jr,Agarwal SK. Stress,immune regulation,and immunity:applications for asthma[J]. Allergy Asthma Proc,2000,21(4):241－246.

[9]Harsch I,Paschke R. Usadel KH. Acta－Med－Aystruaca,1992,19(1):62－65.

[10]吴建红,田建国,臧德馨,等.心理因素的应激对Graves癌患者免疫系统的影响[J].中国民政医学杂志,2001,13(2):86－88.

[11]许贤豪.神经免疫学[M].北京:北京医科大学、协和医科大学联合出版社,1992.

[12]孙理军,陈震霖.情志致病的免疫学研究[J].陕西中医学院学报,2001,24(3):8－9.

[13]林文娟,王玮雯,邵枫.慢性情绪应激对大鼠行为、神经内分泌和免疫反应的影响:一个新的情绪应激模型[J].科学通报,2003,48(9):926.

[14]贺新怀,席孝贤.论七情致病的免疫学机理[J].陕西中医,1998,19(10):453－454.

[15]陆平成.免疫学在中医药科研中的应用与展望[J].南京中医药大学学报,1996,12(5):3－4.

[16]熊享涛,陈健,潘宏志,等.甲亢病人社会心理因素分析[J].医学与社会,2000,13(3):36－38.

[17]李燕玉,徐丽梅,刘又宁.黄芪的药理作用及其在呼吸系统疾病中的应用[J].空军总医院学报,2007,23(2):99.

[18]王东,方向明,刘云,等.甲亢用黄芪注射液治疗后T细胞亚群的变化[J].华西医学,2001,16:4.

[19]陈伟平,姜训,袁琛潇.牡蛎水溶性抽提物对小鼠脾脏T淋巴细胞转化功能和NK细胞活性的影响[J].现代应用药学,1994,11(3):6－7.

[20]郑昱,乔成栋,苑伟,等.夏枯草胶囊对溃疡性结肠炎大鼠外周血T淋巴细胞亚群表达的影响[J].中国中西医结合消化杂志,2004,12(1):10.

[21]王豫巍,王永钧.白芍总苷在自身免疫性疾病中的药理研究与临床应用[J].浙江中医

药大学学报,2007,31(3):2.

[22]范俊,张旭.麦冬多糖药理研究进展[J].中医药学刊,2006,4:52－53

[23]游秋云,王平,吴丽丽,等.龙骨、酸枣仁对小鼠镇静催眠作用的对比研究[J].辽宁中医药大学学报,2007,9(9):5.

[24]李为民,孟宪纾,俞腾飞,等.百合的药理作用研究[J].中药材,1990,13(6):31.

[25]洪庚辛,曹斌.酸枣仁研究进展[J].中药通报,1987,12(8):51.

[26]高学敏.中药学[M].北京:中国中医药出版社,2002:102.

[27]师怡,许晖,阙慧卿,林绥.玄参化学成分的药理作用和分析方法[J].海峡药学,2006,18(4):58－61.

[28]田友清,余伯阳,寇俊萍.麦冬药理研究进展[J].中国医药生物技术应用,2004,(2):5－9.

[29]岳平,王孝铭,梁殿权.丹参酮IIA磺酸钠对心肌钙反常的保护作用[J].中国病理生理杂志,1987,3(3):154.

[30]冯国平.生地、龟板和附子、肉桂对"甲亢"大鼠β－肾上腺素能受体的影响[J].中西医结合杂志,1986,6(1):60.

第十二章　甲亢消瘿方联合甲巯咪唑治疗甲状腺功能亢进症临床研究

一、研究对象

（一）研究目的

通过本研究对临床病例的观察,并在中医理论辨证论治的指导下,对甲状腺功能亢进症(甲亢)患者的临床症状、体征及实验室指标的观察,对照治疗前后的结果,进行统计与分析,拟得出最佳的治疗方案推广于临床。

（二）研究内容

收集病例来自 2011 年 10 月至 2013 年 2 月山东中医药大学第二附属医院内分泌科门诊和病房就诊的甲状腺功能亢进症患者,并且符合本试验的诊断标准、纳入标准,共计 60 例。观察甲亢消瘿方对患者的血清甲状腺激素水平的调节作用与临床症状的改善效果。

（三）诊断标准

1.甲状腺功能亢进症的诊断标准　参照《中药新药临床研究指导原则》[1]。

（1）主要临床表现　①高代谢综合征:疲乏无力、怕热多汗、皮肤潮湿、多食易饥、体重显著下降。②神经精神系统:多言好动、紧张焦虑、急躁易怒、失眠多梦、思想不集中、记忆力减退、震颤(伸手可见)。③心血管系统:心悸气短、心率快、脉压增大、第一心音亢进、心律失常(房颤等)。④消化系统:稀便、排便次数增加。⑤甲状腺肿大:弥漫性、对称性肿大,质地不等,无压痛,可触及震颤、闻及血管杂音。⑥部分患者可伴有突眼或胫前黏液性水肿等。

（2）理化检查　①甲状腺功能测定:血清 FT_3、FT_4 水平升高并超过正常水平($FT_3 > 6.5$ pmol/L;$FT_4 > 22.7$ pmol/L),TSH 值降低(TSH < 0.55 mIU/L)或正常(参照山东中医药大学第二附属医院参考标准:FT_3:3.5 ~ 6.5 pmol/L;FT_4:11.5 ~ 22.7 pmol/L;TSH:0.55 ~ 4.78 mIU/L)。②甲状腺 B 超检查:甲状

腺内部血流信号增多,弥漫性均匀性肿大,无明显结节,可呈火海征或海岛征。③免疫生化检查:甲状腺球蛋白抗体、甲状腺过氧化物酶抗体升高或正常(参照山东中医药大学第二附属医院参考标准:TG – Ab:0.00 ~ 115.00 kIU/L;TPO – Ab:0.00 ~ 34.00 kIU/L)。

2. 甲状腺功能亢进症中医辨证标准　参照《中药新药临床研究指导原则》[5]的相关内容,结合临床表现属气阴两虚、痰瘀热蕴证。

主证:倦怠乏力,口渴多饮,恶热多汗,心悸,手足心热。

次证:目突,颈前肿大,手颤,烦躁易怒,少寐多梦,多食易饥,消瘦体重减轻,大便次数增多。

舌脉:舌质红,舌苔薄黄少津,脉细数无力。

只要具备以上主证症状3项以上(包括3项)及具备次证2项或舌脉的患者即可诊断。

(四)病例选择

1. 病例纳入标准　①符合西医甲亢的诊断标准者。②符合气阴两虚、痰瘀热蕴证的中医辨证标准者。③年龄在18~70岁之间,具有独立自主行为能力者。④签署患者知情同意书者。⑤近期内无明显感染及严重的原发性疾病者。

2. 病例排除及剔除标准　①凡是非甲亢或非气阴两虚、痰瘀热蕴证者。②凡是因甲状腺明显肿大而压迫邻近组织器官者或药物治疗无效者。③凡是年龄不符合要求,以及妊娠期或哺乳期妇女,或有过敏体质和对所使用药物发生过敏反应者。④凡是严重肝脏及造血系统功能异常者。⑤凡是合并有重要脏器严重原发性或继发性疾病,明确的精神异常患者及有甲亢危象倾向者。⑥凡是不能按规定使用药,不能坚持治疗而中途退出者,或因无法判断疗效或不能进行安全性评价以及资料不全等影响疗效观察者。

二、研究方法

(一)病例来源

纳入本研究的所有病例均来源于山东中医药大学第二附属医院内分泌科门诊和病房。病例的采集时间为2011年10月至2013年2月。

(二)病例分组

符合"病例选择标准"的气阴两虚、痰瘀热蕴证甲亢患者60例,将60例患者随机分为两组,分别为甲亢消瘿方加减联合甲巯咪唑治疗组(治疗组)与甲巯咪唑对照组(对照组),每组各 30 例。治疗组和对照组患者的性别、年龄、病程、临床表现、甲状腺激素水平、甲状腺抗体水平、甲状腺肿大、突眼程度,经统计学检验,无显著性差异($P > 0.05$),具有可比性。

(三)治疗措施

对照组:予甲巯咪唑口服量每次 20 ~ 30 mg,每日口服 1 次。心率过快难以耐受时予普萘洛尔片控制心率。

治疗组:同时服用甲巯咪唑与甲亢消瘿方加减,甲巯咪唑剂量与服用方法同对照组。心率过快难以耐受者予普奈洛尔片控制心率。中药组方及剂量:炙黄芪 30 g、生地黄 15 g、党参 15 g、茯苓 15 g、当归 12 g、夏枯草 20 g、蒲公英 30 g、玄参 15 g、牡蛎 30 g、浙贝母 12 g、制香附 9 g、黄连 6 g、山慈菇 12 g、生甘草 9 g。每日一剂,两次水煎浓缩取 400 毫升药液,每次 200 毫升分早晚两次空腹温服。

两组待血清 FT_3、FT_4 恢复正常时逐渐减量,约 2 ~ 4 周减量一次,每次减量 5 mg,直至减到维持量每天 5 ~ 10 mg,而继续维持治疗。两组均连续治疗并观察 12 周。两组病例均充分休息,避免精神刺激,充分营养,避免进食含碘食物、药物以及辛辣的食物,避免饮酒、抽烟、浓茶和咖啡。

(四)临床观察指标

1.疗效观测　对中医临床症状体征、甲状腺肿大情况、突眼、甲状腺激素水平(FT_3、FT_4、TSH)、甲状腺抗体水平,在治疗前、治疗后各测量并记录一次。

2.中医证候积分　参考《中药新药临床研究指导原则》[1]制定。

表 1　　　　　　　　　　　　中医症状体征评分表

症状和体征	正常	轻度	中度	重度
恶热	正常 0 分	比较怕热 2 分	怕热 4 分	面部烘热 6 分
多汗	正常 0 分	易出汗 2 分	活动后出汗 4 分	汗出不止 6 分
食欲旺盛	正常 0 分	食量有所增加 2 分	食量增加 1/2 ~ 1 倍 4 分	食量增加 1 倍以上 6 分
消瘦	正常 0 分	体重有所减轻 2 分	体重减轻 20% ~ 30% 4 分	体重减轻 30% 以上 6 分
心慌	正常 0 分	体力活动后出现 2 分	轻微体力活动后出现 4 分	休息时出现 6 分

（续表）

症状和体征	正常	轻度	中度	重度
心率	正常0分	90～100次/分2分	100～120次/分4分	大于120次/分6分
烦躁易怒	正常0分	偶有心烦2分	心烦,但多能控制4分	心烦,难以自我控制6分
疲劳乏力	正常0分	易疲劳2分	疲倦,难以胜任中等强度工作4分	精神不振,不能胜任轻度强度工作6分
甲状腺肿大	正常0分	Ⅰ度肿大2分	Ⅱ度肿大4分	Ⅲ度肿大6分
手颤	正常0分	微颤,偶发作2分	经常发作4分	持续明显发作6分
少寐多梦	正常0分	多梦,眠不实2分	多噩梦,易惊醒4分	难以入眠6分
大便频	正常0分	2～3次/日2分	4～5次/日4分	6次以上/日6分

3.甲状腺肿分度及积分　正常(0度):视诊看不到,触诊亦触摸不到(0分)。轻度(Ⅰ度):视诊看不到,但触诊可摸及(2分)。中度(Ⅱ度):视诊可看到,触诊可摸到甲状腺的前缘没有超过胸锁乳突肌的前缘(4分)。重度(Ⅲ度):视诊可看到,触诊可摸到甲状腺的前缘超出了胸锁乳突肌的前缘(6分)。

4.突眼分度及积分　轻度:突眼度<18毫米(2分)。中度:突眼度18～20毫米(4分)。重度:突眼度>20毫米(6分)。

5.病情轻重程度分级　因为本病临床表现多种多样,难以作为判定依据,所以仅以甲状腺素的水平为参考。FT_3、FT_4相对而言较为敏感,是甲亢诊断的主要指标,以FT_3、FT_4正常上限作为标准,>200%为重度病症,100%～200%为中度病症,<100%为轻度病症。

6.安全性检测与记录　①一般体征检查并记录:包括甲状腺大小、质地、手颤、心率、突眼征等。②治疗前及开始试验治疗后每2周检查并记录血常规一次,每4周检查并记录肝功能一次。③对全身不良反应随时记录。

（五）疗效判定标准

参照《中药新药临床研究指导原则》[1]制定。

1.甲状腺功能亢进症治疗效果标准判定　临床控制:体重下降、脉率过快、甲状腺区震颤及血管杂音等症状基本消失,及甲状腺肿和(或)突眼征减轻,FT_3、FT_4、TSH恢复正常。显效:体重下降、脉率过快、甲状腺区震颤及血管杂音等主要症状明显好转,有所减轻,FT_3、FT_4、TSH基本恢复正常。有效:体重下降、脉率过快、甲状腺区震颤及血管杂音等主要症状部分好转,甲状腺肿和(或)突眼征稍有减轻,FT_3、FT_4、TSH有所改善。无效:症状与体征及甲状腺功能化检查指标均无改善。

2.中医临床证候疗效判定标准 计算公式:(治疗前积分－治疗后积分)/治疗前积分×100%。

临床痊愈:治疗后症状与体征消失或基本消失,中医临床证候积分减少≥95%。显效:治疗后症状和体征有明显改善,中医临床证候积分减少≥70%。有效:治疗后症状和体征均有好转,中医临床证候积分减少≥30%。无效:治疗后症状和体征无明显改善,甚至有所加重,中医临床证候积分减少<30%。

3.临床单项症状体征疗效判定标准 显效:治疗后症状消失,或积分下降≥2个等级;有效:治疗后症状积分下降一个等级而未消失;无效:治疗后症状无变化或加重。

4.安全性评价标准 1级:安全,无任何毒副作用。2级:比较安全,如有不良反应,不需作任何处理,可继续服药。3级:有安全性问题,有中等程度的不良反应,做处理后可继续给药。4级:不具有安全性。

(六)统计分析方法

本试验的数据处理及分析采用SPSS19.0版系统软件对试验数据进行统计分析。计量资料采用均数±标准差($\bar{x} \pm s$)表示,计数资料用构成比(%)表示;计量资料组间比较采用两独立样本t检验(方差不齐的采用t'检验),自身前后比较用配对t检验。计数资料组间比较采用χ^2检验,等级资料比较采用秩和检验分析。

三、统计结果分析

(一)病例入选与试验完成情况

60例入选病例均为来自山东中医药大学第二附属医院门诊及病房的甲亢患者,完全符合甲亢(气阴两虚、痰瘀热蕴证)的纳入标准,其中治疗组30例,对照组30例,经过两组患者年龄、性别、病程、病情轻重等方面的比较($P > 0.05$),二者无显著性差异,具有可比性,且最终均全部完成本试验研究。

(二)两组基本情况比较

治疗前两组患者在年龄、性别、实验室检测指标、中医症候积分、甲状腺肿等方面的比较如下。

1.年龄分布

表2　　　　　　　　　　　　　　两组患者年龄分布　　　　　　　　　　　　　　岁

| 组别 | 例数 | 年龄 | | | | 平均年龄 |
		18～29	30～39	40～49	50～70	($\bar{x}\pm s$)
治疗组	30	7	9	5	9	38.52±11.43
对照组	30	6	9	8	7	38.57±11.50

两组病例年龄比较采用 χ^2 检验, $\chi^2=1.637$, $P=0.895>0.05$;平均年龄比较采用 t 检验, $P=0.799>0.05$

2.性别分布

表3　　　　　　　　　　　　　　两组患者性别分布

组别	例数	男	女
治疗组	30	5	25
对照组	30	4	26

两组病例性别比较采用 χ^2 检验, $\chi^2=1.637$, $P=0.895>0.05$

3.病程分布

表4　　　　　　　　　　　　　　两组患者病程分布　　　　　　　　　　　　　　月

组别	例数	<1月	1～3月	>3月	平均病程($\bar{x}\pm s$)
治疗组	30	7	16	7	2.78±1.56
对照组	30	6	16	8	2.63±1.43

两组病例病程比较采用 χ^2 检验, $\chi^2=1.108$, $P=0.757>0.05$;平均病程比较采用 t 检验, $P=0.523>0.05$

4.两组病情轻重情况

表5　　　　　　　　　　　　两组患者病情轻重程度分布　　　　　　　　　　例(%)

组别	例数	轻度	中度	重度
治疗组	30	11(36.7%)	15(50%)	4(13.3%)
对照组	30	10(33.3%)	15(50%)	5(16.7%)

两组病例病情轻重比较采用 χ^2 检验, $\chi^2=0.283$, $P=0.699>0.05$

5. 两组治疗前症状体征比较

表6　　　　　　　　　　　　　　　两组治疗前中医症状　　　　　　　　　　　　　　　（例）

症状	治疗组					对照组				
	例数	正常	轻度	中度	重度	例数	正常	轻度	中度	重度
恶热多汗	30	3	5	12	10	30	4	5	14	7
神疲乏力	30	2	4	11	13	30	3	4	12	11
口干渴	30	4	6	11	9	30	5	7	10	8
失眠多梦	30	2	4	13	11	30	2	5	11	12
心慌烦躁	30	3	4	11	12	30	3	5	10	12
多食易饥	30	5	8	10	7	30	6	7	11	6
消瘦	30	4	5	13	9	30	3	5	12	10
手颤	30	4	2	11	13	30	2	3	11	14
大便频	30	5	6	15	4	30	5	8	11	6

　　两组患者治疗前恶热多汗、神疲乏力、口干渴、失眠多梦、心慌烦躁、多食易饥、消瘦、手颤、大便频数等比较采用 t 检验 $P > 0.05$

综上分析可见两组在年龄、性别、病程、病情轻重程度等方面均无显著性差异,差异无统计学意义($P > 0.05$),具有可比性。

四、研究结果

1. 两组临床综合疗效比较

表7　　　　　　　　　　　　　　　　两组综合疗效　　　　　　　　　　　　　　　$n(\%)$

组别	临床控制	显效	有效率	无效率	总有效
治疗组	1(3.3%)	22(73.3%)	6(20%)	1(3.3%)	29(96.6%)
对照组	1(3.3%)	15(56.7%)	10(33.3%)	2(6.7%)	26(86.7%)

　　两组治疗总疗效比较采用 χ^2 检验 $\chi^2 = 1.879, P = 0.038 < 0.05$

2. 两组中医证候比较

表8　　　　　　　　　　　　　　　两组中医证候疗效　　　　　　　　　　　　　　$n(\%)$

组别	临床治愈	显效	有效	无效	治愈 + 效显
治疗组	2(6.7%)	19(63.3%)	9(30%)	0(0%)	21(70%)
对照组	1(3.3%)	16(53.3%)	13(43.3%)	0(0%)	17(56.7%)

　　两组患者证候比较治疗采用 χ^2 检验 $\chi^2 = 2.075, P = 0.486 > 0.05$

3.两组中医证候分级比较

表9　　　　　　　　　　　　两组中医证候分级($\bar{x} \pm s$)

组别	治疗前	治疗后	差值
治疗组	29.35 ± 7.32	7.57 ± 7.04	21.78 ± 1.85
对照组	28.04 ± 7.68	9.36 ± 6.69	18.79 ± 1.76

　　两组患者治疗前中医证候分级比较采用 t 检验，$P = 0.47 > 0.05$，差异无统计学意义。患者治疗后的组内中医证候分级比较采用 t 检验，治疗组与对照组结果均为 $P < 0.05$，差异有统计学意义。患者治疗后的组间中医证候分级采用 t 检验，$P = 0.27 > 0.05$，无统计学意义

4.两组病例中医症状治疗后的比较

表10　　　　　　　　　　　　两组治疗后中医症状改善程度

症状	治疗组				对照组			
	正常	轻度	中度	重度	正常	轻度	中度	重度
恶热多汗	25	4	1	0	20	5	4	1
神疲乏力	23	5	1	0	18	6	3	3
口干渴	24	3	2	1	18	6	3	3
失眠多梦	26	1	3	0	19	4	4	3
心慌烦躁	27	2	1	0	22	5	2	1
多食易饥	25	3	2	0	20	6	3	1
消瘦	23	4	3	0	21	4	4	1
手颤	24	3	2	1	21	3	4	2
大便频	25	4	1	0	22	5	2	1

　　治疗组患者治疗前与治疗后比较采用 t 检验，$P < 0.01$；对照组患者治疗前与治疗后比较采用 t 检验，$P < 0.01$；治疗组与对照组患者在治疗后对比采用 t 检验，$P < 0.05$

5.两组眼征积分改善状况的比较

表11　　　　　　　　　　　　两组眼征积分($\bar{x} \pm s$)

组别	治疗前	治疗后	P 值(组内)
治疗组	0.76 ± 0.68	0.62 ± 0.55	0.000
对照组	0.72 ± 0.74	0.61 ± 0.62	0.042
P 值(组间)	0.855	0.084	

　　治疗组患者治疗前与治疗后比较采用 t 检验，$P = 0.000 < 0.01$；对照组患者治疗前与治疗后比较采用 t 检验，$P = 0.042 < 0.05$；两组患者治疗前组间比较采用 t 检验，$P = 0.855 > 0.05$；两组患者在治疗后组间比较采用 t 检验，$P = 0.084 > 0.05$

6.两组甲状腺肿大改善状况的比较

表 12　　　　　　　　两组甲状腺肿大疗效比较($\bar{x} \pm s$)

组别	治疗前	治疗后	P 值(组内)
治疗组	1.63 ± 0.48	0.37 ± 0.62	0.000
对照组	1.63 ± 0.48	1.20 ± 0.49	0.000

治疗组患者治疗前与治疗后比较采用 t 检验,$P = 0.000 < 0.01$;对照组患者治疗前与治疗后对比采用 t 检验,$P = 0.000 < 0.05$;两组患者治疗前组间比较采用 t 检验,$P = 0.652 > 0.05$;两组患者在治疗后组间比较采用 t 检验,$P = 0.008 < 0.01$

7.两组心率、体重的比较

表 13　　　　　　　　两组心率、体重疗效比较($\bar{x} \pm s$)

项目	治疗组		对照组	
	治疗前	治疗后	治疗前	治疗后
心率(次/分)	103.03 ± 7.31	78.93 ± 4.59	101.77 ± 7.67	82.63 ± 7.94
体重(kg)	58.95 ± 5.56	61.08 ± 4.90	56.77 ± 5.59	59.77 ± 5.11

两组患者治疗前心率、体重治疗前比较采用 t 检验,$P = 0.744 > 0.05$;两组患者治疗前与治疗后对比采用 t 检验,$P = 0.000 < 0.05$;两组患者心率在治疗后组间比较采用 t 检验,$P = 0.003 < 0.01$;两组患者体重方面在治疗后组间比较采用 t 检验,$P = 0.969 > 0.05$

8.两组病例甲状腺功能的比较

表 14　　　　　　　　两组甲状腺功能疗效比较($\bar{x} \pm s$)

项目	治疗组		对照组	
	治疗前	治疗后	治疗前	治疗后
FT_3	8.93 ± 2.02	5.50 ± 1.45	8.72 ± 3.11	6.27 ± 3.21
FT_4	27.91 ± 5.91	16.81 ± 3.06	26.15 ± 6.08	18.10 ± 4.93
TSH	0.04 ± 0.86	1.33 ± 0.90	0.03 ± 0.08	1.26 ± 1.02

两组患者甲状腺功能组间比较采用 t 检验 $P > 0.05$;两组患者治疗前与治疗后对比采用 t 检验,$P = 0.000 < 0.01$;两组患者治疗后 FT_3、FT_4 较治疗前明显降低 $P < 0.05$;TSH 较治疗前显著升高,$P < 0.05$;治疗组与对照组对比 $P < 0.05$

9.血清抗体改善状况

表 15　　　　　　　　两组抗体水平改善情况比较

项目	治疗组		对照组	
	治疗前	治疗后	治疗前	治疗后
TPO - Ab	80.56 ± 1.67	21.08 ± 0.92	89.45 ± 2.08	32.32 ± 1.36
TG - Ab	162.65 ± 2.92	65.48 ± 0.67	154.35 ± 2.58	75.82 ± 1.06

两组患者抗体水平治疗前比较采用 t 检验 $P > 0.05$;两组患者治疗前与治疗后对比采用 t 检验,$P = 0.000 < 0.01$;两组治疗后对比采用 t 检验,$P < 0.01$

9. 两组安全性观察分析　试验者每 2 周检查并记录血常规一次,每 4 周检查并记录肝功能一次,不良反应随时记录。通过对 60 例入组患者 12 周的血常规、肝功能及不良反应的观察,得出以下结论。治疗组仅有 1 例出现轻度白细胞减少异常(即 $WBC > 3.0 \times 10^9/L$), 1 例肝功异常(即 $ALT < 80U/L$, $AST < 80\ U/L$),无其他不良反应,总体不良反应发生率为 6.6%。对照组有 4 例出现白细胞减少异常, 2 例出现轻度肝功能异常,未发现皮疹等其他不良反应,总体不良反应发生率为 20%。分别予以对症处理,其中白细胞减少者予利血生 10 mg,一日三次口服,地榆升白片 20 mg,一日三次口服;肝功能异常者予肌苷片 0.2 g,一日三次口服。后续跟踪观察显示患者生化检查均恢复正常。

表 16 　　　　　　　　　　　　两组主要安全性指标 　　　　　　　　　　　　例

组别	血常规		肝功能	
	正常	异常	正常	异常
治疗组	29	1	29	1
对照组	26	4	28	2

两组患者治疗后血常规比较采用 χ^2 检验, $\chi^2 = 4.72$, $P = 0.02 < 0.05$;两组患者治疗后肝功能比较采用 χ^2 检验, $\chi^2 = 7.92$, $P = 0.00 < 0.01$

五、研究结果

（一）对甲状腺功能的影响

本研究证实,治疗组与对照组 FT_3、FT_4 水平相比治疗前均显著降低,TSH 相比治疗前显著增高($P < 0.05$)。治疗后治疗组与对照组组间比较显示 FT_3、FT_4 水平具有显著差异性($P < 0.05$),表明治疗组在甲状腺功能改善方面明显优于对照组。同时在治疗过程中,治疗组的甲巯咪唑减药量较对照组快,表明本方能够显著降低甲亢患者的甲状腺激素水平。

（二）对临床症状体征的影响

研究说明治疗组在改善患者的恶热多汗、神疲乏力、口干渴、失眠多梦、心慌烦躁、多食易饥、消瘦、手震颤、大便频数等症状方面显著优于对照组($P < 0.05$)。表明本方合并甲巯咪唑治疗甲亢较对照组单纯甲巯咪唑治疗而言,能够更加有效的改善患者的症状体征。

（三）对甲状腺抗体的影响

研究说明治疗组在降低 TPO – Ab、TG – Ab 方面显著优于对照组($P <$

0.05），具备统计学意义。可能与本方可以影响甲亢患者的免疫机制，增强患者免疫功能相关。

（四）对药物安全性分析

治疗组仅有 1 例出现轻度白细胞减少异常，1 例肝功能异常，总体不良反应发生率为 6.6%。对照组有 4 例出现白细胞减少异常，2 例出现轻度肝功能异常，总体不良反应发生率为 20%。治疗组继续应用中药治疗后，患者血常规、肝功能恢复正常，说明本方不是造成白细胞减少、肝功能异常的主因。分别予以对症处理，其中白细胞减少者予利血生 10 mg，一日三次口服，地榆升白片 20 mg，一日三次口服；肝功能异常者予肌苷片 0.2 g，一日三次口服。通过后续的跟踪观察，所有患者的血常规及肝功能均恢复至正常值。

（五）对临床疗效的分析

研究说明治疗组总有效率达 96.6%，对照组总有效率为 86.7%，二者比较具有显著性差异（$P<0.05$），临床疗效方面治疗组明显优于对照组。表明本方合并甲巯咪唑治疗甲亢较对照组甲巯咪唑治疗而言，不仅有效改善了患者的症状和体征，降低患者的甲状腺激素水平，还通过调节机体的免疫机制，降低自身抗体的免疫水平，防止病情反复发作，达到临床控制的治愈目标，提高了临床疗效。

（六）研究的不足

由于完成本论文的时间较为仓促，收集到的病例资料较为有限，收集病例的时间短暂，样本相对较少，对本研究结果可能会产生一定的影响，难以准确的分析本研究对甲亢的具体分析。

六、讨论

（一）现代医学对甲状腺功能亢进症的认识

甲状腺功能亢进症是指甲状腺腺体本身产生甲状腺激素过多，引起以神经、循环、消化等系统兴奋性增高和代谢亢进为主要表现的一组临床综合征。临床上以 Graves 病（GD）最为常见，约占所有甲亢发病率的 85%，故以下主要以 Graves 病为例进行阐述。

1. 甲亢的病因和病机　当前大家公认甲亢的发生与自身免疫有重要的相关性，但是目前尚不明确自身免疫机制是如何诱发甲亢的，只是普遍认为甲亢是一类多方诱导性疾病，由环境因素和多个易感基因共同作用，诱发甲状腺机体的自身免疫系统。大致认为，遗传因素、环境因素和免疫因子共同决定了 GD 的易感性，它们通过甲状腺的自身抗原作用于 T 淋巴细胞和 B 淋巴细胞，诱导自身免疫的发生。以下主要从自身免疫、遗传因素和环境因素三大方面进行阐述 GD 的发病机制。

（1）免疫反应　GD 属于以体液免疫为主的自身免疫性疾病[2]，已知 GD 的发病伴有多种免疫细胞的参与，包括 T 淋巴细胞、B 淋巴细胞、树突状细胞、调节性 T 细胞等。多种细胞因子在 GD 的发病中起重要作用，如 IFN－α、IL－6 等。但当前尚不明确自身免疫的发病机制。已发现的自身抗原主要有甲状腺球蛋白（TG）、甲状腺过氧化物酶（TPO）、促甲状腺素受体（TSH－R），自身抗体主要有 TGAb、TPOAb、TRAb。已知细胞毒性 T 细胞相关抗原（CTL）－4、肿瘤坏死因子（TNF）－α、白介素（IL）、趋化因子及黏附分子协同作用于上述抗原与抗体，从而引发自身免疫应答。

甲状腺球蛋白是由两条多肽链构成的一种蛋白质，其中每条多肽链含有 2 768 个氨基酸，在 T_3 和 T_4 与球蛋白相结合后产生。目前已经确认 TG 基因的完整序列和相关的 40 个抗原决定簇，但仅有 4～6 个抗原决定簇能够被 B 淋巴细胞所识别，和甲状腺球蛋白抗体作用产生免疫应答。它可以产生多种有活性但免疫特性不同的抗原结构，主要是通过碘化改变抗原分子的构象和抗原决定簇[3]。

促甲状腺素受体是由 74 个氨基酸构成的一种糖蛋白，有 2 个亚单位结构，分别为细胞外的 A 亚单位与跨膜的 B 亚单位。甲状腺刺激性抗体（TsAb）能够优先识别 A 亚单位，从而结合产生甲状腺抑制性抗体（TBAb）。

甲状腺过氧化物酶是一种存在于甲状腺滤泡细胞最表面胞浆中的糖蛋白二聚体，是一种介导细胞毒性的细胞表面抗原。人类 TPO 表面拥有多种 B 细胞活性抗原决定簇。Na－I 共转运体等其他抗原通过调节细胞因子的表达而与 GD 相关。TPO 在甲状腺激素生物合成中的作用，主要是参与酪氨酸的碘化及两碘化酪氨酸的氧化耦联，甲状腺激素的生物合成与其密切相关，硫脲类药物原理即是通过抑制 TPO 合成来治疗甲亢。自身免疫性疾病中的甲状腺组织中多含有 TPOAb，它是在多重影响因素下共同诱发的。TPOAb 能够抑制 TPO 的活性，并且造成甲状腺组织的损伤，产生一系列甲状腺疾病，共同的作用原理主要是通过激活补体和淋巴细胞介导的细胞裂解作用，来破坏甲状腺组织。

促甲状腺激素受体抗体是一种多克隆抗体,而不是均一体,依据其功能不同分为甲状腺刺激抗体(TSAb)与甲状腺阻断抗体(TSBAb),二者因分别作用在促甲状腺激素受体(TSHR)胞外区域的不同靶点上,从而产生不同的作用机理。业内认为导致 GD 的主要原因之一是 TSAb,其致病的关键是体内出现针对甲状腺细胞上 TSH 受体的自身抗体,通过 cAMP 的介导作用,使 TSH 的合成与分泌增加。因为其合成与分泌不会受到甲状腺激素的反馈抑制,所以 T_3、T_4 会持续增加。但限于当前的检测水平尚无法完全检测这两种类型的抗体,唯以 TRAb 的检测来替代。相关文献报道显示,GD 患者血清 TRAb 阳性率可高达 70% ~ 90%,实验结果亦证明 GD 患者的阳性率与对照组和桥本组相比,均有显著性差异(分别是 $P < 0.01$、$P < 0.05$),由此可见 TRAb 在 GD 的诊断中具有较强的特异性[4,5]。所以测定 TRAb 对甲亢各种类型的鉴别具有很高的应用价值。但少数患者血清中可能显示 TRAb 阴性,可能与 TRAb 测定方法不够灵敏有关,致使无法测到低含量的 TRAb。动态监测 TRAb 活性同时可以指导临床用药。若 TRAb 阳性的 GD 患者,在经过治疗后 TRAb 活性呈下降趋势说明治疗得当;反之,若 TRAb 活性呈升高趋势,说明病情易于反复,需要增加药物治疗量,或延长药物减量阶段;若甲状腺功能已恢复正常,但 TRAb 仍呈阳性,表明其致病因素依然存在,可继续服用维持剂量治疗至 TRAb 转为阴性,否则停药后易复发。

细胞因子在甲状腺细胞的免疫调节和免疫稳定中发挥着重要作用。IL-6 主要是由单核巨噬细胞、T 淋巴细胞及成纤维细胞等合成的一种激素样多肽。在生理条件下,甲状腺滤泡上皮细胞(TEC)可以产生少量的 IL-6,但病理条件下,TEC 在甲状腺浸润淋巴细胞和其他甲状腺细胞调节因子的影响下呈现异常增高。IFN-γ 也可以增加 TEC 对 IL-6 的生成作用。以自分泌、旁分泌方式产生的 IL-6,能够激活 T 淋巴细胞,并诱导 B 淋巴细胞的终末期分化,最终使之成为免疫活性细胞,并通过激活自身免疫性 T 淋巴细胞和 B 淋巴细胞,趋化免疫活性细胞,从而导致 TEC 内的免疫系统功能紊乱,使 MHC-Ⅱ 的表达异常,所以 IL-6 的调节功能是通过直接影响甲状腺细胞本身得以完成的。通过相关观察性分析发现,伴随着甲亢治疗好转,IL-6 水平相应性下降,从而反映出 GD 患者血清 IL-6 水平的高低与甲亢的病情变化成正相关性。郭长秀等[6]研究表明,GD 患者血清 IL-6 水平高于正常对照组($P < 0.01$)。经过治

疗后,甲状腺功能恢复正常,IL-6水平亦逐渐恢复正常。IFN-γ是由活化的 T淋巴细胞与自然杀伤细胞(NK细胞)产生的。IFN-γ能够诱导甲状腺细胞 Ⅱ型抗原的表达,增强此类细胞的免疫抗原性。IFN-γ可以单独或与 TNF-α 协同作用,促进甲状腺细胞在 HLA-Ⅱ类抗原及胞间黏附分子Ⅱ(ICAM-Ⅱ) 的表达,而且 TNF-α 能够增强 IFN-γ 对 TEC 的 MHC-Ⅱ分子抗原的高效表 达,而表达的异常则使自身免疫反应得以发生及进行性发展。TNF-α 还具有 炎症性介质的作用,可以诱导组织发生炎症性改变、增强 NK 细胞的毒性作用、 诱导细胞因子(如 IL-1、IL-6、IL-8 等)的基因表达和转录。董吉祥等[7]报 道 GD 患者外周血中的 IL-6、TNF-α 含量明显升高,提示 IL-6、TNF-α 的 异常增高可能与 GD 免疫反应有重要的相关性。

(2)遗传因素　GD拥有明显的家族聚集性现象,甲亢患者家属的患病危 险性远较普通人群偏高[8]。而同卵双生子中的甲亢发病率也呈现平行增高的 趋势,所以众多国内外学者研究的焦点集中在 GD 遗传易感性的研究领域。同 GD 易感性有关的免疫调节基因包括:

①白细胞抗原(HLA)基因。HLA基因按染色体上排列方式的不同分为三 类:Ⅰ类 HLA 基因、Ⅱ类 HLA 基因、Ⅲ类 HLA 基因。HLA 基因呈现多态性的分 布规律,现已发现其与多种自身免疫性疾病密切相关。现有研究证实甲亢患者 的甲状腺滤泡上皮细胞及免疫活性细胞上均有 HLA-Ⅱ类抗原的异常表达, 而细胞表面的 HLA 分子决定了 T 淋巴细胞的表面活性,所以 HLA-Ⅱ类区域 在 GD 遗传易感性上的表达方面有非常显著的候选基因作用。当前实验表明, 白种人血清中 HLA-DQAI*0501、DQBI*0201 等位基因表达与甲亢易感性明 显相关;而中国汉族人群中甲亢患者的 HLA-DQAI*0301 与其易感性相关, 并且 DQAI*0201 有保护性相关作用;日本人群中 DPBI*0501 与甲亢发生呈 正相关,而 GQBI*0501 呈负相关,发挥着重要的保护作用。由此可见,在不同 种族、民族和不同的地理环境作用下,HLA 基因与甲亢发病的相关性存在较大 差异性。

②细胞毒性 T 细胞相关抗原 4(CTLA-4)基因。CTLA-4 是活化的 T 淋 巴细胞上表达的膜融合蛋白,是一种共刺激分子,属于抗原递呈细胞(APC)上 B7 分子的主要受体。CTLA-4 同 B7 结合以后,把负性调节信号递呈给 T 淋巴 细胞,抑制了 T 淋巴细胞的增殖及活化,阻止自身反应性细胞的过度激活,具有

免疫抑制作用。CTLA-4 基因功能发生突变后能够使 CTLA-4 与 B7 分子亲和力下降,进一步削弱对 T 淋巴细胞的抑制,致使 T 淋巴细胞异常增生活化,抗体生成增加,最终导致自身免疫性疾病的发生[9]。Tomer 等[10]的研究证明 CTLA-4 外显子 1A/G~(49)、单核苷酸多态性(SNP)与促甲状腺激素受体抗体(TRAb)的产生有一定的相关性。对英国白种人、美国白种人、日本人及中国北方汉族人群的研究均证明 GD 的发生与 CTLA-4 上的 106 bp 等位基因具有显著的相关性。Kouki 等[11]对美国白种人群的调查中发现 CTLA-4 基因第 4 外显子 3'非翻译区(AT)n 重复序列与 GD 有一定相关性,其发病机制可能是由于 mRNA 稳定性降低致使 CTLA-4 分子表达减少[12]。对突尼斯人 GD 患者易感基因发现属于 224 bp 等位基因,说明不同种族间具备显著差异。Chistiakov 等[13]的实验结果证明 CTLA-4 的表达与其在细胞内的分布和第 49 位基因相关,从而使 A/G 表达下调。所以 CTLA-4 基因表达的多态性易于使 CTLA-4 在表达过程中出现功能缺陷,导致 GD 的发生。

③蛋白酪氨酸磷酸酶非受体型 22(PTPN22)基因。PTPN22 位于 1 号染色体短臂(lpl3.3-13.1)上,是编码拥有 807 个氨基酸残基组成的淋巴特异性蛋白酪氨酸磷酸酶(LYP)。一般情况下,免疫复合物同 T 淋巴细胞上可结晶片段受体结合后,能够激活 Src(原癌基因 Src 编码磷酸化蛋白质)家族受体关联性蛋白酪氨酸激酶,已活化的 Src 进一步激活另一类游离于胞质中的蛋白酪氨酸激酶(PTK,在 T 淋巴细胞为 ZAP70,B 淋巴细胞为 SyK),引发后续的 T 淋巴细胞活化信号转导的级联反应(正调节);或同时激活游离于胞质中的蛋白酪氨酸酶(PTP,与 PTK 功能相反),后者可作用于已发生磷酸化的信号分子,使其脱磷酸化,从而终止其信号转导(负调节),抑制 T 淋巴细胞激活,维持机体的免疫稳态[14,15]。部分学者以为,PTPN22 直接参与了 T 淋巴细胞受体(TCR)信号起始端的合成,通过连接细胞内激酶并与之发生相互作用,进而控制 TCR 复合体关键信号分子的磷酸化状态[16]。但国外学者对此基因的相关作用认识存在较大差异,亦可见证不同种族间在甲亢遗传因素方面存在一定的差异。

④其他免疫相关基因。除上述免疫基因外,其他可引起甲亢的基因尚包括 T 细胞表面受体 β 链(TCR-β)基因、抗原肽运载体(TAP)基因、干扰素-γ(IFN-γ)基因、白介素(IL)及其受体基因、CD4+基因、细胞间黏附分子-1(ICAM-1)基因等,但是专家在此类基因的多态性如何引发 GD 方面存

在较大争议,并且实验缺乏重复性,尚待进一步的验证。

(3)环境因素 环境因素是影响甲亢进展的重要外在条件。如果甲状腺腺体本身已存在自身免疫,在环境因素的作用下,自身免疫应答进一步加重,加快疾病进程。环境因素主要概括为感染因素、碘与微量元素的摄入与吸烟等[17]。

①感染因素。感染与甲亢相关性的研究现已发现主要包括以下几个方面:GD 患者发病前有细菌或病毒感染者明显高于对照组;GD 患者血清中流感病毒 B 抗体阳性率明显增高;72% GD 患者可检测到抗耶尔森菌抗体;GD 患者甲状腺组织中可检测到逆转录病毒 HIV - lgag 序列;GD 患者甲状腺滤泡上皮细胞内可检测出人类泡沫病毒 gag 蛋白[18]。证明感染在 GD 发病中占有重要地位。致病微生物通过诱导自身抗原的修饰和表达、模拟自身分子结构、多克隆激活 T 淋巴细胞、诱导 MHC 抗原分子等方式诱发、维持和促进自身免疫反应[19]。另外,致病微生物通过影响机体的免疫耐受机制(如免疫功能缺损,或减弱机体对自身抗原的清除能力等),或改变独特型 - 抗独特型网络系统,来参与自身免疫反应。当前对结肠炎耶尔森菌和逆转录病毒的感染引起 GD 的作用机制研究较多。研究证实结肠炎耶尔森菌和逆转录病毒同 TSHR 有类似的抗原决定簇,在感染结肠炎耶尔森菌和逆转录病毒后,机体相应产生针对 TSHR 的自身抗体[20]。

②碘与微量元素的摄入。碘是合成甲状腺激素的重要原料,碘的过多或缺乏都会导致甲状腺疾病。甲状腺腺体合成 100 μg 甲状腺素需要碘 65 μg,而人体每日甲状腺素的需求量为 80 ~ 100 μg,所以人体每日合成生理需要的甲状腺激素,对碘的基础需要量约是每天 65 μg。Laurberg 等[21,22]研究发现碘摄入量同甲状腺疾病的发生呈 U 型曲线,即碘缺乏与碘过量均可导致甲状腺疾病。轻中度的缺碘同 TSH 水平降低呈正相关,甲亢患者中约 49% 呈现中度缺碘。陈祖培等[23]研究表明,甲亢是碘缺乏地区最常见的甲状腺功能异常,多为结节性甲状腺肿所致。碘充裕地区甲亢的病因多为 GD。缺碘地区普遍推行食盐碘化后,碘源性甲亢的发病率增加,老年人与 40 岁以上女性尤为多见。Bournaud 等[24]认为大量摄碘后,因缺碘而形成的增生性结节性甲状腺细胞内的碘离子能够快速被甲状腺过氧化物酶(TPO)所氧化,产生大量氧自由基,导致甲状腺滤泡上皮细胞膜脂质过氧化,启动免疫反应。除碘摄入量可引起甲亢外,其

他微量元素比如锌的缺乏、铜摄入增多、锌/铜比值降低[25]、硒的缺乏等均可致使甲状腺功能改变,补充硒、锌等微量元素后,检测显示甲状腺过氧化物酶抗体水平亦随之下降[26]。

③吸烟。多项研究发现吸烟是导致弥漫性毒性甲状腺肿、桥本甲亢、特发性黏液性水肿的危险因素。2001～2002 年的美国国家健康与营养调查结果表明,烟草中的硫氰酸盐与高氯酸盐,可影响甲状腺细胞对碘的摄取和甲状腺素(T_4)的生成[27]。Vestergaard 等[28]发现吸烟是导致甲状腺疾病产生的重要危险因素,尤其是大量吸烟者。Vestergaard[29]发现如果停止吸烟后,戒烟者患 GD 的概率较未戒烟者显著降低,并且吸烟对 GD 造成的影响远较 GO 大,停止吸烟的保护作用对女性 GD 尤为明显。

④精神因素。精神刺激是诱发 GD 发生的危险因素之一。Caleb Parry 在报道 1 825 例 GD 患者存在紧张、焦虑等精神刺激诱因后,后续研究显示生活环境、生活习惯、家庭结构、人际关系紧张、突发事件的处理能力等均与 GD 的发生息息相关。其机制可能是精神刺激致使神经系统、内分泌系统、免疫系统三者之间协同作用,增加了肾上腺激素分泌,T 淋巴细胞功能紊乱,启动机体免疫应答,进而影响甲状腺功能与自身免疫系统的自我调节,但相互之间的启动关系尚不明确。

另外相关报道表明 GD 和辐射、大气污染、药物应用不当等有一定关联,上述因素通过破坏甲状腺细胞、释放自身抗原或造成抗原构型的改变,生成同 TSH 受体抗原决定簇相似的分子结构,从而诱导 MHC－Ⅱ、HLA－DR 的表达或诱发 CD8＋细胞表面的病毒抗原表达,引起自身免疫反应的发生。现代社会生活中,工作节奏的紧张及生活压力的增大,也使甲亢的发病率呈上升趋势。

2.甲亢的临床特点　甲状腺功能亢进的病因尚未完全阐明,但患者血液中多存在多种甲状腺自身抗体,可能与自体免疫异常有关,因此认为,甲状腺功能亢进是一种自身免疫性疾病。临床主要表现为高代谢综合征、甲状腺弥漫性肿大、突眼等其他并发症。

(1)高代谢症候群　甲状腺激素分泌增多可涉及身体多个系统,出现心烦、恶热、汗出过多、多食、身体消瘦等临床表现。甲状腺激素通过儿茶酚胺和胰岛素对糖原的调节,影响糖代谢。一般情况下,小剂量的甲状腺激素可以促进糖原的合成,但大剂量的甲状腺激素则会增加糖原的分解。此外,甲状腺激素还能增进肠道对葡萄糖与半乳糖的吸收,因此部分甲亢患者在口服葡萄糖后可能会出现高血糖,若甲亢合并糖尿病则会加重糖尿病病情进展。甲状腺激素能够使蛋白质的合成作用增强,代谢性产热增加,与儿茶酚胺协同作用,影响机体代谢,出现怕热多汗的表现。大剂量甲状腺激素还能促进蛋白质的分解,呈现负氮平衡,出现身体消瘦。甲状腺激素分泌过多,可以影响大脑的生长发育和功能活动,出现紧张、焦虑等精神、神经系统的表现,实验室检查可出现脑电图的异常。此外,ATP 及磷酸肌酶生成减少,肌酸负平衡,神经肌肉应激性增高,出现细震颤等肌肉病变。交感神经兴奋性增强,心排出量增加,表现为心率增快,心悸等。肠道糖类代谢紊乱,代谢功能增加,尚能有食欲亢进,体重降低,大便次数增多等消化系统的表现。

(2)甲状腺肿大　患者多呈弥漫性对称性肿大,质地不等,无压痛,吞咽时向下移动。少数患者甲状腺肿大可不对称或肿大不明显。因为甲状腺的血流量增多,在下叶外侧可闻及血管杂音或扪及震颤,尤以腺体上部最为明显。甲状腺弥漫性对称性肿大伴血管杂音和震颤为本病的特殊体征,具备重要的诊断价值。

(3)突眼　突眼是甲亢的特异性体征之一,分为单纯性突眼和浸润性突眼两类。单纯性突眼的临床表现有轻度突眼(突眼度 19~20 毫米)、Stellwag 征、von Graefe 征、Darympl 征、Joffroy 征、Mobius 征等。主要由于交感神经兴奋眼外肌群与上睑肌(Mller 肌)肌张力增高,表现为眼睑及眼外部的变化,而球后组织改变不大。浸润性突眼除上述眼征表现明显外,患者自诉眼内异物感、胀痛、畏光、流泪、复视、斜视、视力下降等。多伴有眼睑肿胀,结膜充血水肿,眼球活动明显受限。严重者眼球固定,眼睑闭合不全,角膜外露而发生角膜溃疡或全眼炎,甚至失明。主要是眼外肌和球后组织体积增加、淋巴细胞浸润和水肿所致。

3.实验室检查

(1)血清总甲状腺素(TT_4)　TT_4 是测定甲状腺功能最基本的指标之一,甲状腺产生全部的 T_4,每日约产生 80~100 μg,其中血清中 99.96% 的 T_4 与蛋白相结合,其中80%~90%与球蛋白相结合称甲状腺素结合球蛋白(TBG),因为 TT_4 指 T_4 与蛋白所结合的总量,受到 TBG 等结合蛋白量与结合力变化的影响;所以妊娠、雌激素、急性病毒性肝炎、先天因素等可以影响 TBG 而使 TT_4 升高,雄激素、低蛋白血症(严重肝病、肾病综合征)、泼尼松、先天因素等影响

TBG 而使 TT_4 下降。

（2）血清总三碘甲状腺原氨酸（TT_3）　人体每日产生的 T_3 为 $20 \sim 30\mu g$,其中 20% 由甲状腺产生,80% 在外周组织中由 T_4 转化而来。血清中 T_3 与蛋白结合率可达 99.6%,同样受 TBG 的影响,所以 TT_3 浓度变化多与 TT_4 变化相平行,但甲亢初发期或复发早期,TT_3 上升较快,约 4 倍于正常值,而 TT_4 上升相对较缓,仅为正常值的 2.5 倍,故 TT_3 为诊断甲亢较为敏感的指标,T_3 型甲状腺毒症时可仅有 TT_3 的升高表现。

（3）血清游离甲状腺素（FT_4）和游离三碘甲状腺原氨酸（FT_3）　FT_3、FT_4 是循环血中甲状腺激素的活性部分,不受血中 TBG 变化的影响,能够直接反应甲状腺的功能状态。虽然 FT_3 仅占 T_3 总量的 0.35%,FT_4 仅占 T_4 总量的 0.025%,但研究证明其敏感性和特异性均显著高于总 T_3（TT_3）与总 T_4（TT_4）,所以是临床诊断甲亢的首选指标。

（4）促甲状腺激素（TSH）　TSH 是腺垂体分泌的可促进甲状腺生长和发挥机能的激素,具有促进甲状腺滤泡上皮细胞增生、甲状腺激素合成和释放的作用。它一方面受下丘脑分泌的促甲状腺激素释放激素（TRH）的促进性作用,另一方面又受 T_3、T_4 的反馈性抑制作用,二者相互拮抗,共同组成下丘脑 - 垂体 - 甲状腺轴。一般情况下,下丘脑分泌的 TRH 量,能够决定腺垂体甲状腺轴反馈调节的水平。TRH 分泌多,则血清中 T_3、T_4 水平的调定点升高,当血中 T_3、T_4 值超过此调定水平时,则反馈性抑制腺垂体分泌 TSH,并降低腺垂体对 TRH 的敏感性,从而使血中 T_3、T_4 水平保持相对恒定的状态。所以 TSH 检测成为筛查甲亢的一线指标,通常小于 0.1 mU/L。

（5）甲状腺摄[131]I 试验　碘为甲状腺组织合成甲状腺素的主要原料,人体口服[131]I 后,检测甲状腺对[131]I 的摄取率,可作为有功能甲状腺组织的显影剂。正常人 3 小时摄[131]I 率为 5% ~25%,24 小时摄[131]I 率为 20% ~45%,摄碘高峰出现在 24 小时。甲状腺功能亢进患者除摄[131]I 率增高外,摄碘高峰前移,高峰多出现在 3 ~6 小时。

（6）TSH 受体抗体（TRAb）　TRAb 由甲状腺内的淋巴细胞产生,在新诊断 GD 患者中阳性率约 75% ~96%,包括甲状腺刺激性抗体（TSAb）和甲状腺抑制性抗体（TSBAb）。TSAb 是 GD 发生、发展的主要原因。TRAb 作用于 TSH 受体,产生类似 TSH 的作用,通过环磷酸腺苷的介导作用,使 T_3、T_4 合成、分泌增加。不同效应的 TRAb 之间互相平衡制约,当平衡稳态被破坏后,起主导作用的抗体决定了机体不同的临床症状。因此,测定 TRAb 对甲亢的诊断有重要的临床意义。

(7)甲状腺彩色多普勒超声　甲亢患者 B 超显示甲状腺呈弥漫性,均匀性增大,左右两侧叶基本对称,颈总动脉及颈内静脉受压外移后可见压迫表现。腺体内部点状回声密集,回声正常或稍有增强、减低,包膜线完整、光滑、轮廓清晰。部分可见线样高回声。腺体内可见丰富的血流信号,管腔扩张充血,典型者可见"火海征"。

4.甲亢的西医治疗　Graves 病属于自身免疫性疾病,由于病因尚未完全明确,故治疗目的主要是针对其病理特征即高代谢状态为主,以缓解甲亢复发为主要目的,旨在抑制甲状腺激素的合成与释放,或者减少或破坏甲状腺腺体组织,阻断甲状腺激素的分泌。目前常用的治疗方法包括抗甲状腺药物、放射性碘剂和外科手术治疗。三种治疗方法各有其优缺点。不同治疗的选择取决于患者的年龄、性别、病因和病情的轻重、有无其他并发症或伴发病、患者的意愿与医生的个人经验等多种因素。治疗的同时需要考虑调整机体的免疫功能,以防疾病的复发。

(1)一般治疗　甲亢诊断后在患者病情尚未得到控制时,应尽可能获取病人的理解与合作,合理安排三餐饮食,尽量进食高热量、高蛋白质、高维生素和低碘的食物;精神放松,避免紧张、焦虑;适当休息,避免参与重体力活动。

(2)抗甲状腺药物治疗　抗甲状腺药物治疗(ATD)是甲状腺功能亢进症的基础治疗,但单纯治愈率仅有 50% 左右,复发率约为 50% ~ 60%。常用的 ATD 分为硫脲类和咪唑类,而临床上常用的药物是甲巯咪唑(MMI)和丙硫氧嘧啶(PTU)。美国医师常选用 PTU,而欧洲医师首选 MMI。PTU 可以减少血液循环中的 T_4 转换为 T_3,且较少通过胎盘和乳汁,尤其孕妇使用更为安全;MMI 的不良反应可能更小,对甲状腺激素的合成具有较长时间的抑制作用,且药代动力学显示该药每日给药一次即可,所以患者的依从性较好。其作用原理是抑制甲状腺激素的合成,即通过抑制甲状腺过氧化物酶(本身作为过氧化物酶的底物而被氧化),从而抑制酪氨酸的碘化及耦联。但是对已合成的甲状腺激素无效,所以改善甲亢症状需要 2 ~ 3 周时间,恢复基础代谢率需要 1 ~ 2 个月; ATD 能够抑制外周组织中的 T_4 向生物活性较强的 T_3 的转化,降低甲状腺激素的生物效应;此外,ATD 还能降低血液循环中甲状腺刺激性免疫球蛋白的含量,抑制免疫反应的发生。ATD 易于引发不良反应,常见的不良反应包括:①粒细胞减少,白细胞减少常见,严重者可出现粒细胞缺乏症,多在开始治疗后的 2~3 个月内出现,当白细胞总数低于 $4×10^9/L$ 时,适当加用升白药物,如地榆升白片、维生素 B_4、利血生、肌苷片等能够有效预防并起到一定的治疗效果。如果外周血白细胞低于 $3×10^9/L$ 或中性粒细胞低于 $1.5×10^9/L$ 时应当停药。若伴随发热、咽痛、皮疹等疑为粒细胞缺乏症时,须停止服药,并予粒细胞－巨噬细胞集落刺激因子(GM－GSF)规律治疗,待化验结果恢复至正常。②皮疹,可先使用抗组胺药物,严重者应及时停药,避免剥脱性皮炎的发生。③中毒性肝病,多在用药 3 周后发生,出现变态反应性肝炎,转氨酶显著升高,肝脏穿刺见片状肝细胞坏死,严重者需停药治疗。

(3)放射性^{131}I 治疗 ^{131}I 是欧美国家治疗成人甲亢的首选治疗方法。甲状腺细胞对碘化物具备特殊的亲和力,通过钠/碘共转运因子(NIS)来克服电化学梯度从血液循环中浓聚碘。甲亢患者的甲状腺滤泡细胞对 NIS 过度表达,使其对碘的聚集显著高于正常甲状腺组织。^{131}I 衰变发射的 β 射线(约占 99%)在组织内的平均射程为 1 毫米(0.5~2 毫米),因此 β 粒子几乎全部释放在甲状腺腺体内,对甲状腺周边的组织和器官影响较小。口服^{131}I 后 2~4 周,甲状腺组织会出现水肿、变性、上皮细胞肿胀并有空泡形成和滤泡破坏,腺体中心部分的损害较周边组织更加明显。大致 2~3 个月症状会逐渐消失,甲状腺功能恢复正常。因滤泡破坏后储存于其内的甲状腺激素 T_4 和 T_3 迅速释放入血,可能加重甲状腺毒症,从而诱发甲亢危象或造成甲亢性心脏病的病情加重[30]。此外,放射性治疗难以避免产生甲减,早期发生率约 10%,晚期可高达 59.8%,所以治疗前医师务必权衡治疗的利弊。

(4)手术治疗 甲状腺次全切除术为最常见手术方式,两侧各保留 2~3 g 甲状腺组织,术后 90% 以上的患者能够达到治愈,且术后 TRAb 值会出现不同程度的下降。但需预防手术损伤所致的喉返神经损伤、局部伤口感染或造成的甲状腺功能减退等并发症[31]。

(5)介入栓塞治疗 是治疗 GD 的一种新治疗方法,自 1994 年首例报道后,已在我国部分地区开展治疗。其方法是在数字减影 X 线摄影下,经股动脉将导管送入甲状腺上动脉,缓慢注入同造影剂相混合的栓塞剂量—聚乙烯醇、明胶海绵或白及粉,至血流基本停止。一般甲状腺栓塞的面积可达 80% ~ 90%,与手术次全切除的甲状腺量相似。适应证为甲状腺较大,对抗甲状腺药物疗效欠佳或过敏者;不宜采用手术或放射性碘治疗者;亦可用于甲状腺肿大时的手术前治疗。而初发的甲亢,甲状腺肿大不明显,有出血倾向及有明显的大血管硬化者为治疗禁忌。不良反应为栓塞后可产生颈前疼痛、心悸、发热、声音嘶哑等[32]。

（二）中医对甲状腺功能亢进症的认识

1.病名　依据古代文献中对甲状腺弥漫对称性肿大,伴疲倦乏力、多汗怕热、多食易饥、失眠焦虑、手颤及心动过速等症状的描述,此病属于中医学"瘿病"的范畴,"心悸"、"郁证"等亦有相关论述。

"瘿"首见于公元前七世纪的《山海经》中。"瘿病"首见于《诸病源候论·瘿候》。战国时期的《庄子·德充符》中即有"瘿"的病名记载。《吕氏春秋·尽数篇》指出"轻水所,多秃与瘿人"。《尔雅》载"凡海中菜,皆治瘿瘤结气"。东汉许慎《说文解字》"天目之山,有草如菜,名曰杜衡,食之令人作瘿"。段玉裁称"瘿同婴,婴之义为绕,因其在颈绕喉而生,状如缨侪或缨核而得名"。隋代巢元方《诸病源候论》卷三十一瘿瘤等病诸候指出"瘿者,由忧恚气结所生,亦由饮沙水,沙随气入脉,搏颈下而成之"、"诸山水黑土中,出泉流者,不可久居,常食令人作瘿病,动气增患"。与《中医临床诊疗术语》中"瘿气"范畴相类似。

2.病因　本病病因,医家多认为与情志内伤、环境失调和先天禀赋不足相关。

（1）情志内伤　忿郁恼怒或忧愁思虑日久,肝气失于调达疏泄,气机郁滞不通,则气血津液不得正常输布,易于凝聚成痰,气滞痰凝,壅结于颈前,而形成瘿病。故情志因素在瘿病发病过程中具有重要作用。《诸病源候论·瘿候》言:"瘿者,由忧恚气结所主。"宋代陈言《三因极一病证方论·瘿瘤证治》记载:"此乃因喜怒忧思有所郁而成","随忧愁消长"。《严氏济生方·瘿瘤论治》:"夫瘿瘤者,多由喜怒不节,忧思过度,而成斯疾焉。大抵人之气血,循环一身,常欲无滞留之患,调摄失宜,气凝血滞,为瘿为瘤。"明代陈实功《外科正宗·瘿瘤论》表明:"夫人生瘿瘤之症,非阴阳正气结肿,乃五脏瘀血、浊气、痰滞而成。"《医学入门·瘿瘤篇》明言:"瘿气,今之所谓瘿囊者,由忧虑而生。"古代医家认为本病多由情志所诱发,肝的疏泄功能失调,以气郁为主,兼有肝(心)火、痰凝、血瘀,亦可伴有脾气虚或气阴两虚的表现。《太平圣惠方·瘿气咽喉肿塞》曰:"夫瘿气咽喉肿塞者,由人忧患之气……不能消散,搏于肺脾故也"、"二经俱为邪之所乘,则经络痞塞,气不宣通,故令结聚成瘿,致咽喉肿塞也"。不仅记载了致瘿的原因,还论述了瘿病压迫气管食道的表现。

(2)环境失宜　水土失宜和饮食劳倦也是导致瘿病的重要条件。饮食或水土失宜,一方面影响脾胃运化功能,使脾失健运,无以运化水湿,湿聚而生痰;另一方面影响气血的正常运行,导致气滞、痰凝、血瘀,壅结于颈前而发为瘿病。"轻水所,多秃与瘿人","亦由饮沙水,沙随气入脉,搏颈下而成之",皆指明地理环境与瘿病发生的密切关系。《圣济总录·瘿瘤门》提出瘿病山区发病较多见,"山居多瘿颈,处险而瘿也"。《杂病源流犀烛·颈项病源流》亦指出:"西北方依山聚涧之民,食溪谷之水,受冷毒之气,其间妇女,往往生结囊如瘿。"《外科正宗·瘿瘤论》指明了本病因气滞、痰凝、血瘀相互壅结而成,"夫人生瘿瘤之症,非阴阳正气结肿,乃五脏瘀血、浊气、痰滞而成"。《杂病源流犀烛·瘿瘤》亦提出:"瘿瘤者,气血凝滞,年数深远,渐长渐大之症。"

(3)先天禀赋不足　妇女的经、孕、产、乳等生理特点皆与肝经气血密切相关,在情志、饮食等致病因素作用下,易于引发气郁痰结、气滞血瘀及肝郁化火等病理变化,所以女性较男性而言更易罹患瘿病。此外,素体阴虚之人,痰气郁滞以后更易于化火伤阴,常使病机复杂化,病程缠绵。《圣济总录》指明了瘿瘤的发生"妇人多有之,缘忧患有甚于男子也",认识到本病的发生女性多于男性。《临证指南医案》举例"刘(女)年十六,天癸不至,颈项瘿疾……乃先天禀薄"。

3. 病机　本病基本病机为气滞、痰凝、血瘀壅结于颈前。病变初期多为气机郁滞,津凝痰聚,痰气搏结于颈前所致。日久可引起血脉瘀阻,气、痰、瘀三者合而为患。病位在颈部,与肝、脾、心相关。情志内伤是导致发病的重要因素,肝郁则气滞,脾伤则气结,气滞则津停,脾虚则酿生痰湿,痰气交阻,血行不畅,则气、血、痰壅结而成瘿病。体质因素也跟瘿病发生息息相关,因先天禀赋不足、素体气阴两虚或后天失于调养,气血不和,正气无以御邪于外或抗邪不利,气化功能失常,气滞津停,或积聚为痰浊,或留而为瘀,致使痰浊、瘀血等毒邪内生,或循经而行,壅结于颈前则发为瘿病。瘿病日久,在损伤肝阴的同时,也会伤及心阴,出现心悸、烦躁、脉数等症。病机以实证居多,久病则由实致虚,可见气虚、阴虚等虚候或虚实夹杂之候。若痰气郁结日久可化火,形成肝火亢盛证;火热内盛,耗伤阴津,导致阴虚火旺之候,以心肝阴虚最为常见。气滞或痰气郁结日久,则深入血分,血液运行不畅,形成痰结血瘀之候。阴虚火旺的症状随病程的延长可导致重症,出现烦躁不安、谵妄神昏、高热、大汗、脉疾等症状,为病情危重的临床表现。如果肿块在短时期内迅速增大,质地坚硬,结节高低不平者,可能提示恶变可能,预后不良。

对于本病病因病机,虽然尚未有统一的结论,但是在病机发展方面基本形成了肝郁/脾虚 - 肝火 - 阴虚 - 阳亢 - 痰瘀的临床共识。刘冬岩等[33]认为脏腑功能失衡,人体阴阳失调,阴精分泌相对过盛,由精化气,阴生而阳长,遂成阳亢之患。阳亢日久,耗气伤阴,致使出现以热象为主的虚实错杂证候。陈纪藩等[34]认为气滞痰凝壅结颈前,造成血脉瘀阻,气、痰、瘀三者合而为患,日久则郁而化火,伤阴耗气,终造成阴虚火旺,气阴两虚之候。李景顺[35]认为本病属于阴虚阳亢之证,以心、肝、肾阴虚为致病之本,以肝为主,饮食失于节制,嗜食辛辣之品,也可燥热伤阴,加重甲亢的临床表现。王开云[36]以为本病多因情志内伤,肝气损伤,气机郁滞,痰气互结,化火伤阴而致。穆俊平[37]认为因为情志抑郁或暴怒伤肝,使肝气郁滞,失于疏泄,则郁久化热,热伤阴津,导致阴亏于下,阳旺于上。证型以阴虚火旺为多,也可呈现气阴两虚,气郁痰凝等证。林兰等[38]认为人体喜怒不节,忧思过度而成斯疾也。人之气血,循环一身,常无留滞之患,调摄失宜,气滞血凝,则为瘿为瘤。方水林[39]主张本病病机以阴虚为本,气火痰瘀为标,属虚实夹杂证。临床表现看以燥热者居多,如果燥热过盛常易损阴津。

综合各家所说,本病气阴两虚为本,而痰气瘀阻滞为标。肝脏体阴而用阳,而甲亢患者常素体阴虚,故肝阳疏泄功能受损,致使气机运行不畅,在情志刺激诱发下,形成肝气郁结或阴虚阳亢之证。肝郁乘脾,致脾失健运,气血生化乏源;或气机郁滞,日久郁而化火,耗伤气阴,出现神疲倦怠,乏力懒动,大便次数增多,质地稀溏等症状。气虚则无力推动津血的运行,气血凝聚形成痰瘀;或阴虚火旺,炼津为痰,灼血为瘀。如果痰瘀随气机升降,结于颈前则可见颈部肿大,结于眼后则可见眼突。肝为心之母,肝经阴虚火旺,母病及子,使心火炽盛,而成心肝阴虚火旺之候。肝阴血不足,火热内生,肝阳亢盛故表现为烦躁易怒;

气阴两虚,热扰神明则表现为心悸、焦虑、失眠多梦;虚火迫津外泄,或气虚不能固护卫表,则见汗出;肝阴不足,肝火犯胃,则见多食易饥、消瘦。肝阴津不足,筋脉失于濡养,肝风内动则出现肢体震颤的症状。肝藏血,肾藏精,精血同源,且脾虚无以运化,气血生化乏源,使肝阴不足,肝阳上亢,耗伤肾阴,则肝阳亢盛,精血不足,冲脉失于充养,在女子则月经不调或闭经;精血无以濡养宗筋,在男子可见阳痿不起。舌红苔黄乏津、脉细数无力皆为阴虚火旺,脾气亏虚之舌脉表现。

导师在综合各家学说的基础上分析指出素体气虚或阴虚之人,在日益加重的社会环境压力下,导致肝火炽盛,肝阳上亢,痰瘀互结,壅结于颈前,发为瘿病。

4.辨证论治

(1)现代医家辨证分型治疗 曹国蓉[40]认为本病可分为三型论治:①肝胃火旺、气滞痰阻型,以龙胆泻肝汤加减治疗;②气阴两虚型,以生脉散加减治疗;③肝肾阴虚、肝风内动型,以杞菊地黄汤或镇肝熄风汤加减治疗。

王开云[41]主张本病从肝辨证论治,分为五型:①肝热痰湿型,以夏枯草散合二陈汤加减治疗;②肝热阴虚型,以增液汤合夏枯草散、二至丸加减治疗;③气郁痰阻型,以四海舒郁汤合柴胡疏肝散加减治疗;④气滞血瘀型,以四逆散合海藻玉壶汤加减治疗;⑤肝火旺盛型,以龙胆泻肝汤加减治疗。

魏耕树[42]从血瘀角度论治本病,分为四型论治:①肝郁气滞,痰瘀互结型,以海藻玉壶汤加减治疗;②肝郁胃热,热瘀互结型,以逍遥散加减治疗;③肝火亢盛,痰瘀互结型,以栀子清肝汤加减治疗;④阴虚阳亢,瘀血内阻型,以知柏地黄汤加减治疗。

邢一伟[43]善于从肝肾入手治疗本病,分为五型辨证论治:①肝郁痰火型,以海藻玉壶汤加减治疗;②中焦蕴热、胃火炽盛型,以养血泻火汤加减治疗;③阴虚火旺型,以清肝芦荟丸合玉女煎加减治疗;④胃强脾弱、虚实夹杂型,以白虎人参汤合香砂六君子汤加减治疗;⑤气阴两虚型,以黄芪汤加减治疗。

戴岐[44]认为患者素本阴虚,复受情志内伤而发为本病,治疗上分三型论治:①阴虚火旺、痰气郁结型,以黄芪汤、二冬汤合消瘰丸加减治疗;②气阴两虚、痰凝络脉型,以天王补心丹、一贯煎、二陈汤、六味地黄汤或六君子汤等加减治疗;③痰瘀互结、阻滞络脉型,以涤痰汤、黄连温胆汤、消瘰丸、海藻玉壶汤、血府逐瘀汤等加减治疗。

李玉川[45]认为本病为心脾虚弱或肝失条达,分四型辨证治疗:①心阴虚损型,以自拟沙参麦冬柳叶汤加减治疗;②肝郁不达型,以自拟黄药枣仁汤加减治疗;③肝火旺盛型,以自拟龙胆海藻汤加减治疗;④脾胃失运型,以自拟乌梅莲子汤加减治疗。

臧仁涛等[46]把本病分为三型:肝阳上亢型;脾虚肝郁型;气血两亏、脾肾两虚型。治疗大法以益气养阴为主,辅以滋阴养液、凉肝潜阳、平肝和胃、健脾益肾、利湿化痰等治则。

综观以上医家辨证分型虽不尽相同,但多以气郁痰凝、肝胃火旺、阴虚火旺、气阴两虚等为主要的辨证证型。重视到气阴两虚在发病过程中为致病之本,气滞、痰凝、血瘀为致病之标。

(2)局部外敷法 张太华[47]用生大黄、青黛、栀子、浙贝母、山慈姑、冰片、黄药子等共研为细末,再与夏枯草水煎浓缩液混合调成软膏制成甲亢膏,用外敷甲亢膏配合中药汤剂治疗甲亢患者66例,连续使用50天疗程后,同仅服用中药汤剂的对照组相比较,治疗组疗效明显优于对照组。孙以民等[48]以海藻、昆布、乳香、没药、黄药子各6 g,冰片3 g,同凡士林调膏制成消瘿膏,临床治疗甲亢患者48例,结果显示总有效率达到95.8%。王立琴等[49]以消瘿膏(生半夏、黄药子、乳香、没药等配制而成)外敷甲状腺患处,每2日换药一次,治疗甲状腺肿32例,同甲状腺素片对照组21例相比较,结果显示实验组有效率为84.3%,而对照组有效率仅42.9%。以上试验结果皆表明中药外敷制剂在甲亢患者的治疗中发挥着重大作用。

(3)针灸及穴位埋线疗法 葛宝和[50]依据滋阴降火、疏肝补肾的原理采用针刺法治疗甲亢患者32例,取穴太冲、肾俞、肝俞、大椎、颈部夹脊穴、颈部阿是穴、内关、足三里、三阴交、太溪等为主穴。每天治疗一次,连续治疗1个月为一疗程,每人共治疗2~3个疗程。试验结果显示显效22例,有效10例,总有效率高达100%。田元生等[51]采用穴位埋线法配合中药治疗甲亢患者138例,取双侧心俞、肝俞,常规消毒局麻后,刺入穴位得气后埋入羊肠线,外敷苯扎氯铵贴,每2周治疗一次,同时口服自拟抑亢胶囊(夏枯草、龙胆草、黄药子等),与西药组相对照,显示治疗组疗效(97.8%)优于对照组(93.5%)。黄洁等[52]同样采用穴位埋线法治疗甲亢,取双侧足三里、三阴交、肝俞、肾俞、心俞、脾俞,每次选3个穴位,针刺入穴位得气后埋入羊肠线2~3天,每2周治疗一次,一个疗程共8次并配合中药汤剂口服治疗,治疗组与丙硫氧嘧啶对照组疗效相近,但治疗组在降低 FT_4、升高 TSH、缩短疗程和减少毒副反应及复发率方面均显著优于对照组。蒋晓林等[53]则采用腕踝针针刺法针刺并配合埋针法联合甲巯咪唑治疗甲亢,与对照组比较,在改善患者 FT_3、FT_4、TSH 水平和降低心率方面有明显优势。

其他研究结果显示艾灸发、耳穴压豆按摩法等对甲亢治疗亦有显著疗效。

5. 治法分析 依据《黄帝素问二十四卷》王冰注"壮水之主以制阳光"与《灵枢·经脉》中"虚则补之,实则泻之"的原则,确定了益气养阴,化痰散结的治疗大法。气阴两虚为本病的致病之本,《素问·阴阳应象大论》言"治病必求于本",故益气养阴以治其本。本病患者体质素体本偏于阴虚,肝脏之疏泄功能损伤,长期抑郁或忿怒使肝气郁结进一步加重。如果肝旺乘脾,脾失健运,则气血生化乏源;郁久化火,耗气伤阴,终致气阴两虚。机体气阴两虚,气虚则无力推动津液运行,津液停滞则为痰,且气虚无力运化水湿,则蕴而为痰;久病者气虚益甚,精微物质不能上输于肺濡养周身而积聚于脾,化生痰浊,造成痰湿困脾。脾虚湿困,痰浊凝滞,影响气机的升降,血运不畅,瘀血内停,内至脏腑,外达筋骨皮毛,形成各种病症。阴虚燥热,病势缠绵,阴损及阳,阳气虚衰,则寒凝内生,血液运行不畅而致血瘀。久病必虚,气虚则血液运行无力,阴虚则煎熬津液,血行艰涩,脉络不利,则生痰瘀,终成眼突、颈肿等一系列变证。养阴则肝肾阴血充足,肝经气机自然通畅,脾气得以自复。益气健脾,脾胃的运化功能得以恢复,气血津液生化有源,也有利于阴津的补充,二者相辅相成,而达治本的目的。

痰瘀既是本病的病理产物,又能作为致病因素作用于人体,造成病情的加重。《素问·标本病传论》曰:"病发而有余,本而标之,先治其本,后治其标。病发而不足,标而本之,先治其标,后治其本。"痰瘀一方面直接耗伤阴液,若痰瘀日久化火也可耗伤阴津,如果闭阻经络气机,津液失于输布,机体失于濡养,亦可加重气阴两虚的发生。阴液耗伤与痰瘀互为因果,阴虚则经脉枯萎乏津,痰火愈甚,进一步耗伤气阴,形成恶性循环。故本病在治疗的过程中,益气养阴之外尚应佐以化痰散结之品,最终达到标本同治的目的。

6.方药分析

（1）组方原则　导师认为本病的发生系气阴两虚为本，痰瘀为标，气滞在伴随疾病始终，日久则郁而化热。所以本病的治疗当益气养阴、化痰散结、清热活血，使本病标本同治而达到治愈。

方中黄芪、生地黄为君药，党参、茯苓、当归、夏枯草为臣药，蒲公英、玄参、浙贝母、牡蛎、黄连、制香附、山慈姑为佐药，生甘草为使药。

方中生地黄滋阴生津，清热凉血；黄芪益气健脾，不仅能够改善患者的气虚症状，还使气血津液生化充足，二者合用益气养阴以治其本。党参补中益气，健脾生津；茯苓健脾和胃，宁心安神，渗湿利水，二者相合既能助黄芪渗利化散痰浊，复生化之源，又能安神宁心，缓解紧张、焦虑等；当归补血生津，活血止痛，不仅协同生地黄养阴生津，且活血化瘀而止痛；夏枯草散结解毒，清肝明目，为化痰散结之要药，且能解郁清肝而明目，对突眼有较好的治疗作用。上述四药共为臣药，助君药益气滋阴之功以治病之根本外，尚能散结化痰而祛瘀，对病理产物的去除大有裨益。阴虚则心肝之火自动，蒲公英消痈散结，清热解毒，化痰而不伤阴兼清郁火；玄参滋阴凉血，泻火解毒；浙贝母清热化痰，散结消肿；牡蛎平肝潜阳，软坚散结，兼固涩、安神；黄连清热泻火，燥湿解毒；山慈姑清热解毒，消肿散结；制香附理气解郁，肝气舒则气机畅达，上述药物理气解郁，化痰散结，清热而不伤阴，以治其标。生甘草味甘性平，缓解苦寒之品败胃伤阴，又助黄芪益气调中，而且调和诸药，为本方的使药。全方配伍，共奏益气养阴、化痰散结、清热活血解郁之效。气阴得复，痰瘀得消，诸症皆可得愈。

（2）中药功效溯源　对各药功效分析如下。

黄芪：味甘，性微温，归肝、脾、肺、肾经。具有益气固表、敛汗固脱、升阳补中之功效。黄芪善补中焦脾胃之气，张山雷《本草正义》载："黄芪补益中土，温养脾胃，凡中气不振，脾土虚弱，清气下陷者最宜。"贾所学《药品化义》言："性温能升阳，味甘淡，又能温中，主健脾，故内伤气虚，使补中益气。"黄芪除益气之外，尚能固表止汗，张秉成《本草便读》谓："黄芪之补，善达表益卫，温分肉，肥腠理，使阳气和利，充满流行，自然生津生血……以营卫气血自和，自无瘀滞耳。"脾胃为气血生化之源，脾胃健则气血足，阴津化生有源。甲亢患者多有汗出增多的表现，《本草汇言》称"自汗频来，乃表虚而腠理不密也，黄芪可以实卫而敛汗"，张景岳谓："表疏而多汗者可止。"综合以上医家，可见黄芪在本方中主要是两方面作用：一是补中益气，使气血生化有源，阴液得充；一是固表止汗，使气血自和。

生地黄：味甘、苦，性凉，归归心、肝、肾经。具有清热养血、滋阴生津之功效。《神农本草经》即记载"逐血痹，填骨髓，长肌肉"。《本草汇言》谓："生地为补肾要药，益阴上品，故凉血补血有功，血得补，则筋受荣。"《药类法象》曰："凉血，补血，补肾水真阴不足。"《得配本草》："生地滋其阴，以清其火，而胃气从此运行，饮食自然渐进……更有火生痰，痰生火，交结于中，和生地汁于其中则诸症即除。"可见生地黄善于补真阴之水，并能生血，辅以活血之功，同时阴复则火消。

党参：味甘，性平，归脾、肺经。具有健脾补肺、益气生津之功效。《本草从新》谓："补中益气，和脾胃而除烦渴。"《本草正义》记载党参的功效："党参力能补脾养胃，润肺生津，健运中气……健脾运而不燥，滋胃阴而不湿，润肺而不犯寒凉，养血而不偏滋腻，鼓舞清阳，振动中气，而无刚燥之弊。"党参健脾益气使气血化生充足，津液濡养周身，使气阴得复，烦渴得消，且不伤胃阴。

茯苓：味甘、淡，性平，归心、脾、肾经。具有健脾宁心、利水渗湿之功效。《本经》载："主忧恚惊邪恐悸"，《本经别录》称："调脏气……长阴，益气力，保神守中。"说明茯苓除健脾益气外，具备宁心安神的功效。《医学启源》："除湿……和中益气为主。"《本草正》谓其药性："能利窍去湿，利窍则开心益智，导浊生津；去湿则逐水燥脾，补中健胃……治痰之本，助药之降。"《医学衷中参西录》："茯苓治心悸之要药，亦治汗出之主药。"可见茯苓还能除湿化痰，消除致病之因，促进脾的运化功能。

当归：味甘、辛、苦，性温，归肝、心、脾经。具有补血活血、止痛润燥之功效。《主治秘诀》曰："心经本药一也，和血二也。"《本草汇编》："其味辛散，乃血中气药也……有阴虚阳无所附者，用血药补阴，则血和而气降。"当归同补气养血药合用，则可增强其功效。《本草新编》谓："入之补气药中则补气，入之补血药中则补血。"《本草正》载："其味甘而重，故专能补血，其气轻而辛，故又能行血，补中有动，行中有补，诚血中之气药，亦血中之圣药也。"当归既能补血，又能活血，补充阴津之不足，复调畅气机之运行。

夏枯草：味苦、辛，性寒，归肝、胆、脾经。具有清肝明目、散结解毒之功效。夏枯草为散结消肿之主药，又疏散郁结，清肝泻火。《本经》谓："散瘿结气。"

《本草通玄》："补养厥阴血脉，能疏通结气。而目痛、瘰疬皆系肝症，故建神功。"《滇南本草》："行肝气，开肝郁，散瘰疬。"《本草求真》谓："知其气虽寒而味辛，凡结得辛则散，而其气虽寒犹温，故能以补血也。一切热郁肝经等证，则得此治无不效，因其得藉解散之功耳。"而《本草衍义补遗》称："补养血脉。"痰瘀去则新血生，可有补养血脉的功效。

蒲公英：味甘、微苦，性寒，具有清热解毒、消肿散结之功效。《本草新编》言："其气甚平，既能泻火，又不损土"，说明蒲公英的清火之性较为平和，泻火而不伤阴。《医林纂要》谓："能化热毒……消肿核。"《随息居饮食谱》称："化痰，散结消痈，养阴凉血。"《本草新编》载："溃坚肿，消结核，散滞气。"蒲公英不仅泻火凉血，化散热毒，而且散结消肿。

玄参：味甘、咸、苦，性微寒，归肺、胃、肾经。具有清热凉血、泻火解毒、滋阴生津之功效。张元素把玄参喻为治空中氤氲之气与无根之火的圣药。其作用为清泻虚火，滋下焦真阴，使相火归位。玄参善于消颈部瘰疬，李时珍在《本草纲目》中论述其功用："滋阴降火，解斑毒，利咽喉……其消瘰疬亦是散火。"《本草品汇精要》谓："消咽喉之肿，泻无根之火。"对于其机制，《本草正》认为"此物味苦而甘，苦能清火，甘能滋阴，能退无根浮游之火，散周身痰结热痈"。而《本草正义》则明言"味苦则泄降下行，能治脏腑热结等证。味辛而微咸，直走血分而通血瘀。亦能外行于经隧，消散热结之痈肿"。《医学衷中参西录》中指出玄参尚能明目，盖因肝开窍于目，而玄参则益肾水以滋肝木，水充木旺则目明。

浙贝母：味苦，性寒，归肺、心经。具有清热化痰、降气、散结消肿之功效。《别录》在其作用原理上指出"止烦、热、渴、出汗，皆泄降除热也……主郁气痰核等证，辛散苦泄，开结散郁也"。《本草正》提及："最降痰气，善开郁结，清肝火，明耳目"。《纲目拾遗》解其功用为"解毒利痰"。可见浙贝母一方面能清心肝火，另一方面通过降泄气机，开郁散结，化痰消肿，此外还能清肝火而明目。

牡蛎：味咸、性微寒，归肝、肾经。具有平肝潜阳、软坚散结、重镇安神、收敛固涩之功效。《本经逢原》谓："牡蛎能消散内结之热。因热从内蕴，惊恚之怒气上逆，宜咸寒降泄为务。"《海药本草》："补肾正气，止汗，去烦热，治伤寒热痰，能补养安神。"《本草纲目》论述其功效："化痰软坚，清热除湿……故消疝瘕积块，瘿疾结核。"《医学衷中参西录》述其安神之功："因惊恐由于胆，郁怒由于肝,牡蛎咸寒属水,因水能滋木,故肝胆自得其养。况其性善收敛,肝胆得其助则惊恐自除,肝得其平则恚怒自息。"

黄连:味苦,性寒,归心、肝、胃、大肠经。具有清热泻火、燥湿解毒之功效。朱震亨认为黄连可以除中焦湿热而泻心火。《医学入门》谓:"一切湿热形瘦气急,黄连皆可主之。"《本草拾遗》称"主羸瘦气急"。可见其所主之病症与甲亢急躁易怒、消瘦相类似。若患者心肝火旺,火热炽盛,皆可用黄连清心肝之火而除烦,黄连兼能燥湿,对于湿热之证亦其所宜。《本草汇言》载:"七情之火,聚而不散,六郁之火,结而不舒,二陈以清之可也,然无黄连之苦寒,则二陈不能独清。"《本草经百种录》记载:"黄连能以苦燥湿,以寒除热,一举两得。"《本草正义》亦明言:"大苦大寒,苦燥湿,寒胜热,能泄降一切有余之湿火。"

制香附:味辛、微苦、甘,性平,归肝、肺、脾、胃、三焦经。具有理气解郁、行气止痛之功效。甲亢的发生多因情志不畅而诱发,故治疗本病时需添加疏肝之品。李时珍称其为气病之总司,女科之主帅。王好古则述凡气郁血气必用之。《滇南本草》载:"调血中之气,开郁。"香附理气而不伤阴,诚如《本草正义》所言:"香附皆以气用事,专治气结为病。虽善走而亦能守,不燥不散。"气行则血行,瘀血得去,新血得生,《本草述》载:"此于补血味中,乃能使旧血和而新血生。"

山慈姑:味甘、微辛,性寒,归肝、胃、肺经。具有清热解毒、消肿散结之功效。山慈菇主治因痰而凝之结节,能清热消散。《本草新编》称:"正消痰之药,治痰而诸病自除。"《本草正义》谓:"消积攻坚之法,如瘰疬之类喜用之。"《本草再新》也记载:"治烦热痰火,瘰疬结核。"《本草拾遗》谓:"主瘰疬结核。"《滇南本草》记载"消阴分之痰"。

生甘草:味甘,性平,归脾、胃、心、肺经。具有泻火解毒、调和诸药之功效。李杲认为甘草生用气平,可补脾胃之不足,又能大泻心火。达到除邪热,去咽痛,缓正气,养阴血的目的。甘草功善调和诸药,《汤液本草》谓:"甘之味有升降浮沉,可上可下,可内可外,有和有缓,有补有泄,居中之道矣。"《本草正》则言:"助参、芪成气虚之功,助生地疗阴虚之效。"甘草在此方中,既能清热泻火解毒,又能助党参、黄芪补益中焦,再者调和诸药。

(3)现代药理分析

①调节免疫功能。黄芪的主要成分是黄芪多糖,对机体特异性免疫及体液

免疫等有广泛的影响,包括激活巨噬细胞,促进 Th 转化、活化 Tc 细胞、提高 B 细胞等免疫细胞的数量和活性;诱生 INF、IL-2、TNF 等免疫因子;促进 RNA、DNA、蛋白质的含量等多方面的作用,从而提高机体免疫功能[54]。可促使甲功恢复,疗程缩短[55]。牡蛎水溶性抽提物可显著提高脾脏 T 淋巴细胞转化功能,并可增强 NK 细胞活性,调节机体细胞免疫功能[56]。动物实验表明夏枯草对早期炎症反应有显著抑制作用,其抗炎作用与肾上腺皮质中糖皮质激素合成、分泌物增加有关,并对特异性免疫功能也有相当强的影响,可上调血 T 淋巴细胞亚群值[57]。

②镇静、催眠作用。现代药理实验研究发现,牡蛎对小鼠的自主行为活动均有明显的抑制作用;均能明显增加阈下剂量戊巴比妥钠的小鼠入睡率,可明显缩短戊巴比妥钠小鼠的入睡时间,并能明显延长其睡眠时间;而且有明显抗惊厥作用[58]。玄参浸剂有镇静、抗惊作用[59]。小鼠皮下或腹腔注射玄参浸剂 2.5~6 g/kg,能抑制小鼠自发活动,延长环己巴比妥钠睡眠时间。此外,尚有戊四氮抗惊厥的效应[60]。

③对心血管方面的作用。夏枯草所含总皂苷有抗心律失常作用[61]。玄参有明显的扩张冠状动脉作用。玄参乙醇提取物能明显增加离体兔冠脉流量;家兔腹腔注射,对垂体后叶素所致实验性心肌缺血有保护作用[62]。

七、结语

近年来随着人们生活方式的改变和工作压力的增加,甲状腺疾病目前已经逐渐发展成为影响人体健康的常见疾病之一。而甲状腺功能亢进症因为病程长、易反复等原因成为亟待解决的重大疾病。在临床实践过程中,导师发现甲亢患者中气阴两虚者居多,同时多伴有情志不畅,易于化火,而且阴虚火旺,灼伤津液者也较为常见,导致痰瘀互结于颈前。因此,导师总结自己的临床经验,提出甲状腺功能亢进症的根本病机为气阴两虚,热毒痰凝血瘀是本病发生的重要因素。从而确立了益气养阴为主,佐以化痰散结、清热活血的治疗法则。通过临床对治疗组 30 例甲亢患者为期 12 周的观察,结果证实甲亢消瘿方能够显著改善患者的临床症状和体征,并降低患者抗体水平,增强患者免疫功能,减少本病的复发。治疗组临床治疗总有效为 96.6%,明显优于对照组($P < 0.05$),具有统计学意义。本方联合甲巯咪唑治疗,不仅从整体上改善了患者的症状和体征,更早降低甲状腺激素水平,而且不良反应少,安全可靠性及依从性好。本

研究是观察甲亢消瘿方联合甲巯咪唑治疗甲亢的临床疗效,尚需进一步研究该法对于甲亢患者免疫机制的影响途径,为中医药综合治疗本病提供理论依据。

参考文献

[1]郑筱萸.中药新药临床研究指导原则[M].北京:中国医药科技出版社,2002:226-230.

[2]Phenekos C,Vryonidou A,Gritzapis AD,et al. Th1 and Th2 serum cytokine profiles characterize patients with Hashimoto's thyroiditis(Thl)and Graves'disease(Th2)[J]. Neuroimmunomodulation,2004,11(4):209-213.

[3]Sinclair D. Clinicaland laboratory aspects of thyroid autoantibodies [J]. Ann Clin Biochem,2006,43(Pt3):173-183.

[4]宋武战,池君,汪静.促甲状腺激素受体抗体(TRAB)测定的临床价值[J].放射免疫学杂志,2007,20(5):399-401.

[5]朱利国,浦洪波,武红玉.促甲状腺激素、甲状腺过氧化物酶抗体和促甲状腺激素受体抗体检测在甲状腺疾病中的应用价值[J].标记免疫分析与临床,2010,17(4):241-243.

[6]郭长秀,安云凤.Graves病患者IL-6、IL-10、IFN-γ水平的变化及临床意义[J].世界科技研究与发展,2008,30(4):483-484.

[7]董吉祥,谢莹,汪寅,等.Graves病患者外周血IL-6,TNF-a水平表达的变化及意义[J].中国免疫学杂志,2006,22(4):375-350.

[8]Villanueva R,Greenberg DA,Davies TF,et al. Sibling recurrence risk in autoimmune thyroid disease[J]. Thyroid,2003,13(8):761-764.

[9]Lee KM,Chuang E,Griffin M,et al Molecular Basis of T Cell Inactivation by CTLA-4[J]. Seience,1998,282(12):2263-2266.

[10]T omer Y,Greenberg DA,Barbesino G,et al. CTLA-4 and not CD28 is a susce-ptibility gene for thyroid auto-antibody production[J]. J Clin Endocrinol Metab,2001,86(4):1687-1693.

[11]Kouki T,Gardine CA,Yanagawa T,et al. Relation of three polymorphisms of the CTLA-4 gene in patients with Gravesdisease[J]. J Endocrinol Invest, 2002,25(3):208-213.

[12]Wang XB,Kakoulidou M,Giscombe R,et al. Abnormal expression of CTLA-4 by T cells from patients with myasthenia gravis:effect of an AT-rich gene sequence[J]. J Neuroimmunol,2002,130(2):224-232.

[13]Chistiakov DA,Turakulov RI. CTLA-4 and its role in autoimmune thyroid disease[J]. J Mol Endocrinol,2003,31(8):21-36.

［14］Mustelin T，Alonso A，Bottini N，et al. Protein tyrosine PhosPhatases in T cell Physiology［J］. Mol Immunol，2004，41（6－7）：687－700.

［15］Hill RJ，Zozulya S，Lu YL，et al. The lymPhoid protein tyrosine phosphatase Lyp interacts with the adaptor molecule Grb2 and functions as a negative regulator of T－cell activation［J］. Exp Hematol，2002，30（3）：237－244.

［16］Mustelin T，Alonso A，Bottini N，et al Protein tyrosine phosphatases in T cell physiology［J］. Mol Immuno，2004，41（7）：687－700.

［17］Vaidya B，Kendall－Taylor P，Pearce SH. The genetics of autoimmune thyroid disease［J］. J Clin Endocrinol Metab，2002，87（12）：5385－5397.

［18］AiJ，Lenohard. t JM. Heymann WR. Autoimmune thyroid disease：etiology，pathogenesis，and dematologic manifestation［J］. Am Acad Dermata，2003，48（5）：641－659.

［19］王晓莉，翟志敏. 调节性 T 细胞研究进展［J］. 蚌埠医学院学报，2013，38（1）：122－125.

［20］McLachlan SM，Nagayama Y，Rapoport B. Insight into Graves' hyperthyroidism from animal models［J］. Endoer Rev，2005，26（6）：800－32.

［21］Laurberg P，Bulow Pedersen I，Knudsen N，et al. Environment aiodine intake affects the type of nonmalignant thyroid disease［J］. Thyroid，2001，11（5）：457－469.

［22］Laurberg P，Jorgensen T，Perrild H，et al The Danish investigation on iodine intake and thyroid disease status and perspectives［J］. Eur J Endocrino，2006，155（2）：219－228.

［23］彭年春，时立新，张巧，等. 轻度碘缺乏城市食盐加碘后甲状腺疾病流行病学调查研究［J］. 中华内科杂志，2013，25（1）：16－20.

［24］Bournaud C，Orgiazzi J J. Iodine excess and thyroid autoimmunity［J］. J Endocrinol Invest，2003，26（2 Suppl）：49－56.

［25］Chen M D，Song Y M，Tsou C T，et al. Leptin concentration and the Zn/Cu ratio in plasma in women with thyroid disorder［J］. Biol Trace Elem Res，2000，75（1－3）：99－100.

［26］Gartner R，Gasnier B C，Dietrich JW，et al. Selenium supplementation in patients with autoimmune thyroiditis decreases thyroid peroxidase antibodiese concentrations［J］. J Clin Endocrinol Metab，2002，87（4）：1687－1691.

［27］Steinmaus C，Miller MD，Howd R. Impact of smoking and thiocyanate on perchlorate and thyroid hormone associations in the 2001－2002 national health and nutrition examination survey［J］. Environ Health Perspect，2007，115（9）：1333－1338.

［28］Vestergaard P，Rejnmark L，Weeke J，et al. Smoking as a risk factor for Graves'disease，toxic nodular goiter，and autoimmune hypothyroidism［J］. Thyroid，2002，12（1）：69－75.

[29]Vestergaard P. Smoking and thyroid disorders a meta analysis[J]. Eur J Endocrino,2002,146 (2):153 – 161.

[30]金世鑫.甲状腺功能亢进的内科治疗[J].中国实用外科杂志,2006, 26(7):492.

[31]叶任高,陆再英.内科学[M].第 6 版,北京:人民卫生出版社,2004:733.

[32]冯凭.Graves 病的诊断与治疗[J].国外医学内分泌学分册,2004,24(1):72.

[33]刘冬岩,王科成,董联玲,等.三黄抑亢胶囊辅以小剂量甲巯咪唑治疗 Graves'病临床观察[J].中国中西医结合杂志,1999,19(7):432 – 434.

[34]陈纪藩,廖世煌,黄仰模."甲亢消"治疗甲亢的初步观察[J].新中医,1992,24(7): 53 – 54.

[35]李景顺.浅谈中医对甲亢的辨证施治[J].辽宁中医杂志,1981,(3):28.

[36]王开云.从肝论法毒性弥漫性甲状腺肿 70 例[J].安徽中医临床杂志,2000, 12 (3):182.

[37]穆俊平.浅谈甲亢的中医辨证治疗[J].内蒙古中医药,2003,5:90.

[38]任志雄,李光善,倪青.林兰教授从中医新释甲状腺疾病[J].世界中医药,2013,8(1): 96 – 98.

[39]方水林.甲状腺功能亢进辨治心法[J].四川中医,2002,20(3):15.

[40]曹国蓉.甲状腺机能亢进症的辩证论治[J].新中医,1996,(9):5 – 6.

[41]王开云.从肝论治毒性弥漫性甲状腺肿 70 例[J].安徽中医临床杂志,2000, 12 (3):183.

[42]魏耕树,夏岚.甲状腺功能亢进症从血瘀论治的体会[J].陕西中医学院学报,2002,25 (5):29 – 30.

[43]邢一伟.辨证治疗甲状腺机能亢进[J].吉林中医药,2001,(2):13.

[44]王哲民.戴岐辨治甲亢症的经验[J].山东中医药大学学报,1998,22(2):134 – 135.

[45]李玉川.甲亢病的中医治疗[J].新疆中医药,1999,17(1):29.

[46]臧仁涛,辛建,谭业雪.辩证治疗甲状腺机能亢进症 36 例[J].山东中医杂志,1996,15 (3):108.

[47]张太华.甲亢膏外敷配合方药治疗甲亢 66 例[J].河南中医药学刊.2001,16(6):11.

[48]孙以民,李洪波.消瘤膏外敷治疗甲状腺肿[J].上海中医药杂志,2000,(6):31.

[49]王立琴.外敷消瘿膏治疗甲状腺肿临床观察及实验初步研究[J].中医杂志,1993,34 (3):153 – 155.

[50]葛宝和.滋阴降火、疏肝补肾针刺法治疗甲亢的临床研究[J].山东中医药大学学报, 1999,23(6):443 – 445.

[51]田元生,曹金梅,杨维乾.穴位埋线配合中药治疗甲亢138例[J].中国针灸杂志,2001,
　　22(9):585－586.

[52]黄洁,常小荣,王超,等.穴位埋线配服甲亢宁汤治疗甲状腺功能亢进症36例[J].湖南
　　中医杂志,2004,20(2):28－29.

[53]蒋晓林,罗伟,黄效生,等.针刺配合药物治疗对甲亢患者心率以及FT_3、FT_4、TSH含量
　　的影响[J].中国中医基础学杂志,2004,10(8):76－77.

[54]李燕玉,徐丽梅,刘又宁.黄芪的药理作用及其在呼吸系统疾病中的应用[J].空军总医
　　院学报,2007,23,(2):99.

[55]王东,方向明,刘云,等.甲亢用黄芪注射液治疗后T细胞亚群的变化[J].华西医学,
　　2001,16,4

[56]陈伟平,姜训,袁琛潇.牡蛎水溶性抽提物对小鼠脾脏T淋巴细胞转化功能和NK细胞
　　活性的影响[J].现代应用药学,1994;11(3):6－7.

[57]郑昱,乔成栋,苑伟,等.夏枯草胶囊对溃疡性结肠炎大鼠外周血T淋巴细胞亚群表达
　　的影响[J].中国中西医结合消化杂志,2004,12(1):10.

[58]游秋云,王平,吴丽丽,等.龙骨、牡蛎对小鼠镇静催眠作用的对比研究[J].辽宁中医药
　　大学学报,2007,9(9):5.

[59]李为民,孟宪纾,俞腾飞,等.百合的药理作用研究[J].中药材,1990,13(6):31.

[60]洪庚辛,曹斌.酸枣仁研究进展[J].中药通报,1987,12(8):51.

[61]高学敏.中药学[M].北京:中国中医药出版社,2002:102.

[62]师怡,许晖,阕慧卿,等.玄参化学成分的药理作用和分析方法[J].海峡药学,2006,18
　　(4):58－61.

第十三章　益气清肝散结汤治疗桥本甲亢的临床研究

一、研究设计

（一）诊断标准

桥本甲亢的诊断标准，参考森田陆标准[1]（日本厚生省标准）及《甲状腺疾病》[2]的有关内容拟定：①弥漫而坚韧的甲状腺肿大，特别是峡部椎体叶的肿大；②血清抗甲状腺自身抗体（TPOAb 和 TGAb）阳性；③甲状腺细针穿刺具有桥本甲状腺炎的病理组织学所见；④TSH 减低，伴或不伴 FT_4 增高和（或）FT_3 增高。同时满足 1，2，4 项或 1，3，4 项可确诊。

气虚肝旺痰凝证的中医诊断标准，参考《中药新药临床研究指导原则》（2002 年版）的有关内容拟定：

主症：①甲状腺肿大且坚韧；②烦躁、震颤或心悸。

次证：神疲，乏力，突眼，消瘦，多汗，多食，口渴，大便频。

舌脉：舌红，苔薄白或黄，脉数，按之无力。

具备主症中两项内容，及次症中任一项，结合舌脉，可做出诊断。

（二）试验病例标准

1. 纳入病例标准　①符合桥本甲亢诊断标准；②符合气虚肝旺痰凝证中医诊断标准；③年龄 16～70 岁；④能够接受治疗及各项检查者。

2. 排除标准　①不符合上述纳入标准者；②根据病史及临床表现排除急性、亚急性甲状腺炎；③伴随有其他疾病可能对实验结果产生干扰者，尤其是自身免疫相关疾病；④1 个月内曾服用过影响甲状腺功能或影响免疫系统的药物（包括中药、西药和保健食品等，如抗甲状腺药物、甲状腺素、糖皮质激素等）；⑤孕妇、哺乳妇女及计划妊娠者；⑥不能或不愿合作者。

3. 病例剔除及脱落标准　①未按照试验方案规定用药的者；②虽纳入病例出现各种原因而不宜继续接受试验者；③自行退出或未完成整个疗程病例；

④资料严重缺失而影响疗效和安全性评定者。

4.病例来源与分组　观察病例全部来源于 2011 年 3 月至 2013 年 2 月在山东中医药大学第二附属医院内分泌科首次就诊的桥本甲亢患者。所有病例随机分为三个组:西药组、中药组、中西药组。

(三)病史资料分析

本研究共收集病例 97 例,其中女性患者 76 例,占 78.4%,年龄最小 17 岁,最大 68 岁(各年龄阶段分布见表 1)。中药组 35 例、西药组 30 例、中西药组 32 例,各组间治疗前年龄构成差异(见表 2)、甲状腺体积、甲状腺峡部厚度、FT_3、FT_4、TSH、TPOAb、TGAb 水平差异均无统计学意义($P > 0.05$),具有可比性。

表 1　　　　　　　　　　　　各组病例资料年龄分布情况

| 组别 | 例数 | 年龄分布(岁) | | | | | | 平均年龄 |
		<20	21~30	31~40	41~50	51~60	61~70	
西药组	30	2	9	11	6	2	0	34.5
中药组	35	3	10	8	7	4	3	37.3
中西药组	32	3	12	9	4	3	1	33.6

表 2　　　　　　　　　　　　各组性别构成情况

| 组别 | 例数 | 性别分布 | | |
		男	女	男:女
西药组	30	6	24	1:4
中药组	35	8	27	1:3.38
中西药组	32	7	25	1:3.57

(四)治疗方法

病例治疗和观察时间段为 3 个月。分别于治疗前后检测甲状腺功能和甲状腺自身抗体,治疗期间甲状腺功能每月复查一次,西药组和中西药组根据检验结果调整西药用量。

1.西药组　西药组根据临床症状选择适宜的西药进行对症治疗,若有甲状腺毒症者口服适量甲巯咪唑片,伴有心慌明显者可服用普萘洛尔片。并根据检测结果及症状表现随时调整剂量。

2. 中药组　中药组服用益气清肝散结汤,该方基本组成如下:黄芪 30 g、党参 15 g、山药 15 g、炒栀子 12 g、柴胡 12 g、白蒺藜 12 g、夏枯草 20 g、浙贝母 12 g、玄参 15 g、蒲公英 30 g、牡蛎 30 g、鳖甲 30 g、生甘草 9 g。煎煮服用方法:以上药量为每日剂量,煎取 400 毫升分早晚两次空腹温服。

3. 中西药组　在服用西药对症治疗的同时服用益气清肝散结汤中药汤剂,具体用药方法分别同前两组。

(五)观测指标

1. 安全性指标　一般体格检查项目,血、尿、大便常规,肝、肾功能检查,治疗前后各检查一次,注意过敏反应、一般不良反应等。

2. 疗效性指标　①甲状腺功能:血清游离三碘甲腺原氨酸(FT_3)、血清游离甲状腺素(FT_4)、血清促甲状腺素(TSH);②甲状腺体积、峡部厚度:由 B 超测得,甲状腺体积计算左右两叶体积之和,单侧体积 = 长×宽×厚;③血清甲状腺球蛋白抗体(TGAb);④血清甲状腺过氧化物酶抗体(TPOAb)。

(六)疗效判定标准

1. 综合性疗效判定标准　中医证候积分量表参考《中药新药临床研究指导原则》(2002 年版)及《内分泌学》第二版[3]制定,各症状表现由轻到重分别记为 1 分、2 分、3 分,无此症候记 0 分(见表 3)。

表3　中医证候积分表

症状	轻(1分)	中(2分)	重(3分)
甲状腺肿大	Ⅰ度	Ⅱ度	Ⅲ度
以上甲状腺质地	软	韧	硬韧
静息脉率	90~100 次/分	100~110 次/分	>110 次/分
心悸症状	劳后明显	动则心悸	静息时亦心悸
突眼	Ⅰ级	Ⅱ级	Ⅲ级以上
烦躁	情绪不稳定,易于急躁	烦躁易怒,多能控制	烦躁易怒,难以控制
消瘦	较病前减轻 10% 以下	减轻 10%~20%	减轻 20% 以上
多汗	易出汗	动则汗出	汗出不止
震颤	偶有发作	经常发作	持续发作
多食	食量增加 1/2 以下	增加 1/2~1 倍	增加 1 倍以上

（续表）

症状	轻	中	重
大便频	2次/日	3次/日	4次以上
神疲乏力	容易疲劳	困倦喜卧	精神萎靡或瘫软
口渴	口感不渴	口干喜饮	饮水频多

甲状腺肿大分度：Ⅰ度：肉眼不能确定有甲状腺肿，吞咽时可见或可扪及；Ⅱ度：甲状腺肿大可见可扪，局限于胸锁乳突肌以内；Ⅲ度：肿大超出胸锁乳突肌内侧缘，或使颈前区出现变形、不对称。

突眼分度：Ⅰ度：仅有体征（上睑挛缩、凝视、突眼22毫米以内）、无症状；Ⅱ度：软组织受累，有症状体征；Ⅲ度：突眼大于22毫米；Ⅳ度：眼外肌受累；Ⅴ度：角膜受累；Ⅵ度：视力下降，视神经受累。

显效：中医临床症状、体征明显改善，证候积分减少70%及以上；有效：中医临床症状、体征有所好转，证候积分减少35%至69.9%；无效：中医临床症状、体征均无明显改善，甚或加重，证候积分减少不足35%。注：计算公式为（治疗前积分－治疗后积分）/治疗前积分×100%。

2.单项症状疗效判定标准　显效：单项症状、体征评分减少2分以上；有效：单项症状、体征评分减少1分；无效：单项症状、体征评分无改变或增加。

（七）不良反应

对于发生不良反应者予以详细记录，由于不良反应导致无法继续用药者应当剔除该病例，并采取相应处理措施。

（八）数据统计方法

各组数据以"$\bar{x} \pm s$"表示，数据采用SPSS 19.0统计软件进行统计，组内前后对照采用成组资料两样本均数比较的t检验；多组间比较采用Dunnett t检验，将中药组、中西药组分别与西药组对照；疗效分级采用Ridit检验。$P < 0.05$为差异有统计学意义。

二、试验结果

（一）对甲状腺体积和峡部厚度的影响

甲状腺体积：治疗3个月后各组间疗效无显著性差异（$P = 0.434 > 0.05$）。中西药组治疗3个月后较治疗前甲状腺体积明显缩小，差异具有统计学意义（$P = 0.036 < 0.05$）；西药组、中药组在治疗后甲状腺体积有所减小，但差异无

统计学意义($P=0.077>0.05$)。

甲状腺峡部厚度:治疗 3 个月后各组间疗效无显著性差异($P=0.434>0.05$)。中药组、中西药组治疗 3 个月后较治疗前甲状腺峡部厚度均有明显缩小,差异具有统计学意义($P=0.039、0.025<0.05$);西药组治疗前后差异无统计学意义($P=0.180>0.05$)。见表 4。

表 4　　　　　　　　对甲状腺体积和峡部厚度的影响($\bar{x}\pm s$)

组别	例数	甲状腺体积(cm^3)		峡部厚度(mm)	
		治疗前	治疗 3 个月	治疗前	治疗 3 个月
西药组	30	39.1 ± 8.5	37.1 ± 9.8	5.9 ± 1.4	5.4 ± 1.3
中药组	35	39.0 ± 12.8	33.7 ± 10.9	5.7 ± 1.5	4.9 ± 1.4^
中西药组	32	40.6 ± 11.5	34.7 ± 10.4^	6.0 ± 1.6	5.2 ± 1.3^

组内治疗前后对照^$P<0.05$。

(二)对甲状腺功能的影响

对 FT_3 的影响:西药组、中药组和中西药组治疗 3 个月后 FT_3 水平显著降低($P<0.01$ 和 $P<0.05$);治疗 3 个月后西药组 FT_3 水平明显低于中药组,差异具有统计学意义($P<0.05,P=0.032$),中西药组疗效与西药组无显著性差异($P>0.05$)。

对 FT_4 的影响:西药组、中西药组治疗 3 个月后 FT_4 水平显著降低,差异具有统计学意义($P<0.01$),中药组治疗前后 FT_4 水平无明显改变($P>0.05$);治疗 3 个月后三组间比较无显著性差异($P>0.05$)。

对 TSH 的影响:三个组治疗 3 个月后 TSH 水平均显著上升($P<0.01$ 和 $P<0.05$);三组间疗效无显著性差异($P>0.05$)。见表 5。

表 5　　　　　　　　对 FT_3、FT_4 和 TSH 的影响($\bar{x}\pm s$)

组别	例数	FT_3(pmol/L)		FT_4(pmol/L)		TSH(mu/L)	
		治疗前	治疗 3 个月	治疗前	治疗 3 个月	治疗前	治疗 3 个月
西药组	30	8.9 ± 2.9	5.7 ± 2.0^^	27.5 ± 8.5	21.6 ± 5.1^^	0.04 ± 0.05	0.36 ± 0.20^^
中药组	35	8.7 ± 3.4	6.9 ± 2.3^*	25.0 ± 8.6	22.0 ± 6.6	0.05 ± 0.06	0.27 ± 0.15^^
中西药组	32	9.1 ± 2.6	6.1 ± 1.7^^	26.1 ± 8.0	19.9 ± 4.9^^	0.04 ± 0.05	0.35 ± 0.14^^

组内治疗前后对照^$P<0.05$,^^$P<0.01$;与西药组比较 $*P<0.05$

（三）对甲状腺球蛋白抗体的影响

中药组、中西药组治疗 3 个月后 TGAb 水平较治疗前明显降低，差异具有统计学意义（$P = 0.022 < 0.01$ 和 $P = 0.012 < 0.05$）；西药组治疗 TGAb 水平在前后无明显改变（$P = 0.744 > 0.05$）。治疗 3 个月后中药组、中西药组 TGAb 明显低于西药组，差异具有统计学意义（$P = 0.014$ 和 $P = 0.011 < 0.05$）。见表 6。

表 6　　　　　　　　　对甲状腺球蛋白抗体（TGAb）的影响（$\bar{x} \pm s$）

组别	例数	TGAb（KIU/L）	
		治疗前	治疗 3 个月
西药组	30	597.3 ± 328.7	570.1 ± 313.5
中药组	35	590.2 ± 265.9	404.5 ± 195.3^^*
中西药组	32	551.1 ± 272.6	398.2 ± 193.7^*

组内治疗前后对照^$P < 0.05$，^^$P < 0.01$；与西药组间比较 * $P < 0.05$

（四）对甲状腺过氧化物酶抗体的影响

中药组、中西药组组治疗 3 个月后 TPOAb 水平明显降低，差异具有统计学意义（$P = 0.044 < 0.05$ 和 $P = 0.007 < 0.01$）；西药组治疗前后 TPOAb 水平无统计学差异（$P = 0.591 > 0.05$）。治疗 3 个月后中西药组 TPOAb 水平明显低于西药组，差异具有统计学意义（$P = 0.044 < 0.05$）；中药组 TPOAb 水平较西药组降低，但差异无统计学意义（$P = 0.09 > 0.05$）。见表 7。

表 7　　　　　　　　对甲状腺过氧化物酶抗体（TPOAb）的影响（$\bar{x} \pm s$）　　　　　　KIU/L

组别	例数	治疗前	治疗 3 个月
西药组	30	552.8 ± 275.1	514.2 ± 277.8
中药组	35	537.2 ± 307.3	400.9 ± 225.3^
中西药组	32	529.7 ± 246.2	382.3 ± 164.1^^*

组内治疗前后对照^$P < 0.05$，^^$P < 0.01$；与西药组间比较 * $P < 0.05$

（五）对综合中医证候的影响

经 3 个月治疗后三个组对改善症候积分的总有效率分别为：西药组 76.7%，中药组 77.1%，中西药组 84.4%。采用 Ridit 检验三者 CI95% 均有重叠，故认为三组间疗效无显著性差异（见表 8、图 1）。

表8　　　　　　　　　　　　　对综合中医证候的影响

组别	例数	显效(例)	有效(例)	无效(例)	总有效率(%)
西药组	30	9	13	8	73.3%
中药组	35	7	17	11	68.6%
中西药组	32	14	13	5	84.4%

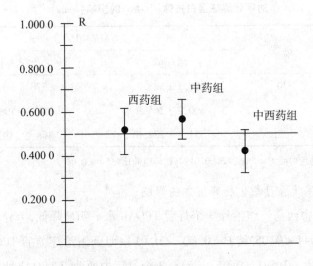

图1　对综合中医证候的影响

西药组 R = 0.510 2 CI95% = 0.407 2 – 0.613 1;中药组 R = 0.564 1 CI95% = 0.475 6 – 0.652 5;中西药组 R = 0.420 5 CI95% = 0.325 0 – 0.516 0

（六）对单项中医症候的影响

经治疗后,中西药组减轻甲状腺肿大、软化肿大质地和改善神疲乏力疗效显著优于西药组,改善静息脉率疗效好于单纯中药组。见表9。

表9　　　　　　　　　　　　　对单项中医症候的影响

症状	组别	例数	显效(例)	有效(例)	无效(例)	有效率(%)
	西药组	30	3	12	15	50.0
甲状腺肿大	中药组	35	4	16	15	57.1
	中西药组	32	9	17	6	81.3*
	西药组	30	4	14	12	60.0
甲状腺质地	中药组	35	7	15	13	62.9
	中西药组	32	14	13	5	84.4*

（续表）

症状	组别	例数	显效（例）	有效（例）	无效（例）	有效率（%）
静息脉率	西药组	25	11	9	5	80.0
	中药组	27	4	14	9	66.7
	中西药组	26	18	6	2	92.3△
心悸症状	西药组	18	6	10	2	88.9
	中药组	22	5	13	4	81.8
	中西药组	21	8	12	1	95.2
突眼	西药组	12	2	3	7	41.7
	中药组	11	1	2	8	27.3
	中西药组	9	2	3	4	55.6
烦躁	西药组	9	2	3	4	55.6
	中药组	14	3	7	4	71.4
	中西药组	12	7	3	2	83.3
消瘦	西药组	17	4	7	6	64.7
	中药组	19	2	7	10	47.4
	中西药组	16	4	5	7	56.2
多汗	西药组	15	4	5	6	60.0
	中药组	20	5	8	7	65.0
	中西药组	18	9	6	3	83.3
震颤	西药组	23	7	11	5	78.3
	中药组	24	5	13	6	75.0
	中西药组	21	10	9	2	90.5
多食	西药组	20	5	9	6	70.0
	中药组	19	5	11	3	84.2
	中西药组	21	9	9	3	85.7
大便频	西药组	16	6	6	4	75.0
	中药组	13	3	5	5	61.5
	中西药组	14	6	5	3	78.6

（续表）

症状	组别	例数	显效（例）	有效（例）	无效（例）	有效率（%）
	西药组	12	2	3	7	41.7
神疲乏力	中药组	14	7	4	3	78.6
	中西药组	12	8	3	1	91.7*
	西药组	7	1	2	4	42.9
口渴	中药组	8	1	4	3	62.5
	中西药组	9	3	5	1	88.9

经 Ridit 检验,与西药组比较* $P<0.05$,与中药组比较△ $P<0.05$

（七）安全性检测结果

各组在治疗前后及各组间血常规、肝肾功能各项相关指标比较均无显著性差异（ $P>0.05$ ）。见表10。各组治疗前后便、尿常规中均未发现明显异常。

表10 对安全性指标的影响

指标	西药组		中药组		中西药组	
	治疗前	治疗3个月	治疗前	治疗3个月	治疗前	治疗3个月
WBC(10^9/L)	5.13 ± 1.15	5.07 ± 1.08	5.07 ± 1.03	5.16 ± 1.09	5.12 ± 1.17	5.22 ± 1.19
RBC(10^{12}/L)	4.42 ± 0.89	4.38 ± 1.07	4.41 ± 1.10	4.50 ± 1.20	4.37 ± 1.14	4.42 ± 1.19
HGB(g/L)	128.2 ± 14.9	126.5 ± 15.7	127.7 ± 15.5	127.1 ± 16.2	128.2 ± 14.9	129.3 ± 15.7
PLT(10^9/L)	203.2 ± 35.8	197.4 ± 34.1	210.5 ± 36.0	208.5 ± 32.9	199.4 ± 34.5	206.0 ± 35.2
AST(u/L)	23.8 ± 7.6	25.5 ± 7.2	23.5 ± 6.9	24.9 ± 7.7	23.2 ± 7.0	24.3 ± 6.4
ALT(u/L)	33.8 ± 8.6	36.2 ± 7.9	32.4 ± 9.1	35.0 ± 9.4	34.6 ± 8.8	35.7 ± 8.7
BUN(mmoml/L)	6.31 ± 0.97	6.26 ± 1.03	6.75 ± 1.05	6.38 ± 1.13	6.53 ± 1.26	6.03 ± 1.12
Cr(μmoml/L)	70.8 ± 7.7	69.6 ± 6.9	71.4 ± 8.2	70.7 ± 7.9	72.6 ± 7.9	70.8 ± 7.1

三、讨论

桥本甲亢（Hashitoxicosis）是桥本甲状腺炎（Hashimoto Thyroiditis，HT）的临床表现类型之一,是由于自身免疫、炎症损伤和异常凋亡等因素导致甲状腺正常分泌功能损害的一种自身免疫性甲状腺炎（Autoimmune Thyroiditis，AITD）。HT 由日本学者桥本策于 1912 年首次报道故名。该病为慢性淋巴细胞性甲状腺炎（Chronic Lymphocytic Thyroiditis，CLT）的主要类型,其特点是甲状腺肿大并坚韧;另有萎缩性甲状腺炎较为少见,以甲状腺萎缩为特色。女性发病率明显多于男性,发病年龄以青春期居多[4]。近年来发病率呈显著增高趋势,有报道称在最近的 20 年间呈明显的时间相关性[5]。本病在病程进展中甲状腺功能可表现为正常、亢进或减退,亦可由甲亢进展为甲减,通常表现出甲亢仅需数月时间而进展为甲减多需数年[6]。本病可表现为不同甲状腺功能的原因可能与 TSH 受体阻断性抗体(TSBAb)和 TSH 受体刺激性抗体(TSAb)对促甲状腺受体(TSR)作用孰强孰弱有关,也可能与免疫损伤、高水平促甲状腺素(TSH)促进残余有生理功能的滤泡上皮超负荷工作,加速其正常功能损伤导致病情的进展有关[7]。

甲状腺过氧化物酶抗体(TPOAb)和甲状腺球蛋白抗体(TGAb)是涉及本病的两种常见自身抗体。TGAb 的自身抗原甲状腺球蛋白(TG)是甲状腺滤泡上皮分泌的糖蛋白,储存在甲状腺滤泡腔中,在溶酶体中水解为甲状腺素(TH 或称 T_4)及少量三碘甲腺原氨酸(T_3)释放入血液循环中。血清中存在一定水平的 TGAb 可干扰 TG 的测定。TPOAb 是甲状腺微粒体抗体(TMAb)中的主要成分,后者为半定量测定且敏感性较差,目前已被淘汰。HT 患者高水平自身抗体,尤其是 TPOAb 对于甲状腺细胞具有细胞毒性作用,是破坏甲状腺功能导致最终发展为甲状腺功能低下的重要原因。TPOAb 的自身抗原甲状腺过氧化物酶(TPO)是一种以血红素为辅基的膜结合糖蛋白分子,主要分布在甲状腺细胞顶和内质网[8],是合成甲状腺素所必需的关键酶,涉及甲状腺激素合成和甲状腺球蛋白的碘化。有研究认为,TGAb 的产生先于 TPOAb,并且 TPOAb 随病情发展逐渐升高,先由甲状腺球蛋白(TG)打破 B 淋巴细胞自体耐受逐渐发展到 TPO 抗体产生,即 TGAb 的产生一般先于 TPOAb[9]。通过了解 TGAb 和 TPOAb 的水平变化可间接了解甲状腺自身免疫的程度。Hamada N 等人[10]通过显微观察病灶区甲状腺组织淋巴细胞浸润(FLI)程度(每个低倍镜下有 2 个以上的淋巴细胞浸润则诊断为 FLI 阳性)与放射免疫法检测得血清 TPOAb、TGAb 水平相比较对照,发现94%(17/18)的 TGAb 阳性患者病理检查 FLI 也显示阳性,而 TPOAb 则为 87.5(14/16),TGAb 的敏感性和特异性似乎较 TPOAb 更加理想,但两者之间并无统计学差异。陶静芬等[11]发现在 HT 患者的甲状腺自身抗体中 TPOAb 阳性率明显高于 TMAb、TGAb,认为 TPOAb 无论在灵敏度和特异性上都明显优于 TMAb、TGAb。

西医在治疗本病时主要通过服用抗甲状腺药物或甲状腺素替代治疗以维持正常甲状腺功能。因甲状腺功能直接影响机体代谢和神经兴奋性,维持较理想的甲状腺功能可明显改善临床症状,减轻对其他器官功能尤其是心功能的影响[12,13],因此甲状腺替代治疗应当及早介入;积极的对症治疗对减轻甲状腺组织的增生和甲状腺肿的程度,从而减轻压迫症状和提高生活质量也具有一定作用[14]。

(一)桥本甲亢的中医认识

古代中医本无甲状腺炎之类病名,根据该病的临床表现将本病归属于不同疾病,其中甲状腺肿大明显者可按"瘿病"论治;"心慌"为主者以"心悸"论治;以多食、消瘦为主者亦可按"消渴"论治;乏力、倦怠为主者甚至可从"虚劳"论治。因桥本甲状腺炎的甲状腺多伴有肿大、坚韧,故可按"瘿病"论治。

不同中医家对桥本甲亢的病因病机认识和辨证分析存在较大的差异。较多文献报道在治疗桥本甲亢时通过服用抗甲状腺药物协助调节机体 T_3、T_4、TSH 水平,而对自身免疫异常则可运用中医药发挥其纠正自身免疫、降低炎症因子、降低自身抗体之疗效。黄锋[15]对 32 例甲状腺功能亢进性 HT 患者在小剂量甲巯咪唑和甲状腺素治疗基础上加用复方丹参滴丸,治疗 5 个月后使 TGAb、TMAb 水平降低,同时具有缩小甲状腺长径的作用。不少研究着眼于降低甲状腺自身抗体,通过适当加减变化用于不同临床表现类型。张敏等[16]在使用甲巯咪唑或优甲乐维持甲状腺功能正常前提下服用益气化痰消瘿中药(生黄芪 30 g,太子参、茯苓、淫羊藿各 15 g,浙贝母、当归、穿山甲、三棱、桃仁各 10 g)治疗 3 个月,具有降低 TGAb、TPOAb 水平的疗效。刘晓鸫[17]以益气养阴消瘿方药为主(基本方:生黄芪、太子参、丹参、白术、茯苓、白芍、黄精、何首乌、生地黄、天冬、枸杞子、玄参、夏枯草、浙贝母、红枣、炙甘草),治疗 HT 患者 22 例,对改善临床症状和降低血清 TPOAb、TGAb 具有一定疗效。聂有智等[18]以小柴胡汤为基础方加减,治疗 3 至 5 个月后对降低 TPOAb、TGAb 具有一定疗效。程益春[19]认为本病根据患者表现以实为主至以虚为主的变化,故当分早、中、后三个时期,早期多疏肝行气、清热解毒,由小柴胡汤酌加清热剂组方;中期宜健脾疏肝、化痰消瘿,组方以黄芪、太子参、柴胡、香附、夏枯草、浙贝母、白芥子、丹参、甘草为主;后期当温补脾肾、软坚散结,取方桂附地黄汤加软坚散结药。

冯建华教授认为桥本甲状腺炎当按照"瘿病"论治。该病病因主要包括禀赋不足、外邪感触与七情内伤。HT 患者平素可有神疲乏力、倦怠懒言、面唇不华、易感外邪等表现。因患者先天禀赋不足导致气血虚弱、运行迟缓,故而神疲乏力、倦怠懒言;气血不能上荣于面而见面唇不华;气虚卫外不固、腠理疏松因而易感外邪。若感触外邪,邪气凝滞于颈前,久而影响气血运行,形成痰凝气滞,结聚于颈前发为"瘿瘤";七情内伤导致肝郁气滞、不得舒展,气滞则痰凝,气凝痰结、聚于颈前亦可形成"瘿瘤"。正如《济生方》中所载:"夫瘿瘤者,多由喜怒不节,忧思过度而成斯疾焉,大抵人之气血循环一身,常欲无留滞之患,调摄失宜,气凝血滞,为瘿为瘤。"本病患者常可见情志抑郁、颈前肿大,此皆为肝郁气滞日久导致痰气凝聚之见症。故桥本甲状腺炎基本病机主要为正气亏虚、气滞痰凝。对于桥本甲亢的病机,则是因肝郁气滞痰凝而化热,兼见肝经热盛证,母病及子,肝热扰心而致热扰心肝证。故桥本甲亢的主要病机为气虚血弱、气滞痰凝、肝热扰心。此时临床表现可见心悸、烦躁易怒、眠差、多汗、颤抖等。因心主神明,神明被扰而可见心悸、眠差;肝火扰心而烦躁易怒等;汗为心液,心火亢盛迫津外泄故见多汗;肝热欲动风而见肌肉震颤;肝开窍于目,肝气不舒、肝火上炎而见突眼;若兼热入于胃则见善饥多饮、大便频数。壮火食气,本病日久重耗气血,更使本病缠绵难愈,若久病及肾,精血亏虚可致甲状腺功能减退;气滞痰凝影响血行渐致血瘀,久病而入络,致使甲状腺肿大愈加坚韧和明显。

（二）益气清肝散结汤组方理论

因桥本甲亢主要病机为气虚为本、痰气凝滞、热扰心肝,而当以益气清肝、化痰散结、清心肝火为治疗大法,组方益气清肝散结汤。益气清肝散结汤组成:黄芪45g、党参15 g、山药15 g、炒栀子12 g、柴胡12 g、白蒺藜12 g、夏枯草20 g、浙贝母12 g、玄参15 g、蒲公英30 g、牡蛎30 g、鳖甲30 g、生甘草9 g。每日一剂,水煎服。

方中黄芪、夏枯草共为君药。黄芪号称补气之长,其静中有动、兼行气血、能破癥瘕,正如《名医别录》所载:"逐五脏间恶血。补丈夫虚损,五劳羸瘦,止渴,腹痛,泄痢,益气,利阴气";《日华子本草》载其:"助气壮筋骨,长肉补血,破癥瘕,瘰疬,瘿赘……"于此方中针对正气亏虚之本所设。《神农本草经》载夏枯草:"主寒热,瘰疬,鼠瘘,头疮;破癥,散瘿结气,脚肿湿痹";又如《眼科全书》载其"补肝散火,清六阳热结,去风退翳,止泪,明目行血"。

炒栀子、白蒺藜、浙贝母、玄参均为臣药。其中炒栀子为清心泻肝所设,《医学启源》言:"其用有四:去心经客热一也;除烦躁二也;去上焦虚热三也;治风热四也";《医林纂要·药性》载其"泻心火,安心神,敛相火妄行,瀹三焦之水道";白蒺藜辅助夏枯草共奏疏风平肝、消肿散结之效,《神农本草经》谓白蒺藜"主恶血,破癥结积聚";又《本草再新》载"(白蒺藜)镇肝风,泻肺火,益气化痰,散湿破血,消痈疽,散疮毒";《本草正》言:"白蒺藜,凉血养血,亦善补阴。用补宜炒熟去刺,用凉宜连刺生捣。祛风解毒,白者良";《本草新编》谓:"白蒺藜补肝肾而明目,乃泻实邪之目,而又可补虚火之目也。补虚火之目,则目更光明;泻实邪之目,则目更清爽。"白蒺藜兼可养血,二药皆可疏风明目,治疗突眼目视不明相得益彰。浙贝母化痰散结为主,《本草求原》谓:"功专解毒,兼散痰滞。治吹乳作痛,乳痈,项下核及瘤瘿,一切结核,瘰疬,乳岩,妊娠尿难,便痈,紫白癜斑,人面疮,蜘蛛蛇蝎咬。"玄参功能凉血清热而散热结肿痛,《药性论》谓玄参"能治暴结热,主热风头痛,伤寒劳复,散瘤瘿、瘰疬";《医学启源》载其"治心中懊恼,烦而不得眠,心神颠倒欲绝,血滞小便不利";《本草纲目》言其"滋阴降火,解斑毒,利咽喉,通小便血滞"。浙贝母、玄参配伍夏枯草共奏清热疏风化痰散结之效。

柴胡、蒲公英、牡蛎、鳖甲、党参、山药共为佐药。柴胡疏肝理气,使苦寒之栀子清心肝之火而不至于过分凉遏其舒展之性,兼具疏肝行气辅助散结之效,正如《本草备要》所言:"散十二经痈疽血凝气聚";《本草正》载:"柴胡,用此者用其凉散,平肝之热。其性凉,故解寒热往来,肌表潮热,肝胆火炎";《医学衷中参西录》谓:"柴胡,禀少阳生发之气,为足少阳主药,而兼治足厥阴。肝气不舒畅者,此能舒之;胆火甚炽盛者,此能散之……"蒲公英、牡蛎、鳖甲配伍君臣药加强清热化痰散结之效。《珍珠囊》称牡蛎"软痞积……为软坚收涩之剂";《汤液本草》称其"去胁下坚满,瘰疬,一切疮肿";《本草纲目》载其"化痰软坚,清热除湿,止心脾气痛,痢下,赤白浊,消疝瘕积块,瘿疾结核"。《滇南本草》谓蒲公英"治妇人乳结乳痈,红肿疼痛,乳筋梗硬作胀,服之立效。敷诸疮肿毒,疥癞癣疮,利小便,祛风,消诸疮毒,散瘰疬结核;止小便血,治五淋癃闭,利膀胱"。鳖甲亦主清热凉血、熄风潜阳,并可散结,针对此时肝热欲生风而热毒结肿甚为恰当。党参补气养血,《本草纲目拾遗》言其"治肺虚,能益肺气";《药性集要》载其"能补脾肺,益气生津";《本草正义》谓:"党参力能补脾养胃,润肺生津,健运中气,本与人参不甚相远。其尤可贵者,则健脾运而不燥,滋胃阴而不湿,润肺而不犯寒凉,养血而不偏滋腻,鼓舞清阳,振动中气,而无刚燥之弊。有较诸辽参之力量厚重,而少偏于阴柔。"炒山药亦助健脾益气,并培先天之不足,《神农本草经》谓其"主伤中,补虚羸,除寒热邪气,补中益气力,长肌肉";《本草衍义补遗》载"生者能消肿硬"。党参、山药配伍黄芪共奏健脾益气生血,补足正气之亏虚之效。

生甘草为使,调和诸药而兼具益气清热,与山药合用尚有防止苦寒药物败胃之弊。

桥本甲状腺炎病程缓慢,疗程较长,长期服药需考虑到患者耐受性。综观全方,清疏并重、补泻兼施、小寒不峻、兼护胃气,故可长期服用而未见明显不良反应。

(三)益气清肝散结汤疗效分析

由临床试验结果可知,益气清肝散结汤对减轻甲状腺肿具有一定的疗效,该疗效与单纯应用西药无明显差异,而通过中药西药联合应用后可加强减轻甲状腺肿的疗效。中药和中西药联合应用对于减小甲状腺峡部厚度均有疗效,而单纯应用西药无明显疗效。益气清肝散结汤中化痰散结之夏枯草、浙贝母、牡蛎并配伍清热散结药玄参、鳖甲,共奏清热化痰散结消肿的功效。研究发现夏枯草对甲亢、甲减和单纯性甲状腺肿大[20]以及结节性甲状腺肿[21]均有一定的缩小肿大作用,可能是方中对减轻甲状腺肿和缩小峡部厚度的有效成分。此外,桥本甲亢的甲状腺肿可能与局部免疫炎症有关,因此,具有抑制免疫炎症的中药成分也可能是本方的有效成分之一。如陈勤等[22]发现夏枯草口服液能显著减轻巴豆油导致的小鼠耳肿胀和醋酸性腹腔毛细血管通透性增加,并对角叉菜、蛋清所致大鼠足肿胀及肉芽增生有较好的抑制作用,对醋酸引起的疼痛也有较好的止痛作用。栀子可抑制巴豆油所致小鼠耳壳炎症和降低醋酸所致小鼠腹腔毛细血管通透性,且以生品作用最强[23];而栀子甲醇浸膏可显著抑制棉球所致小鼠肉芽组织增生,对醋酸诱发的小鼠扭体反应亦有一定抑制作用[24]。栀子有效成分栀子苷可抑制脂多糖诱导的人脐静脉内皮细胞中 ICAM - 1 表达升高,且对该炎症损伤的保护作用与有丝分裂原活化蛋白激酶/核因子 - κB(MAPK/NF - κB)信号通路密切相关[25]。研究发现刺蒺藜提取物可对二甲苯所致小鼠耳壳肿胀有明显抑制作用[26]。玄参破壁粉粒能抑制小鼠耳郭肿胀度[27];对角叉菜胶和眼镜蛇毒所致的大鼠脚趾肿胀具有抑制作用;对 Fe^{2+}/半胱氨酸诱导的肝微粒体脂质过氧化亦有抑制作用,有效成分可能主要是其所含的苯丙素苷类[28]。小叶柴胡乙醚提取物与粗皂苷对二甲苯所致小鼠耳壳肿胀和角叉菜胶致小鼠足肿胀均有明显抑制作用[29]。以上现代药理研究所发现的非特异性抑制化学性炎症的药理成分及其作用机制,可能是本方减轻局部炎症,减轻甲状腺肿和和峡部厚度,保护甲状腺滤泡避免其受损的机制之一。

应用西药、中药和中西药联合治疗,对于降低 FT_3、FT_4 水平均有一定疗效,但单纯应用中药组疗效较弱,减低幅度明显低于应用西药。三种处理对于恢复 TSH 水平作用近似,但仍以运用西药的疗效较为明显。分析其原因大致有两点:①临床实验中每个病例每个月都会检查一次甲状腺功能并根据检测结果调整西药(甲巯咪唑)的用量,使用较大剂量的抗甲状腺药物可使甲状腺功能较快的恢复;②部分桥本甲亢患者甲状腺功能已经受到一定程度的干扰和破坏,应用抗甲状腺药物剂量稍大,极易导致药物性甲减,临床试验中曾多次碰到此类病例,增加了与中医疗效的差距。此外,药物性甲减是否会加重 HT 患者甲状腺功能的损害还未能明确,因此不能因中药组降低 FT_3、FT_4 水平稍低而认为中药组疗效较差。

甲状腺自身抗体是造成甲状腺滤泡损伤,导致 HT 病情加重和进展的重要因素之一,因此在甲状腺功能遭受更严重的损伤之前,及早地降低甲状腺自身抗体水平,具有保护甲状腺功能避免发展为永久性甲减的作用。而本研究发现,益气清肝散结汤中药组和中西药组治疗前后 TGAb 和 TPOAb 水平均有明显的减低,单纯应用西药没有明显降低自身抗体的疗效,且中药组、中西药组与西药组间有显著性差异。中西药联合应用后降低 TPOAb 的疗效较单纯应用中药更加明显。其原因未明确,可能是抗甲状腺药物甲巯咪唑作用于过氧化物酶系统,抑制其氧化碘化作用有关。桥本甲亢发生自身免疫的原因免疫自稳的破坏,而导师认为正气亏虚是打破免疫自稳的关键,故于方中以黄芪配伍党参、炒山药等益气药以扶正治本。现代药理研究亦发现,黄芪多糖、党参多糖均具有调节免疫的药理作用。桥本甲亢存在 Th1/Th2 细胞比例失衡的病理状态,而单疱病毒性角膜炎患者也存在该比例失衡。茅苏萍等[30]发现黄芪可上调单疱病毒性角膜炎患者 Th2 细胞并抑制 Th1 细胞,具有调节 Th1/Th2 比例失衡的作用;翁玲等[31]通过对小鼠注射黄芪多糖(APS)后,其脾细胞再用刀豆蛋白刺激,发现其 IL-3,IL-4 及 IL-6 的分泌量显著增加,而 IL-2 的分泌量却有所减少,表明 APS 对 Th1 和 Th2 亚群分泌功能具有调节作用,提示 APS 具有一定调节自身免疫、调整 Th1/Th2 比例失衡的药理作用;APS 可降低非肥胖糖尿病小鼠1型糖尿病的发病率,减轻胰岛炎细胞浸润和下调脾脏中 CD4 + /CD8 + T 细胞亚群比值;APS 尚有明显降低该模型胰岛 IL – 1β、IL – 2、IL – 6、IL – 12、TNF – α 等细胞因子和 INF – γ 的 mRNA 表达水平作用[32];陈丹丹等[33]以 SO_2 熏蒸复制的肺气虚小鼠模型的血清 IL – 6、IFN – γ 水平降低,APS 具有升高该模型血清 IL – 6、IFN – γ 水平的作用,也可一定程度降低该模型 T 细胞亚群 TH/TS 比值作用。亦有研究发现黄芪有效成分对升高 Th1 作用更加明显,如颜培宇等[34]发现黄芪总黄酮(TAF)能够提高氢化可的松诱导的免疫功能低下小鼠 CD4 + T 淋巴细胞水平,同时抑制 CD8 + T 细胞的表达,从而升高 CD4 + / CD8 + 比值;并且能够显著升高血清 IFN – γ 水平,因而认为 TAF 能够促进 Th0 向 Th1 分化,从而增强机体的细胞免疫功能。党参提取物具有减轻二甲苯所致的小鼠耳郭肿胀程度,并可增加网状内皮系统对血流中惰性碳粒的廓清能力[35]。张晓君等[36]发现党参多糖(CPS)能显著提高环磷酰胺(Cy)所致免疫低下小鼠血清溶血素抗体生成;CPS 8 倍量给药能显著增加小鼠内源性脾结节数;CPS 2 倍量给药时对迟发型超敏反应有显著提高作用;CPS 4 倍量给药能显著提高溶血性血虚小鼠的外周血红蛋白含量,并使其恢复至正常水平。以上结果表明 CPS 有促进免疫,促进脾脏代偿性造血的功能,与党参的益气生血功效相吻合。以上药理研究均提示黄芪多糖、党参多糖可能是本方提高免疫功能机制之一,但该益气清肝散结汤复方成分降低甲状腺自身抗体的具体作用机制仍需在今后的研究中进一步明确。

对于改善单项中医症状,中西药组在减轻甲状腺肿大、软化肿大质地和改善神疲乏力方面疗效显著优于西药组,而改善静息脉率疗效较单纯中药组理想。对疗效初步分析可以认为,单纯为了改善甲状腺毒症带来的多种症状,单独应用西药便可以收到较理想的疗效,但对于反映甲状腺炎症和损伤的甲状腺肿大和质地硬韧,则需配合中药治疗方可收到较为理想疗效。同时也应看到,本方中疏风清肝中药组分如白蒺藜、鳖甲、夏枯草、栀子等,在治疗甲状腺毒症表现中也具有一定的临床疗效。并且因其尚无明显影响肝功能和血细胞的报道,所以在临床治疗中可考虑联合应用而减轻西药用量,减少不良反应和提高临床疗效。各组综合证候积分改善的总有效率分别为:西药组73.3%,中药组68.6%,中西药组84.4%。中西药组总有效率略高,但三组间疗效无显著性差异。因此适当配合西药能够在一定程度上辅助改善临床症候。

总体而言,本方具有降低甲状腺自身抗体,减轻甲状腺自身免疫破坏,保护甲状腺组织和辅助维持甲状腺功能的稳定的疗效。该研究历时仅3个月,对于改善自身免疫为时尚短,在实际临床治疗时往往需要更长时间的治疗,有益于进一步恢复甲状腺功能和降低自身抗体、改善临床症候。

(四)安全性分析

临床试验中,部分病例入组治疗前因高甲状腺素水平导致轻度白细胞降低、转氨酶增高,对于此类病例选用抗甲状腺西药时应当注意使用较小剂量。各组在治疗过程中及治疗三个月后白细胞、转氨酶指标均没有进一步加重。其他病例安全指标中未见明显异常改变。故认为益气清肝散结汤对血尿常规及肝肾功能无明显影响。试验中亦无病例反映发生恶心、呕吐、腹泻、腹胀等明显胃肠道反应。

(五)本研究的意义

近十余年来桥本甲状腺炎的发病率呈明显上升趋势,其原因可能有环境污染、饮食结构改变、临床检测手段改进等多方面因素,由于该病病程的进展和对甲状腺功能的持续破坏,多数病例发展至后期往往表现为甲状腺功能低下。此类病例在病程的后期往往只能终身服用甲状腺素替代治疗以维持正常甲状腺功能。因甲状腺素对机体神经兴奋性维持具有重要作用,若不能引起足够重视和及时的干预或替代治疗,将会影响其他脏器功能甚至可出现严重并发症,从而影响患者的生存质量,其中较为常见的是对心功能的影响。而目前西药治疗只能是根据甲状腺功能的亢进与减退,予以抗甲状腺药物或甲状腺替代治疗,仅可维持甲状腺功能的正常范围而缺乏有效改善自身免疫异常的措施。

通过对HT临床症候及发病因素等方面的研究,导师认为应在甲状腺尚有一定分泌功能时加以干预,以改善本病预后。甲亢型HT病机应为气血亏虚、痰气凝滞、热扰心肝,而当以益气清肝、化痰散结为法,以益气清肝散结汤治疗。本研究结果提示,益气清肝散结汤能够明显改善桥本甲亢患者的临床症状、具有降低甲状腺自身免疫抗体的疗效,与西药联用可更好地促进甲状腺功能的恢复。"治未病"乃中医学治疗特色之一,其中包括"未病先防、既病防变、愈后防复"三层内涵。据此理论,本研究尚提示,在桥本甲状腺炎患者甲状腺功能尚未遭到严重的破坏、滤泡尚有一定的分泌功能时,提前予以中药干预治疗以减轻对甲状腺的损伤,完全有可能避免病情进一步发展,至少能够一定程度上缓解病情的进展。

（六）本研究的不足之处

由于时间、经费等方面原因，本研究尚有许多不足之处。本研究未能对TSAb 和 TSBAb 等 TSH 受体抗体进行检测和干预疗效观察，从而不能深入了解所收集的病例中造成甲状腺功能亢进的具体原因和该方对这类抗体的治疗作用在总体疗效中的影响。其他一些问题，如涉及 HT 免疫异常的淋巴细胞比例和相关细胞因子及其具体的分子生物学作用机制，以及病理检查中对于甲状腺组织的淋巴细胞浸润程度的作用影响等均有待在后续研究中加以解决。该研究的观察时段也只有 3 个月，对于该方的长期疗效也希望能在今后的研究中继续观察。此外，由于桥本甲状腺炎的特殊性质，需长期服用该方治疗方可显示疗效，这也降低了病人的依从性，致使部分病例无法坚持服药，造成疗效的下降和部分病例的脱漏，今后的临床工作中可以考虑转变该方剂型，如将该方制成丸剂、片剂或膏方等，方便患者服用，以增加依从性。

四、结论

桥本甲状腺炎当按照"瘿病"论治，该病病因与禀赋不足、外邪感触、七情内伤密切相关。桥本甲亢主要病机为气血亏虚、痰气凝滞、热扰心肝，而当以益气清肝、化痰散结为治疗大法，组益气清肝散结汤（组成：黄芪45g、党参15 g、山药15 g、炒栀子12 g、柴胡12 g、白蒺藜12 g、夏枯草20 g、浙贝母12 g、玄参15 g、蒲公英30 g、牡蛎30 g、鳖甲30 g、生甘草9 g）对甲亢型 HT 证属气血亏虚、痰气凝滞、热扰心肝证型者加以干预治疗。

研究结果显示益气清肝散结汤具有降低甲状腺自身抗体，减轻甲状腺自身免疫破坏，保护甲状腺组织和辅助维持甲状腺功能稳定的疗效。并能改善桥本甲亢患者的临床症状，与西药联合应用可更好地促进甲状腺功能的恢复。

在桥本甲状腺炎患者甲状腺功能尚未遭到严重的破坏、滤泡尚有较好的分泌功能时，提前予以益气清肝散结汤干预治疗以减轻自身免疫等对甲状腺的损伤，完全有可能避免病情进一步发展，至少能够一定程度上缓解病情的进展和改善总体预后。亦是中医"治未病"思想的体现。该研究历时仅 3 个月，对于改善机体自身免疫时间尚短，在实际临床治疗时往往需要更长时间的干预和治疗，有益于进一步恢复甲状腺功能和降低自身抗体，改善临床症候，改善预后和避免病情进一步进展。

参考文献

[1] 贝政平. 内科疾病诊断标准[M]. 北京:科学出版社,2001:796 – 797.

[2] 高绪文,李继莲. 甲状腺疾病[M]. 北京:人民卫生出版社,1999:190 – 193.

[3] 廖二元,莫朝晖. 内分泌学[M]. 第 2 版. 北京:人民卫生出版社,2007.

[4] Skarpa V, Kappaousta E, Tertipi A,et al. Epidemiological characteristics of children with autoimmune thyroid disease[J]. Hormones, 2011,10(3):207 – 214.

[5] Rizzo M, Rossi RT, Bonaffini O,et al. Increased annual frequency of Hashimoto's thyroiditis between years 1988 and 2007 at a cytological unit of Sicily[J]. Ann Endocrinol, 2010,71 (6):525 – 534.

[6] Ergür AT, Evliyao? lu O, Ş₁klar Z,et al. Evaluation of thyroid functions with respect to iodine status and TRH test in chronic autoimmune thyroiditis[J]. J Clin Res Pediatr Endocrinol, 2011,3(1):18 – 21.

[7] Radetti G, Maselli M, Buzi F,et al. The natural history of the normal/mild elevated TSH serum levels in children and adolescents with Hashimoto's thyroiditis and isolated hyperthyrotropinaemia:a 3 – year follow – up[J]. Clin Endocrinol (Oxf), 2012,76(3):394 – 398.

[8] Mclachlan SM, Rapoport B. The molecular biology of thyroid peroxidase:cloning expression and role as autoantigen in autoimmune Thyroid disease[J]. Endoer Rev, 1992,13(2):192 – 206.

[9] Chen CR, Hamidi S, Braley – Mullen H,et al. Antibodies to thyroid peroxidase arise spontaneously with age in NOD. H – 2h4 mice and appear after thyroglobulin antibodies[J]. Endocrinology, 2010,151(9):4583 – 93.

[10] Hamada N, Noh JY, Okamoto Y,et al. Measuring thyroglobulin autoantibodies by sensitive assay is important for assessing the presence of thyroid autoimmunity in areas with high iodine intake[J]. Endocr J, 2010,57(7):645 – 9.

[11] 陶静芬,朱明风,叶根娟,等. 血清 TPOAb 与 TMA、TGA 在桥本氏甲状腺炎诊断中的临床意义[J]. 放射免疫学杂志,2000,13(5):299 – 300.

[12] Akgul E, Kutuk U, Ertek S,et al. Cardiac autonomic function and global left ventricular performance in autoimmune eauthyroid chronic thyroiditis:is treatment necessary at the euthyroid stage? [J]. Echocardiography, 2011,28(1):15 – 21.

[13] Kilic A, Gulgun M, Tascilar ME,et al. Cardiac autonomic regulation is disturbed in children with euthyroid hashimoto thyroiditis[J]. Tohoku J Exp Med, 2012,226(3):191 – 5.

[14] Scarpa V, Kousta E, Tertipi A,et al. Treatment with thyroxine reduces thyroid volume in eu-

thyroid children and adolescents with chronic autoimmune thyroiditis[J]. Horm Res Paediatr, 2010,73(1):61－7.

[15]黄锋.复方丹参滴丸佐治桥本甲状腺炎疗效观察[J].实用儿科临床杂志,2005,20(6): 587－588.

[16]张敏,张毅.益气化痰消瘿法对桥本甲状腺炎患者血清甲状腺球蛋白抗体、甲状腺过氧化物酶抗体的影响[J].中医杂志,2007,48(5):414－415.

[17]刘晓鸫.益气养阴消瘿法治疗桥本氏甲状腺炎22例[J].新中医,1999,31 (10):33－34.

[18]聂有智,王春勇.小柴胡汤加味治疗桥本甲状腺炎50例[J].山东中医药大学学报, 2005,29(6):451－452.

[19]周良军,孙丰雷.程益春治疗桥本甲状腺炎经验[J].山东中医杂志,2011,30 (7):510－511.

[20]杨坤,郭昆全,吴海燕,等.夏枯草口服液在不同甲状腺功能状态甲状腺肿大患者中的应用[J].中国中西医结合杂志,2007,27(1):37－39.

[21]劳丹华,康志强.夏枯草膏治疗结节性甲状腺肿疗效观察[J].广西医学,2005,27(8): 1255－1256.

[22]陈勤,曾炎贵,曹明成,等.夏枯草口服液抗炎镇痛作用研究[J].基层中药杂志,2002. 16(2):6－8.

[23]张学兰,战旗,王苓,等.栀子及其炮制品抗炎作用比较研究[J].山东中医学院学报, 1994,18(6):416－417.

[24]朱江,蔡德海,芮菁.栀子的抗炎镇痛作用研究[J].中草药,2000,31(3):198－200.

[25]张吉.壳寡糖和栀子苷体外抗氧化及炎症损伤的保护机制[D].重庆医科大学.2010年.硕士学位论文.

[26]倪尉,周刚,胡丽玲,等.刺蒺藜提取物抗炎、耐缺氧及抗疲劳作用的实验研究[J].时珍国医国药,2007,18(11):2778－2779.

[27]刘瑶,张洪利,成金乐,等.玄参破壁粉粒的抗炎作用与急毒实验研究[J].江西中医学院学报,2012,24(1):52－54.

[28]曾华武,李医明,贺祥,等.玄参提取物的抗炎和抗氧活性[J].第二军医大学学报, 1999,20(9):614－616.

[29]赵玉珍,陶上乘,邢永春,等.小叶黑柴胡的药理作用研究[J].中药材,1995,18 (8):405－408.

[30]茅苏萍,程凯灵,周韵芬.黄芪对单疱病毒性角膜炎患者Th1/Th2细胞因子调节作用

[J].中国中西医结合杂志,2004,24(2):121－123.

[31]翁玲,刘彦,刘学英,等.黄芪多糖粉针剂对小鼠脾细胞分泌细胞因子及 NK 杀伤能力的影响[J].中医药学刊,2003,21(9):1522－1524.

[32]陈蔚,李益明,俞茂华,等.黄芪多糖对糖尿病鼠 T 细胞亚群的免疫调节作用[J].中国现代医学杂志,2007,17(1):28－35.

[33]陈丹丹,宋亮,刘丽娟.黄芪多糖对肺气虚小鼠免疫调节作用[J].陕西中医学院学报,2007,30(3):35－37.

[34]颜培宇,于晓红,张德山,等.黄芪总黄酮对免疫功能低下小鼠 T 细胞极化的影响[J].浙江中医药大学学报,2008,32(2):163－164.

[35]金凤华,胡芳弟,陈相,等.党参不同提取部分活性比较[J].中药材,2009,32(1):112－114.

[36]张晓君,祝晨蔯,胡黎,等.党参多糖对小鼠免疫和造血功能的影响[J].中药新药与临床药理,2003,14(3):174－176.

第十四章　解毒化瘿汤治疗亚急性甲状腺炎热毒炽盛证临床研究

一、研究对象和资料

（一）诊断标准

1. 西医诊断标准　参照《中药新药临床研究指导原则》[1]、《中国甲状腺疾病诊治指南》[2]有关内容拟定。

（1）临床表现　①病发前多有上呼吸道感染史或腮腺炎病史。②甲状腺肿大，伴疼痛，触痛明显，可有放射性痛，局部无红肿，可呈弥漫性肿，也可呈结节性肿。③多有咽痛、头痛、发热、畏寒、乏力、多汗，或有颈部压迫感、声音嘶哑。④可伴一过性甲亢，见心悸、易激动、消瘦、震颤等。

（2）理化检查　①一般性检查白细胞正常或偏低，血沉（Erythrocyte Sedimentation Rate ,ESR）增快。②激素测定 T_3、T_4、FT_3、FT_4 测值升高；TSH 测值降低或正常。甲状腺抗体 TG－Ab、TPO－Ab 阴性或低滴度。③甲状腺摄^{131}I 功能测定摄碘率明显降低，3 小时 <5% ；或 24 小时 <15% ，峰值后移。④甲状腺 B 超支持亚急性甲状腺炎诊断，压痛部位呈低密度病灶。

2. 中医诊断标准　参照《中药新药临床研究指导原则》[1]，结合临床本病热毒炽盛证标准如下。

主证：颈前肿痛，转侧不利，可有压迫感或放射性痛；发热，汗出而热不解，恶寒甚或寒战。

次证：头身疼痛，咳嗽吐黄黏痰，咽喉肿痛，吞咽困难，口渴喜饮，心悸，多汗，烦躁，震颤，多食，便频，消瘦。

舌脉：舌红或红绛少津，苔黄或黄燥，脉弦而数。

凡具备主证 2 项以上（含 2 项）并具备次证 3 项的病人，参照舌脉即可确诊。

3. 症状量化指标　根据其临床表现，采用累计积分法，无症状计 0 分，轻度

1分,中度2分,重度3分

表1 　　　　　　　　　　　　　　中医症候量化表

症状	轻度(1分)	中度(2分)	重度(3分)
甲状腺肿	Ⅰ	Ⅱ	Ⅲ
甲状腺痛	仅有压痛	疼痛、胀痛	伴放射痛
静息脉率	劳累后明显	动则心悸	静息时心悸
心悸症状	90~100次/分	100~110次/分	>110次/分
发热	<37.5℃	37.5~38.0℃	>38.0℃
烦躁	心绪不宁	易怒	不能控制
消瘦	体重下降<2 kg	体重下降>2 kg但<5 kg	体重下降>5 kg
多汗	容易出汗	动则汗出	汗出不止
震颤	偶有发作	经常发作	持续发作
多食	比以前多<1/2倍	>1/2且<1倍	>1倍
恶热	稍动即燥热	安静即燥热	安静燥热且汗出
肢体酸困	酸困	疼痛,得汗则缓	疼痛,得汗不减
乏力	容易疲劳	倦息乏力	精神萎靡不能工作
咽喉肿痛	轻度疼痛	疼痛明显但不影响吞咽	痛剧,影响吞咽

附:甲状腺肿大分度:Ⅰ度肿大:可扪及,直径小于3 cm;Ⅱ度肿大:吞咽时可扪及和视诊时可发现,直径3~5 cm;Ⅲ度肿大:不吞咽时即可发现,直径5~7 cm;Ⅳ度肿大:明显可见,颈部变形,直径7~9 cm;Ⅴ度肿大:极明显,直径超过9 cm,多数伴有结节[3]

(二)研究病例标准

1.纳入标准　①符合上述亚甲炎西医诊断标准和中医辨证热毒炽盛证诊断标准。②年龄在18~50岁之间,性别不限。③属于新诊断的亚甲炎患者,未治疗或只采用抗炎治疗的患者。④患者签署知情同意书,能按规定服药及检查者。

2.排除标准　①不符合上述亚甲炎西医诊断标准及中医辨证者。②亚甲炎复发患者及采用其他方法治疗(如激素或手术等)者。③年龄<16岁或>50岁的患者。④不能按规定服药者。⑤具有严重心肝肾疾病患者,或精神病患者。⑥妊娠期或哺乳期妇女,过敏体质者。

3.脱落、终止病例标准　①服药期间出现严重不良反应者,如严重肝、肾功能损害。②服药期间出现其他疾病并需治疗,影响疗效判定者。③试验期间患者不能按规定服药,或者资料不全影响疗效判定者以及自行要求退出者。

二、临床资料

(一)病例来源

本研究采集自 2012 年 3 月 –2014 年 2 月山东中医药大学第一、二附属医院内分泌科门诊及病房诊断的亚甲炎患者 60 例。

(二)分组方法

采用随机分组方法(治疗组和对照组病例数目按照 1:1 的比例),分为治疗组、对照组各 30 例。

(三)两组患者治疗前资料均衡性比较

1. 两组患者性别比较

表 2　　　　　　　　　　　　两组患者性别比较

组别	例数	性别		男女比例	P
		男	女		
治疗组	30	2	28	1:14	
对照组	30	3	27	1:9	>0.05

两组性别经 χ^2 检验,$P>0.05$,差异无统计学意义,具有可比性,即两组性别分布无明显差异。

2. 两组患者年龄分布

表 3　　　　　　　　　　两组患者年龄比较($\bar{x}\pm s$)

组别	例数	年龄分布(岁)				平均年龄
		<20	$21\sim30$	$31\sim40$	$41\sim50$	
治疗组	30	4	14	11	1	27.5 ± 1.16
对照组	30	3	18	7	2	27.2 ± 1.17

两组病例年龄段分布经卡方检验,$\chi^2=1.865$,$P=0.601>0.05$,平均年龄采用 t 检验,$t=0.182$,$P=0.856>0.05$,两组年龄无明显差异,具有可比性。

3. 两组患者病程分布

表4　　　　　　　　　　　　　两组患者病程比较($\bar{x} \pm s$)

组别	例数	病程（天）					平均病程
		≤15	15～30	30～45	45～60	≥60	
治疗组	30	12	12	4	2	0	20.5 ± 1.98
对照组	30	11	14	4	1	0	20.2 ± 1.89

两组病例病程分布经 χ^2 分析, $\chi^2 = 0.531, P = 0.912 > 0.05$, 平均病程采用 t 检验, $t = 0.11, P = 0.913 > 0.05$, 两组病程分布比较无显著性差异, 具有可比性。

4. 两组患者治疗前病情轻重比较

表5　　　　　　　　　　两组患者治疗前病情轻重比较　　　　　　　　　例

组别	例数	轻	中	重
治疗组	30	11	15	4
对照组	30	10	15	5

两组治疗前病情轻重经卡方检验, $\chi^2 = 0.159, P = 0.924 > 0.05$, 差异无统计学意义, 具有可比性。

三、研究及观察方法

（一）治疗方法

治疗组采用解毒化瘿汤治疗（金银花30 g, 连翘15 g, 牛蒡子10 g, 蒲公英30 g, 板蓝根15 g, 薄荷10 g, 马勃10 g, 炒栀子10 g, 夏枯草20 g, 玄参15 g, 生地黄20 g, 生牡蛎30 g, 浙贝母15 g, 僵蚕10 g, 赤芍15 g, 桔梗12 g, 生甘草9 g; 随症加减: 高热寒战者加生石膏30 g, 知母15 g; 心烦、手抖者加牡丹皮12 g、白蒺藜15 g, 生龙骨30 g）每日一剂, 分早、晚两次温服。

对照组采用泼尼松20～40 mg, 1～2周后开始减量, 维持每日5～10 mg。

（二）药物来源

中药由广东一方制药厂提供, 山东中医药大学第二附属医院中药房统一调配。泼尼松来源于天津药业集团新郑股份有限公司（国药准字 H41021039）。

（三）观察疗程

四周为一个疗程, 共观察一个疗程。

（四）观察方法

1. 安全性观察指标　①一般项目:患者的体温、心率、呼吸、脉搏、身高、体重;②肝功能、肾功能、血常规、尿常规、大便常规、心电图。以上观察项目,治疗前、后各检测一次,随时记录出现的各种不良反应。

2. 疗效性观察指标　①甲状腺功能:血 FT_3、FT_4、TSH,治疗前后各查一次;②血红细胞沉降率(血沉,ESR),治疗前后各测一次;③甲状腺摄[131]I 率,治疗前后各测一次;④甲状腺 B 超测定甲状腺体积,治疗前后各一次;⑤临床症状、体征,采用中医证候积分法,治疗前后各一次(见附录)。

四、疗效评定标准

参照《中药新药临床研究指导原则》[1]中"中药新药治疗亚急性甲状腺炎的临床指导原则"制定。

（一）中医证候总疗效评定标准

临床痊愈:中医临床症状、体征消失或基本消失,中医证候积分下降≥95%;显效:中医临床症状、体征明显改善,中医证候积分下降≥70%;有效:中医临床症状、体征有好转,证候积分下降≥30%但 <70%;无效:中医临床症状、体征均无明显改善,证候积分下降 <30%。

（二）综合疗效评定标准

痊愈:中医症状、体征消失或基本消失,证候积分下降≥95%;实验室化验、检查指标恢复正常,或较疗效前下降80%以上。显效:中医症状、体征明显改善,证候积分下降≥70%;实验室化验、检查指标基本恢复正常,或较疗效前下降60%以上。有效:中医临床症状、体征均有好转,证候积分下降≥30%但 <70%;实验室检查各项指标有明显改善,或较治疗前下降30% ~50%,但未达到显效标准。无效:中医症状、体征均无明显改善,证候积分下降 <30%;实验室检查无改善,或较治疗前下降不足10%。

（三）安全性评价标准

1 级:安全,无任何毒副作用。2 级:比较安全,如有不良反应,不需作任何处理,可继续服药。3 级:有安全性问题,有中等程度的不良反应,做处理后可继续给药。4 级:不具有安全性。

五、统计方法

所有资料均采用 SPSS17.0 统计软件处理,各组计量资料采用均数 ± 方差

$(\bar{x} \pm s)$ 表示,用 t 检验;计数资料采用 χ^2 检验;$P < 0.05$ 结果表示差异有统计学意义。

六、研究结果及分析

（一）研究结果

1. 两组患者治疗前后甲状腺功能比较　FT_3、FT_4、TSH 治疗前后及两组之间比较均采用 t 检验,治疗前 FT_3、FT_4、TSH 组间比较经 t 检验,$P > 0.05$,差异无统计学意义,具有可比性;两组患者 FT_3、FT_4、TSH 治疗前及治疗后比较经 t 检验,$P = 0.000 < 0.01$,两组 FT_3、FT_4、TSH 治疗前后差异有显著统计学意义。两组患者治疗后 FT_3、FT_4 较前明显降低,TSH 较前明显升高,具有显著性差异;治疗组与对照组比较,具有显著性差异($P < 0.01$),治疗组明显优于对照组。

表6　　　　　两组患者治疗前后 FT_3　FT_4　TSH 疗效分析($\bar{x} \pm s$)

项目	治疗组		对照组	
	治疗前	治疗后	治疗前	治疗后
FT_3	8.48 ± 1.75	4.61 ± 0.36▲	8.59 ± 1.92	4.69 ± 0.60△
FT_4	28.42 ± 3.31	13.75 ± 1.41▲	28.15 ± 3.68	15.03 ± 1.01△
TSH	0.67 ± 0.43	2.96 ± 0.47▲	0.65 ± 0.52	2.70 ± 0.61△

组内治疗前后比较▲$P < 0.05$,代表组间比较△$P < 0.05$

2. 两组患者治疗前后血沉(ESR)变化比较　两组患者治疗前后及组间血沉比较均采用 t 检验,治疗前两组血沉经 t 检验,$P > 0.05$,差异无统计学意义,具有可比性;治疗后两组患者血沉比较经 t 检验,$P < 0.01$,具有显著性差异;两组患者治疗前及治疗后血沉经 t 检验,$P < 0.05$,两组差异有统计学意义。结果显示,两组患者经治疗后血沉明显下降,但治疗组优于对照组。

表7　　　　　两组患者治疗前后血沉(ESR)疗效分析($\bar{x} \pm s$)

组别	n	治疗前	治疗后	组内 P
治疗组	30	42.40 ± 9.32	8.73 ± 1.70	< 0.05
对照组	30	42.53 ± 7.91	8.37 ± 1.85	< 0.05

3. 两组患者治疗前后[131]I 摄取率变化比较　两组患者治疗前后及组间[131]I 摄取率比较均采用 t 检验,治疗前两组[131]I 摄取率经 t 检验,$P > 0.05$,差异无统计学意义,具有可比性;治疗后两组患者[131]I 摄取率比较经 t 检验,$P < 0.01$,具

有显著性差异;两组患者治疗前及治疗后^{131}I摄取率经t检验,$P<0.05$,两组差异有统计学意义。结果显示,两组患者经治疗后^{131}I摄取率均明显增加,但治疗组疗效优于对照组。

表8　　　　　　　两组患者治疗前后^{131}I摄取率疗效分析($\bar{x}\pm s$)　　　　%

组别	n	治疗前	治疗后	治疗前后P
治疗组	30	2.48 ± 1.17	13.80 ± 2.62	<0.05
对照组	30	2.47 ± 1.21	16.83 ± 3.68	<0.05

4. 两组患者治疗前后甲状腺体积变化比较　两组患者治疗前后及组间比较均采用t检验,两组患者治疗前甲状腺体积、咽峡部厚度比较,经t检验$P>0.05$,两组差异无统计学意义,具有可比性;治疗组患者治疗前及治疗后甲状腺体积、咽峡部厚度比较,经t检验$P<0.01$,具有显著统计学意义;对照组患者治疗前及治疗后甲状腺体积、咽峡部厚度比较,经t检验$P<0.01$,具有显著统计学意义;两组患者治疗后甲状腺体积、咽峡部厚度比较,经t检验$P<0.05$,两组差异有统计学意义。两组患者治疗后甲状腺体积、咽峡部厚度较治疗前明显变小,但治疗组优于对照组。

表9　　　　　　　两组患者治疗前后甲状腺体积疗效分析($\bar{x}\pm s$)

组别	n	甲状腺体积		咽峡部厚度	
		治疗前	治疗后	治疗前	治疗后
治疗组	30	49.93 ± 5.93	35.58 ± 2.91	5.7 ± 1.5	4.9 ± 1.4
对照组	30	49.03 ± 6.89	37.80 ± 2.84	5.9 ± 1.4	5.4 ± 1.3

5. 两组患者治疗前后单项中医证候疗效比较　治疗前两组各项中医证候经卡方检验,$P<0.05$,无统计学意义,具有可比性。治疗组患者治疗前后采用t检验,$P<0.01$,具有显著统计学意义;对照组患者治疗前后采用t检验$P<0.01$,具有显著统计学意义;两组患者治前后经t检验$P<0.05$,具有统计学意义。

表10　　　　　　　　两组患者治疗前单项中医证候比较

症状	治疗组($n=30$)		对照组($n=30$)	
	例数	%	例数	%
甲状腺肿	30	100.0	30	100.0
甲状腺痛	30	100.0	30	100.0

（续表）

症状	治疗组（$n=30$）		对照组（$n=30$）	
	例数	%	例数	%
静息脉率	25	83.3	27	90.0
心悸症状	18	60.0	22	73.3
发热	15	50.0	16	53.3
烦躁	9	30.0	14	46.7
消瘦	17	56.7	19	63.3
多汗	15	50.0	20	66.7
震颤	23	76.7	24	80.0
多食	20	66.7	19	63.3
恶热	16	53.3	13	43.3
肢体酸困	12	40.0	14	46.7
乏力	15	50.0	13	43.3
咽喉肿痛	15	50.0	12	40.0

表 11　　　　　　　　　　两组患者治疗后单项中医证候疗效比较

症状	治疗组（$n=30$）				对照组（$n=30$）				
	例数	显效	有效	无效	有效率%	例数	显效	有效	无效	有效率%
甲状腺肿	30	8	20	2	93.3	30	6	19	5	83.3
甲状腺痛	30	8	18	4	86.7	30	7	15	8	73.3
静息脉率	25	11	9	5	80.0	27	4	14	9	66.7
心悸症状	18	6	10	2	88.9	22	5	13	4	81.8
发热	15	6	8	1	93.3	16	5	8	3	81.25
烦躁	9	4	3	2	77.8	14	3	7	4	71.4
消瘦	17	7	7	3	82.4	19	8	7	4	78.9
多汗	15	9	6	0	100.0	20	5	10	5	75.0
震颤	23	8	11	4	82.6	24	5	13	6	75.0
多食	20	9	9	2	90.0	19	5	11	3	84.2
恶热	16	8	7	1	93.8	13	3	5	5	61.5
肢体酸困	12	7	3	2	83.3	14	4	6	4	71.4
乏力	15	6	9	0	100.0	13	3	6	4	69.2
咽喉肿痛	15	5	7	3	80.0	12	3	5	4	66.7

6. 两组患者治疗前后中医证候积分疗效比较　两组患者治疗前中医症候积分比较,经 t 检验 $P > 0.05$,两组差异无统计学意义,具有可比性;治疗组、对照组患者治疗前及治疗后中医证候积分比较,经 t 检验 $P < 0.01$,具有显著统计学意义;两组患者治疗后中医证候积分比较,经 t 检验 $P < 0.05$,两组差异有统计学意义。两组患者治疗后中医证候积分较治疗前明显减少,但治疗组优于对照组。

表 12　　　　　　　　　两组患者治疗前后中医证候积分比较

组别	n	治疗前	治疗后	组内(p)
治疗组	30	26.70 ± 6.31	3.13 ± 2.26	$P < 0.05$
对照组	30	27.30 ± 4.34	6.00 ± 3.50	$P < 0.05$

7. 两组患者治疗后临床综合疗效比较　两组临床综合疗效比较经卡方检验,$P < 0.05$,两组差异有统计学意义。

表 13　　　　　　　　　两组患者治疗后临床综合疗效比较

组别	n	临床痊愈	显效	有效	无效	总有效率(%)
治疗组	30	17(56.7)	9(30.0)	3(10.0)	1(3.3)	96.7
对照组	30	15(50.0)	8(26.7)	4(13.3)	3(10.0)	90.0

（二）安全性指标

1. 两组患者治疗前后血常规变化比较　两组患者治疗前后血常规比较均采用 χ^2 检验,治疗前两组患者血常规经卡方检验 $P > 0.05$,两组差异比较无统计学意义,具有可比性,治疗后两组患者血常规比较经 χ^2 检验 $P < 0.05$,有统计学意义;两组患者治疗前及治疗后血常规分别经 χ^2 检验 $P < 0.01$,具有显著统计学意义,但治疗组优于对照组。

表 14　　　　　　　两组患者治疗前后血常规监测指标变化比较　　　　　例

组别	n	治疗前		治疗后	
		正常	异常	正常	异常
治疗组	30	14	16	29	1
对照组	30	15	15	27	3

血常规异常是指白细胞总数(WBC) $> 10.0 \times 10^9$/L

2.两组患者治疗前后肝功、肾功能变化比较　治疗前两组患者均有肝功能异常者($ALT > 40\ U/L$, $AST > 40\ U/L$),治疗组有7例,对照组有8例;治疗后治疗组仍有1例、对照组有3例患者肝功能异常(2例为新增出现肝功能异常者);治疗前后两组患者未出现肾功能异常者。肝功能异常者均予以肌苷片治疗。

表15　　　　　　　　两组患者治疗前后肝功能变化比较分析　　　　　　　　例

组别	治疗前			治疗后		
	例数	正常	异常	例数	正常	异常
治疗组	30	23	7	30	29	1
对照组	30	22	8	30	27	3

治疗前两组患者肝功经卡方检验 $P > 0.05$,两组差异比较无统计学意义,具有可比性;治疗后两组患者肝功比较经 χ^2 检验 $P < 0.05$,有统计学意义;两组患者治疗前及治疗后肝功分别经 χ^2 检验 $P < 0.01$,具有显著统计学意义。

(三)复发情况

治疗后2个月对两组患者进行随访,治疗组有2例患者复发,对照组共有6例患者复发,复发患者予以对症治疗。两组患者复发情况经卡方检验 $P < 0.01$,具有显著统计学意义,治疗组比对照组复发率低。

表16　　　　　　　　两组患者治疗后复发情况比较

组别	n	复发	未复发	复发率
治疗组	30	2	28	2.1%
对照组	30	6	24	20%

(四)研究结果分析

1.对甲状腺功能的影响　本研究结果显示,两组患者经治疗后 FT_3、FT_4 水平较治疗前均有明显降低,TSH 水平较治疗前均有明显升高,经统计学分析($P < 0.05$)具有显著性差异,表明两组对亚甲炎的治疗均有效;且治疗后治疗组与对照组比较,治疗组甲状腺功能的改善较对照组明显,具有显著统计学意义($P < 0.01$),表明治疗组对于甲状腺功能的改善优于对照组。

2.对 ^{131}I 摄取率、血沉的影响　两组患者治疗后 ^{131}I 摄取率升高、血沉降低,与治疗前比较 $P < 0.05$,差异具有统计学意义,表明两组治疗均有效;治疗

后治疗组与对照组比较,具有显著统计学意义($P < 0.01$),表明治疗组对^{131}I摄取率、血沉的改善优于对照组。

3. 对甲状腺体积、咽峡部厚度(甲状腺肿大)的影响　研究结果显示治疗后两组患者甲状腺体积、咽峡部厚度均较治疗前缩小($P < 0.01$),具有非常显著性差异;治疗后两组患者甲状腺体积比较($P < 0.01$)具有非常显著性差异,治疗组优于对照组;咽峡部厚度比较($P > 0.05$)未见明显差异。

4. 对中医证候积分及单项中医证候的影响　治疗后两组患者各项中医证候、中医证候积分均较治疗前有明显改善($P < 0.01$)具有显著统计学意义,表明两组治疗均有显著性疗效;治疗组与对照组组间比较($P < 0.05$)具有显著性差异,说明中药解毒化瘿汤可以短期内迅速改善患者临床症状,且优于对照组。

5. 两组治疗后临床疗效评价　治疗组总有效率为96.7%,对照组为90%,两组比较具有显著性差异($P < 0.05$),治疗组疗效优于对照组,说明中药解毒化瘿汤能迅速缓解患者临床症状、改善患者甲状腺激素水平、缩小甲状腺肿大程度、控制病情发展,达到治愈疾病的目的。

6. 药物安全性评价　治疗组患者治疗后未出现血常规、肝功能、肾功能异常者总体不良反应发生率治疗组为0;对照组治疗后未出现血常规、肾功能异常者,2例患者出现肝功能异常,不良反应发生率23.3%。两组患者治疗后血常规、肝功能异常者均较治疗前均明显减少($P < 0.05$);治疗组继续服用中药治疗后,患者血常规、肝功能恢复正常;说明中药解毒化瘿汤安全无毒副作用。对照组患者加用肌苷片治疗后,患者血常规、肝功能恢复正常。

7. 本研究尚存在的问题　由于研究时间较短,病例收集相对较少,临床观察指标不足,如未对患者甲状腺抗体(TPO – Ab,TG – Ab)进行观察,也未对患者甲状腺进行病理切片及细针穿刺研究,以观察患者甲状腺组织变化,可能会对研究结果产生一定的影响,不能准确反映解毒化瘿汤的具体作用机制。

七、讨论

(一)现代医学对亚急性甲状腺炎的研究

1. 流行病学　亚急性甲状腺炎发病以中青年女性为主,男女比例为1:4.3,尤其以20~40岁女性多见,甲状腺疾病发病的0.5%~6.2%为本病[2],美国有研究报道本病发病率为每年4.9/10万[2]。近年来有研究报道,本病发病有一定的季节相关性,夏秋季节发病较多[3]。

2.病因及发病机制　亚甲炎是一种自限性非化脓性疾病,其病因尚未完全阐明。但研究甲状腺在亚甲炎发病过程中甲状腺的相关变化已成为一个热点问题。有关亚甲炎病因的研究主要在以下几个方面。

(1)病毒感染　Greene[4]于1952年通过大量研究提出SAT与病毒有关的理论,随后国内外学者做了大量的与病毒相关的研究,在部分病例血液中检测出抗病毒抗体[5],并目前尚无直接的证据表明本病与病毒有关。有学者以本病病人血液的病毒相关检查研究结果为依据,提出病毒感染也可能是亚急性甲状腺炎的病因[6]。有研究显示[7]在SAT患者血液中经聚合酶链反应法可检测出柯萨奇B组病毒及抗病毒抗体IgM阳性。依据亚甲炎患者血清中病毒抗体类型分析,常见的病毒有埃克病毒、腺病毒、柯萨奇病毒、腮腺炎病毒、流感病毒等[8]。

(2)自身免疫　近年来自身免疫与本病的相关性研究日益增多,认为SAT[9,10]与病毒侵袭甲状腺后,淋巴细胞、浆细胞浸润于甲状腺滤泡基底膜,导致基底膜破坏,甲状腺球蛋白外溢引起的自身免疫功能紊乱有关,患者血液化验可出现一过性自身抗体增高。Ohsako等[11]研究发现有些SAT病人会出现B淋巴细胞为主的自身免疫,产生TSH受体抗体,引起甲状腺功能障碍。同时有研究[12]发现白介素-6、可溶性细胞黏附分子-1在SAT患者发病过程中均升高。

(3)遗传因素　白细胞HLA-BW35阳性人群的SAT发病率,明显较其他人群高16倍,说明遗传因素在发病中亦起着某种作用。Ohsako等[11]通过测定人体白细胞抗原-B35及人体白细胞抗原-B67在SAT患者及对照组之间的差异,表明SAT发病与遗传有关。

3.临床症状　本病起病较急,早期多出现发热、流涕、咽喉疼痛、颈部胀痛、全身不适等上呼吸道感染症状,常误诊为"感冒",耽误病情。病情进展一段时间(短则1~2天,长可2~3个月,平均2周左右)后,甲状腺局部症状逐渐明显,甲状腺出现明显肿大,开始仅为单侧或单侧叶的某一部分,随之累及整个甲状腺,常以单侧叶为明显,使甲状腺呈不对称性肿大,有时局部呈结节状,随病程变化有时呈现单侧叶的肿胀消退后又在对侧出现新的肿块。多伴有甲状腺疼痛,常呈现局部发作性疼痛、放射痛及压痛,疼痛可放射至下颌角、耳部及颈后区,少数病人还可出现胸痛、咳嗽,声音嘶哑或吞咽困难等症[13]。典型的病程可分为 4 期,即:急性期,又称"甲亢期";此期因甲状腺滤泡被炎症破坏,释放大量甲状腺激素进入循环,故患者出现怕热、心悸、多汗等甲亢表现[3,14,15]。甲亢期一般病程在 1~3 个月左右,当甲状腺内的激素释放殆尽,而腺体损伤导致未合成新的激素,故临床上会出现甲状腺功能"正常期"即缓解早期,此期一般可持续 1~3 周。接下来是缓解期,临床又称甲状腺功能减退期;这一阶段可持续 1~6 个月,病人可出现怕冷、食欲减低、无力,颜面浮肿等甲状腺功能减退导致的临床症状。随着病情的恢复,甲状腺功能也逐渐恢复正常,即进入恢复期,少数病人也可由甲减期一直进展,出现永久性甲状腺功能低下。

4. 检验学特点

(1)血液检查　患者血常规显示,白细胞及中性粒细胞正常或偏高(一般为轻度或中度升高),而红细胞计数正常或略低。血红细胞沉降率(ESR)明显增加,甚至可达100 mm/h,患者出现^{131}I摄取率降低(一般24 小时 <2%),而血红蛋白结合碘水平增高的"分离现象"。

(2)B 超、CT 与 MRI 检查　B 型超色超声在甲状腺疾病诊断中具有一定的优势,可以直观地反映甲状腺内血流分布情况,临床有报道 B 超对亚甲炎诊断的阳性率可达81.63%[16],而张玉英等[17]研究发现超声诊断亚甲炎,诊断符合率为91.67%。亚急性甲状腺炎早期的 B 超声像图为甲状腺肿大或结节性肿大[18],假性囊性表现或低回声病灶,甲状腺内部回声欠均匀。甲状腺内部彩色多普勒血流显像表现为低回声区周边血流信号增多,内部欠缺[19]。0mori 等[20]研究发现甲状腺低回声灶的大小与患者的疼痛程度具有正性相关,单发的无痛性结节极为少见。CT 与 MRI 可显示甲状腺肿大,增强后组织呈不均匀改变。

(3)甲状腺显像　近年来核放射技术日益广泛应用医学领域,甲状腺体外显像技术是应用放射性^{131}I 或 99mTC 和多点成像的扫描,或一步成像的 γ 照相及 speed 断层照相技术,使甲状腺体外显像的方法。通过观察放射性元素的分布,来确定甲状腺的位置、形态、大小,可作为诊断甲状腺形态学异常、肿块大小及整个甲状腺功能状态的依据。唐培兰[21]、厉红民等[22]研究发现分别有91.6%、86.3%的早期亚甲炎患者出现"分离现象",甲状腺显像异常者分别为96.2%、90.2%;张永学[23]等也报道甲状腺显像技术对亚甲炎的早期诊断灵敏度高于其他方法。

(4)细针抽吸活检　近年来甲状腺细针抽吸活检已广泛应用于甲状腺疾病的诊断,甲状腺结节诊断的金标准是甲状腺细针穿刺、抽吸活检,国外研究报道[24],甲状腺细针抽吸活检诊断的准确率为69.5%～91.3%,而国内研究报道[25]准确率为84.4%,在超声引导下,行细针穿刺可提高其诊断的阳性率。

(5)亚急性甲状腺炎的病理改变　亚甲炎典型的病理改变为:甲状腺腺体内组织细胞浸润而呈肉芽肿型,出现异物巨细胞,有的甚至出现假结核结节,伴有轻中度纤维化,其特点是病变与结核结节相似,且病变分布不均匀。Ozdogu等[26]研究发现经细针抽吸活组织检查,镜下可见中性粒细胞、淋巴细胞、组织细胞、巨细胞组成的肉芽肿、坏死的滤泡细胞等。韩艳林等[27]报道组织切片上可见:甲状腺有亚急性和慢性炎症表现,有组织退化和纤维组织增生。淋巴细胞、浆细胞浸润于甲状腺滤泡周围和滤泡上皮间基底膜内,与甲状腺滤泡上皮密切接触,引起上皮细胞退变。翟伟等[28]发现亚甲炎病理表现为:组织细胞呈散在或团状出现,多为退变的滤泡细胞,多核巨细胞,可见少量淋巴细胞,一般无浆细胞。

5.亚甲炎的治疗　本病具有良好的预后,是一种自限性疾病,多数病人在数周或数月内能自行缓解。早期治疗以减轻炎症反应及缓解疼痛为目的,轻症可用乙酰水杨酸、非甾体消炎药或环氧酶－2抑制剂;病情较重者,则用糖皮质激素治疗(泼尼松30～40 mg/d,1～2周后,根据病情调整剂量)。甲状腺毒症明显者,可以使用β受体阻滞剂;甲减期可予优甲乐或甲状腺片治疗。Houghton等[29]研究发现本病约5%～10%的患者有发生永久性甲状腺功能减退的可能性。Iitaka等[30]报道,亚急性甲状腺炎复发率约为1.44%,复发时间为(14.5±4.5)年。

(二)中医学对亚急性甲状腺炎的研究

1.病名渊源　中医学中没有明确的亚急性甲状腺炎病名,但根据其临床症状、体征、发病特点,可以归属"瘿病"、"瘿痈"、"瘿肿"的范畴。

中医学对本病的记载及论述源远流长,战国时期出现关于"瘿病"记载,如《庄子·德充符第五》及《淮南子·坠形篇》曰:"瓮盎大瘿说齐桓公,桓公说之,而视全人,其腹肩肩。"秦代《吕氏春秋·尽数篇》也有记载,汉代《说文解字》注曰:"瘿,颈瘤也。"张仲景著《金匮要略·血痹虚劳病》均有记载。至隋代巢元方《诸病源候论·瘿候》正式提出"瘿病",并以血瘿、息肉瘿、气瘿对其分类。

后代医家多有论述。

2.病因探讨　对于本病病因的探讨,历代医家论述不一,但总体来说分为内因、外因两个方面,外因为外感六淫邪气、饮食及水土失调,内因则以七情内伤、自身体质因素。

(1)外感六淫邪气　外感六淫邪气是本病的重要致病因素,同时也是最重要的诱发因素。如宋《三因方》记载:"此乃外因寒、热、风、湿所成也。"《医宗金鉴·外科瘿瘤篇》中论述:"瘿者,如缨络之状……多外感六邪,营卫气血凝郁,内因七情忧恚怒气,湿痰瘀滞,中岚水气而成,皆不痛痒。"皆指出六淫邪气,尤其是风热、火热之邪是本病的病因。现代宋景贵[31]认为外感温热时毒是本病的病因特点。刘祥秀[32]认为感受火热之邪是本病常见的病因。王旭等[33]认为,本病初起病因为风热毒邪蕴结、气血壅滞所致。

(2)环境因素　环境因素主要是指居住地的水土影响及饮食习惯,瘿病的发病与环境因素有重要关系,早在《吕氏春秋·尽数篇》谓:"亲水所,多秃与瘿人",就提出瘿病与水土有关;《杂病源流犀烛·颈项病源流》指出:"西北方依山聚涧之民,食溪谷之水,受冷毒之气,其间妇女,往往生结囊如瘿。"《诸病源候论》曰:"瘿者……亦由饮沙水,沙随气入于脉,搏颈下而成之。""随气入于脉,搏颈下而成之"。《养生方》云:"诸山水黑土中出泉流者,不可久居,常食令人作瘿病,动气增患。"皆指出瘿病的发生与地理环境及饮食生活等因素有关。《圣济总录·瘿瘤门》有记载指出瘿病以山区发病较多。

(3)七情内伤　七情内伤是重要的致病因素,而在本病发病中尤为重要,情志不舒,肝失条达,气机不畅以致郁滞,影响津液输布,气聚、痰凝,搏结于颈前而成瘿病。《济生方·瘿瘤论治》提出:"夫瘿瘤者,多由喜怒不节,忧思过度,而成斯疾焉。大抵人之气血,气凝血滞……为瘿为瘤。"《诸病源候论》曰:"瘿者,由忧患气结所生。"《太平圣惠方·瘿气咽喉肿塞》曰:"夫瘿气咽喉肿塞者,由人忧患之气在于胸膈,不能消散,搏于肺脾故也。"以上论述指出了瘿病的发生与情志不畅,气机郁结密切相关。现代刘祥秀[32]、刘红云[34]、计学理等[35]皆认为情志不舒是本病的重要病因

(4)体质因素　体质学说是中医学特色理论体系的重要组成部分,体质因素是疾病发生、发展、演变的重要因素。本病发病以女性居多,这与女性经、带、胎、产的特殊生理有关,肝主血、性喜条达而恶抑郁,肝经循行于颈部,女子特殊

生理期间,若情绪波动剧烈,情志异常则可引起肝气郁结,进而引起气滞、痰凝、血瘀及肝郁化火等病理变化,搏结于颈前而发病。素体阴虚,阴虚火旺,内灼津液,炼液为痰,结与颈前而成本病。

3. 病机探讨　关于本病病机古今医家论述不一,本病发病与外感六淫邪气、饮食水土失宜、七情内伤、体质因素有关,其病机为热毒内结、气滞痰凝、痰瘀互结,相互搏结于颈前而发病,病性为虚实夹杂,邪实为主。

(1)热毒内结　外感六淫邪气为本病重要病因,《医宗金鉴·外科心法要诀》及《疡科心得集》皆有记载,锁喉痈是邪热结于颈部而成。风热、邪热内侵,卫表不和则出现发热、出汗、恶寒、咽干而痛、头痛等;久而不解,热毒壅滞,炼液为痰,痰热互结,壅滞于颈前而成瘿肿而痛。任卫华等[36]认为亚甲炎成因多由风温、风火客于肺胃,内有肝郁胃热,积热上壅,夹痰蕴结,以致痰气交凝,郁而化热,发为瘿肿;王旭[33]等认为本病初期病机为风热毒邪蕴结,气血奎滞;久则为肝郁热蕴,经络瘀滞,或热毒伤阴,阴虚内热或热伤气阴,痰气郁结,经络失养。赵麦焕[37]、张伟恒等[38]认为,本病的病机为邪毒内侵,气滞血瘀和五脏失调。麻莉[39]认为本病的病机为风温邪热袭表,热毒壅盛,灼伤津液,炼液为痰,痰阻气机,血行不畅,或气郁生痰,痰随气逆,最终致气血痰热互结于颈前而发瘿痈。

(2)气郁、气滞　《黄帝内经》曰:"百病由气生。"可以看出情志因素在疾病产生中的重要作用。情志内伤是本病发生、发展过程中的必不可少的因素,如《诸病源候论》记载"瘿者,由忧患气结而生"。又如《圣济总录·瘿病门》言:"忧、劳、气则本于七情,情之所至,气则随之,或上而不下,或结而不散是也。"《济生方·瘿瘤论治》述:"夫瘿瘤者,多由喜怒不节,忧思过度,而成斯疾焉。"足厥阴肝经循行于颈部,且肝主疏泄,调畅全身气机,在津液输布代谢过程中起着重要作用。若情志不畅,导致肝气不舒,气机郁滞,津液气血运行不畅凝滞为痰;肝气横逆犯脾,导致脾的运化功能失常,水湿停积,聚湿生痰;痰随气逆上扰,痰气交阻,气滞痰凝,壅结颈前则成瘿。肖璟等[40]认为本病病机为情志不舒,肝郁化火,灼津成痰,痰热互结,积于颈部,复感受风寒或风热之邪,郁而化热,上犯颈咽;或热毒直接侵犯颈咽而发病。孙俊波等[41]认为该病多为情志久郁不舒,加之素体气虚,卫表不固,风热邪毒乘虚入侵,热毒蕴结,气血壅滞而致病,久则成肝郁热蕴、痰气瘀结、瘿络瘀滞等证,热、毒、瘀乃病机之关键。

（3）痰凝、痰瘀互结　痰为本病的重要致病因素,同时也是病理产物。风温邪热等外感火热之邪,热毒壅滞,炼液成痰;情志不畅,肝气不舒而失疏泄,脾胃输布津液失常,水湿凝聚成痰;或气郁化火,炼液成痰。痰凝贯穿于本病的整个过程。风热之邪外袭,或直接侵袭颈部或客于肝胆,循经上达,止于颈部,阻碍气血津液正常运行,则形成瘀血。痰瘀互结于颈部发为瘿病。

4.治疗　历代医家对于本病论述不一,故其治疗方法多种多样,但总体来说主要有辨证论治、分期论治、中西医结合治疗等。

（1）辨证论治　目前对于本病的辨证分型尚不统一,但大多在 2～5 型之间。关勇建等[42]分为:外感风邪型,治以辛凉解表,兼清郁热。方用柴葛解肌汤;气郁疾凝型,治以理气化痰,软坚散结。方用海藻玉壶汤加味。刘延杰[43]、张珍等[44]将本病分为:肝胆蕴热型,以疏肝利胆,清热止痛散结为法,用蒿芩清胆汤加减;肝胆痰湿型,以疏肝利胆,化痰软坚散结为法,用柴胡疏肝汤加减治疗。郭殿武等[45]也认为该病分为肝胆蕴热和肝热痰湿两型,但治疗上都应清热解毒散结,以蒿芩清胆汤和柴胡疏肝散为基础,自拟龙胆解毒汤治疗本病。倪孝儒等[46]根据本病临床表现分为:肝郁胃热型和肝热痰湿型,其中肝郁胃热型予以逍遥散合玉女煎加减,肝热痰湿型用柴胡疏肝散与海藻玉壶汤加减。王继宁[47]分为:热毒壅盛型,方用银翘散加味;肝胆蕴热型,方用龙胆泻肝汤加减;肝郁痰凝型,方用柴胡疏肝散加减。任卫华等[36]分为:外感毒邪证,治以疏风清热、解毒活血,以荆防败毒散加味治疗;脾肾阳虚证,治以益气健脾、温肾化湿,以附子理中汤加减;痰瘀互结证,治以理气化痰、活血散结,以消瘰丸加减。许芝银[48]把此病分为:外感风热型,治以疏风清热、消肿散结,方用牛蒡解肌汤;肝郁胃热型,治以疏肝清热、消肿散结,方用丹栀逍遥散加减;阳虚痰凝型,治以温阳化痰、软坚散结,方用阳和汤。袁占盈[49]将该病分为以下三型:风热蕴结型,治法为疏风清热、凉血解毒,方以银翘散加减;肝郁化火型,治法为疏肝解郁、理气泻火,方用丹栀逍遥散加减;痰气瘀阻型,治法为健脾化痰、活血散瘀,方以六君子汤。

（2）分期论治　根据本病的病情发展,除辨证论治以外,不少医家也采用分期论治,以本病不同时期的发病特点辨证论治,取得良好效果。如伍锐敏等[50]把 75 例亚甲炎患者分为三期论治:①初期,辨为外感风热,肝胃郁热证,以散风透邪为法,常用药柴胡、菊花、紫苏梗等;②中期,辨为脾阳不振、气不化水证,以温运脾阳、行气利水为法,常用干姜、茯苓、大腹皮、猪苓等;③恢复期,辨为气郁痰凝证,以理气化痰散结为法,常用药陈皮、贝母、郁金等。治疗后,疗效观察总有效率达96%。李喜枝[51]分为三期:①早期,证属于风热痰凝,以疏风清热、化痰散结为治法,以银翘散合小柴胡汤加减;②中期,辨为属气阴两虚兼痰凝证,以益气养阴兼化痰散结为治法,以生脉二陈汤加味;③恢复期,辨证属于气虚肝郁,以益气疏肝为治法,以柴芍六君汤加味。周巨伦等[52]分期论治43例亚甲炎患者:急性期,辨证外感风热,肝郁胃热,治以祛风解表,疏肝清胃,方用银翘散合柴胡疏肝汤加减;恢复期,辨证脾肾阳虚,气不化水,治以温补脾肾,化气行水,方用附桂理中汤为主。其中痊愈20例,显效13例,有效8例,无效2例,总有效率95.3%。黄晓军[53]根据病情进展将本病分为早期、中期、恢复期,早期证属风热袭表、肝郁胃热,治以散风透邪、疏肝清胃,药用柴胡、连翘、板蓝根、桔梗、夏枯草、知母、牛蒡子、麦冬、生石膏、薄荷、黄连、五味子;中期证属脾阳不振、运化不利,治在温运脾阳、渗水利湿,用附子、干姜、茯苓、猪苓、党参、黄芪、石菖蒲、白术、桂枝、炙甘草;恢复期证属气郁痰凝,结于颈前,治以理气化痰、软坚散结,柴胡、三棱、莪术、夏枯草、法半夏、浙贝母、茯苓、生牡蛎、玄参、地龙、郁金、陈皮。治疗32例,其中治愈30例,治愈率93.75%。

(3)中西医结合论治　计学理等[35]把本病分期以中西医结合治疗:急性期,属于风火相煽,痰气交阻证,以清热泻火、疏肝解郁、散风化痰为治法,予柴胡、半夏、桔梗、石膏、黄芩等,以中药为主配以小剂量糖皮质激素短期治疗。缓解期,为脾虚失运,水湿内停,脾阳不振证,以温运脾阳、化湿利水为治法,予附子、桂枝、干姜、白术、大腹皮等,应同时补充适量TH。恢复期,以软坚散结、理气化痰为治法,方用消瘰丸,柴胡、枳实、陈皮、茯苓等。西药仅辅以小剂量优甲乐片及多抗甲素片。观察治疗100例患者,治愈率为88%。王旭[33]等中西医结合治疗20例亚甲炎患者,中药以清热和营、化痰消瘰为法,自拟清热消瘰汤,用药连翘、金银花、板蓝根、大青叶、夏枯草、半枝莲、赤芍、蒲公英、浙贝母、生甘草等为基础,随证加减,西药以泼尼松配合,其中痊愈12例,显效6例,有效2例,总有效率为100%。王素梅等[54]选取亚甲炎患者属风热痰阻证30例,中药用愈甲汤,方药为:野菊花、金银花、知母、石膏、柴胡、黄连、桔梗、夏枯草、生甘草等,西药予泼尼松结合治疗,总有效率为96.66%,明显高于单纯西药组。卢志刚[55]以丹栀逍遥丸加味为主随症加减,基本处方如下:柴胡15 g,郁金15 g,

夏枯草 20 g,牡丹皮 12 g,栀子 12 g,当归 12 g,白芍 12 g,茯苓 12 g,白术 12 g,甘草 10 g。甲状腺肿大疼痛显著加鳖甲 30 g,生牡蛎 30 g,海藻 30 g;发热咽喉疼痛加金银花 10 g,连翘 10 g,木蝴蝶 10 g。合用泼尼松治疗 32 例亚甲炎患者,总有效率为 90.63%。

(三)解毒化瘿汤方药分析

1.病机及组方原则　导师冯建华将中医辨证论治与现代医学的先进理论相结合,认为本病与外感风温、疫毒之邪有关,所谓疫毒者,统指凡对机体有不利影响的有害因素,如环境因素包括不良的饮食习惯、被污染或有害的饮食物、高热量、高营养摄入过剩,以及环境的污染等。其病机为热毒内盛,与痰气搏结于颈前而发病,中医辨证属热毒炽盛证,故其治疗清热解毒为主,佐以化痰活血、软坚散结、消肿止痛的治疗方法。

(1)清热解毒法　亚甲炎患者早期由于风温、疫毒之邪侵入肺卫,致卫表不和,肺失宣肃而见恶寒、发热、咽喉肿痛、汗出、头痛、周身酸楚。患者可有高热不退,汗出而热不解,恶寒甚或寒战,头身疼痛,口渴喜饮,舌红或红绛少津,苔黄或黄燥,脉弦而数等表现。此为热毒之邪内盛的表现,治疗上以辛苦寒凉之药,既可以解外感风热之病因,又可清其内里之毒热。

(2)化痰活血、软坚散结法　《黄帝内经》中记载:"坚者消之……结者散之。"提出软坚散结之法。毒热内盛煎熬津液,炼液为痰,风温夹痰结毒,壅滞于颈前,为本病的重要发病因素。初期瘿肿而痛,结聚日久以致气血阻滞而不畅,导致痰瘀毒邪互结,则见瘿肿坚硬而痛。"痰"既为本病病因,又是重要的病理产物,病久不愈则可出现痰气。痰瘀互结导致病情缠绵难愈,故以化痰活血、软坚散结法为佐。

(3)消肿止痛法　热毒之邪夹气、痰、瘀三者结聚于颈部而成肿块,颈部血流不畅,局部失养,不通则痛、不荣则痛,故以清热解毒、活血化瘀、软坚散结之药,既可以祛除局部之邪热,又可气顺、痰消、瘀化,而起到消肿止痛之用。

2.方药分析　解析处方及各药功效如下。

解毒化瘿汤组成:金银花 30 g,连翘 15 g,蒲公英 30 g,牛蒡子 10 g,板蓝根 15 g,薄荷 10 g,马勃 10 g,炒栀子 10 g,玄参 15 g,生地黄 20 g,夏枯草20 g,浙贝母 15 g,生牡蛎 30 g,桔梗 12 g,僵蚕 10 g,赤芍 15 g,生甘草 9 g。随症加减:高热寒战者加生石膏 30 g,知母 15 g;心烦、手抖者加牡丹皮 12 g、白蒺藜

15 g,生龙骨 30 g。

本方以金银花、连翘清热解毒、疏风散热为君;蒲公英解毒散结、牛蒡子解毒利咽散结、板蓝根清热解毒消肿、薄荷疏散风热利咽、马勃清热解毒利咽、栀子清热凉血、玄参清热解毒散结、生地黄清热凉血以助君药清热解毒、消肿利咽为臣药;夏枯草清热散结、浙贝母化痰散结、生牡蛎软坚散结、桔梗宣肺化痰利咽喉、赤芍活血化瘀止痛、僵蚕解毒散结祛风止痛为佐以化痰活血、散结止痛;生甘草缓急止痛、调和诸药为使。诸药共奏清热解毒、化痰散结、止痛之功。

金银花,味甘、性寒,归肺、心、胃经;功可清热解毒,疏散风热。《本草正》:"金银花,善于化毒,故治痈疽、肿毒……杨梅、风湿诸毒,诚为要药。毒未成者能散,毒已成者能溃。"《本草纲目》:"一切风湿气,及诸肿毒、痈疽疥癣、杨梅诸恶疮。散热解毒。"《滇南本草》:"清热,解诸疮,痈疽发背,丹流瘰疬。"

连翘,味苦、性微寒,归肺、心、小肠经;功可清热解毒,消肿散结,疏散风热。《神农本草经》:"主寒热,鼠瘘,瘰疬,痈肿恶疮,瘿瘤,结热。"《珍珠囊》:"连翘之用有三:泻心经客热,一也;去上焦诸热,二也;为疮家圣药,三也"。李杲:"散诸经血结气聚;消肿。"

蒲公英,味苦、甘,性寒;归肝、胃经。功可清热解毒,消肿散结,利湿通淋。《唐本草》:"主妇人乳痈肿。"《本草衍义补遗》:"化热毒,消恶肿结核,解食毒,散滞气。"《滇南本草》:"敷诸疮肿毒,疔癞癣疮,祛风,消诸疮毒,散瘰疬结核……治五淋癃闭,利膀胱。"《随息居饮食谱》:"清肺,利嗽化痰,散结消痈,养阴凉血,舒筋固齿,通乳益精。"

牛蒡子,味辛苦、性寒;归肺、胃经;功可疏散风热;宣肺透疹;清热解毒利咽散肿。《本草拾遗》:"主风毒肿,诸瘘。"《本草经疏》:"恶实,为散风除热解毒之要药。辛能散结,苦能泄热,热结散则脏气清明,故明目而补中。风之所伤,卫气必壅,壅则发热,辛凉解散则表气和,风无所留矣。藏器主风毒肿诸瘘……散结气、利咽膈、去皮肤风、通十二经络者,悉此意耳。故用以治隐疹、痘疮,尤获奇验。"《景岳全书》:"味苦辛,降中有升。治风毒斑疹诸瘘,散疮疡肿毒喉痹及腰膝凝寒痹滞之气,以其善走十二经而解中有散也。"

板蓝根,味苦、性寒,归肝、胃经;功可清热解毒,凉血,利咽。《日华子本草》:"治天行热毒。"《分类草药性》:"解诸毒恶疮,散毒去火。"《现代实用中药》:"马蓝根为清凉、解热、解毒剂,用于丹毒、产褥热等。"《中药志》:"清火解毒,凉血止血。治热病发斑,丹毒,咽喉肿痛,大头瘟,及吐血、衄血等症"。

薄荷,味辛、性凉,归肺、肝经;功可宣散风热,清利头目,利咽透疹,疏肝行气。《本草纲目》:"薄荷,辛能发散,凉能清利,专于消风散热。故头痛,头风,眼目、咽喉……小儿惊热,及瘰疬、疮疥为要药。"《本草从新》:"宣滞解郁,消散风热,清利头目,治头痛头风、中风失音、痰嗽口气、语涩舌胎(含漱或和蜜擦之)、眼耳咽喉口齿诸病(辛香通窍、而散风热)、皮肤隐疹疮疥、惊热。"

马勃,味辛、性平;归肺经。功可清热解毒,利咽,止血。《别名医录》:"主恶疮、马疥。"《本草纲目》:"清肺,散血热,解毒。能清肺热咳嗽,喉痹,衄血,失音诸病。"

栀子,味苦、性寒,归心、肺、三焦经。功可泻火除烦,清热利尿,凉血解毒。《神农本草经》:"主五内邪气,胃中热气,面赤……白癞,赤癞,疮疡。"《药性论》:"杀䗪虫毒,去热毒风,利五淋,主中恶,通小便,解五种黄病,明目,治时疾除热及消渴口干,目赤肿痛。"朱震亨:"泻三焦火,清胃脘血,治热厥心痛,解热郁,行结气。"

玄参,味甘、苦、咸,性微寒,归肺、胃、肾经。功可清热凉血,泻火解毒,滋阴。《神农本草经》:"主腹中寒热积聚,女子产乳余疾,补肾气,令人明目。"《药性论》:"能治暴结热,主热风头痛,伤寒劳复,散瘤瘿瘰疬。"《本草纲目》:"滋阴降火,解斑毒,利咽喉,通小便血滞。"

生地黄,味甘苦、性寒,归心、肝、肾经,功可清热凉血,养阴,生津。《神农本草经》:"味甘,寒。主折跌绝筋,伤中,逐血痹,填骨髓,长肌肉,作汤,除寒热积聚,除痹,生者尤良。久服,轻身、不老。"

夏枯草,味辛苦、性寒,归肝胆经;功可清火,明目,散结,消肿。《神农本草经》:"主寒热、瘰疬……破症,散瘿结气,脚肿湿痹。"《滇南本草》:"祛肝风,行经络,治口眼歪斜。行肝气,开肝郁,止筋骨疼痛、目珠痛,散瘰疬、周身结核。"《生草药性备要》:"去痰消脓,治瘰疬,清上补下,去眼膜,止痛。"《本草从新》:"治瘰疬、鼠瘘、瘿瘤、癥坚、乳痈、乳岩。"

浙贝母,味苦性寒,归肺、心经。清热化痰,散结消痈。《本草正》:"大治肺痈肺痿,咳喘……最降痰气,善开郁结,止疼痛,消胀满,清肝火,明耳目,除时气烦热,黄疸淋闭,便血溺血;解热毒,杀诸虫及疗喉痹,瘰疬,乳痈发背,一切痈疡肿毒,湿热恶疮,痔漏,金疮出血,火疮疼痛,较之川贝母,清降之功,不啻数倍。"《纲目拾遗》:"解毒利痰,开宣肺气,凡肺家夹风火有痰者宜此。"

生牡蛎,味咸、性微寒,归肝、胆、肾经;功可重镇安神、平肝潜阳、软坚散结、收敛固涩。《珍珠囊》:"软痞积。又治带下,温疟,疮肿,为软坚收涩之剂。"《本草纲目》:"化痰软坚,清热除湿,止心脾气痛,痢下,赤白浊,消疝瘕积块,瘿疾结核。"《本草备要》:"咸以软坚化痰,消瘰疬结核,老血疝瘕。涩以收脱,治遗精崩带,止嗽敛汗,固大小肠。"

桔梗,味苦辛、性平,归肺经。功可宣肺,利咽,祛痰,排脓。《药性论》:"治下痢,破血,去积气,消积聚,痰涎……除腹中冷痛,主中恶及小儿惊痫。"《珍珠囊》:"疗咽喉痛,利肺气,治鼻塞。"李杲:"利胸膈,(治)咽喉气壅及痛,破滞气及积块,(除)肺部风热,清利头目,利窍。"

赤芍,味苦、性微寒,归肝经;功可清热凉血、散瘀止痛。《神农本草经》:"主邪气腹痛,除血痹,破坚积,寒热疝瘕,止痛,利小便,益气。"《名医别录》:"通顺血脉,缓中,散恶血,逐贼血……利膀胱大小肠,消痈肿,时行寒热。中恶腹痛,腰痛。"《滇南本草》:"泻脾火,降气,行血,破瘀,散血块,止腹痛,退血热,攻痈疮,治疥癞。"

僵蚕,味咸、性辛平,归肝、肺、胃经;功可熄风止痉、祛风止痛、化痰散结。《本草图经》:"治中风,急喉痹,捣筛细末,生姜自然汁调灌之。"《本草纲目》:"散风痰结核,瘰疬,头风,风虫齿痛,皮肤风疮,丹毒作痒,痰疟癥结,妇人乳汁不通,崩中下血……一切金疮,疔肿风痔。"《玉楸药解》:"活络通经,祛风开痹。治头痛胸痹,口噤牙疼,隐疹风瘙;烧研酒服,能溃痈破顶,又治血淋崩中。"

牡丹皮,味苦辛、性微寒,归心、肝、肾经。功可清热凉血,活血祛瘀。《神农本草经》:"主寒热,中风瘛疭、痉、惊痫邪气,除癥坚瘀血留舍肠胃,安五脏,疗痈疮。"《医学入门》:"泻伏火,养真血气,破结蓄。"《本草纲目》:"和血,生血,凉血。治血中伏火,除烦热。"

生石膏,味甘辛、性大寒,归肺、胃经;功可清热泻火,除烦止渴。《神农本草经》:"主中风寒热,心下逆气惊喘,口干舌焦,不能息,腹中坚痛,除邪鬼,产褥金疮。"《名医别录》:"除时气头痛身热,三焦大热,皮肤热,肠胃中膈热,解肌发汗,止消渴烦逆,腹胀暴气喘息,咽热。"

生甘草,味甘性平,归心、肺、脾、胃经。功可补脾益气,清热解毒,祛痰止咳,缓急止痛,调和诸药。《神农本草经》:"主五脏六腑寒热邪气,坚筋骨,长肌肉,倍力,金疮肿,解毒。"《名医别录》:"温中下气,烦满短气,伤脏咳嗽,止渴,通经脉,利血气,解百药毒。"《药性论》:"主腹中冷痛,治惊痫,除腹胀满,补益五脏,制诸药毒……令人阴(不)痿,主妇人血沥腰痛,虚而多热,加而用之。"

3.现代药理研究　有关药味的药理作用简述如下。

金银花,主要含有有机酸类(主要有绿原酸和异绿原酸)、黄酮类(木樨草素和忍冬苷)、三萜皂苷类、挥发油类等[56]。金银花具有抗菌作用,金银花水煎剂及提取物具有抗病毒作用;金银花忍冬总皂苷等具有解热抗炎作用;还具有免疫调节作用;三萜皂苷具有保肝利胆作用;提取物还具有降血脂、抗生育、止血和抗过敏等作用。

连翘,主要含有木脂素类(挥发油、连翘苷)、苯乙醇苷类(连翘酯苷、连翘酚等)、黄酮类成分等。连翘酯苷[57]具有广谱抗菌、抗病毒作用;果壳具有抗炎、解热及解毒作用;连翘煎剂具有抗肝损伤作用;苯乙醇苷类及木脂素类具有抑制磷酸二酯酶活力的作用;连翘苷还具有降血脂、抗氧化作用等。

蒲公英,主要包括黄酮类、倍半萜内酯类三萜类等多种物质[58]。药理实验证明,蒲公英水提物、水浸物及醇提物具有抗菌、抗真菌、抗病毒、抗炎、抗氧化作用;蒲公英多糖有抗肿瘤作用;保肝利胆、胃肠保护作用;降血糖、降血脂、抗血栓、抗疲劳作用;利尿、抗过敏、免疫促进等作用。

牛蒡子,主要含木脂素(包括拉帕酚、牛蒡苷、牛蒡苷元、罗汉松酯素等)、脂肪油等成分,牛蒡子中木牛蒡子苷和苷元具有抗肿瘤、免疫调节作用及抗病毒作用[59]。牛蒡子水煎剂对金黄色葡萄球菌、肺炎双球菌等具有明显的抗菌作用;牛蒡提取物具有降低血糖作用,还能对糖尿病大鼠早期肾脏病变有一定的防治作用。

板蓝根,主要含有有机酸类化合物吡、生物碱类化合物、吲哚类生物碱、喹唑类生物碱、依靛蓝双酮、微量元素等,水煎剂具有抗内毒素作用、抗病毒作用[60];板蓝根70%乙醇提取液经实验证实有抗炎作用;板蓝根二酮具有抗肿瘤作用,板蓝根多糖具有免疫调节作用;还有活血化瘀作用。

薄荷,主要含有挥发油、黄酮类、氨基酸等成分[61];具有发汗解热、镇静催眠、镇痛的中枢神经系统作用;祛痰作用;保肝利胆、健胃作用;抗菌、抗炎、抗病毒、驱虫作用;抗早孕及兴奋子宫作用等。

马勃,主要含有多种化合物(甾体化合物、萜类化合物)以及氨基酸、脂肪酸、多糖、蛋白质和多肽等,研究发现马勃具有抑菌、抗炎与止咳作用、抗氧化、抗肿瘤作用、止血作用等[62]。

栀子,主要含有环烯醚萜苷类、有机酸酯类、藏红花苷类、黄酮类化合物、挥发性成分等,栀子苷具有抗脑出血炎症、抗炎镇痛、抗氧化、保抗肝利胆作用;藏红花素有降血脂、抗肿瘤作用;藏红花酸有抗动脉粥样硬化、抗心肌缺血、抗血小板聚集、抗肿瘤作用[63]。

玄参,主要含环烯醚萜类、苯丙素苷类、三萜皂苷、生物碱等成分。研究发现玄参具有抗炎、抗菌、抗肿瘤作用;增强免疫功能、抗疲劳、抗氧化作用;降血糖作用;保肝作用;降血压、扩张冠状动脉、抗血小板聚集、改善微循环及毛细血管通透性、改善心室重构、抑制心肌肥厚、改善大鼠缺血脑中风症状作用[64]。

生地黄,主要含有环烯醚萜苷类、低聚糖等,具有降血糖、降压作用;增强机体免疫力、抗肿瘤作用;强心利尿作用,镇静催眠作用;保肝作用;抗炎、抗氧化作用。

夏枯草,主要含有三萜及其苷类、甾醇及其苷类、黄酮类、香豆素、有机酸、挥发油及糖类等成分,夏枯草提取物具有降压、降糖、降血脂作用;抗菌、抗病毒、抗炎及免疫调节作用;抗突变、抗肿瘤及抗氧化作用;活血化瘀作用[65]。

浙贝母,主要含有浙贝母碱、去氢浙贝母碱、浙贝宁等成分,浙贝母醇提物具有镇咳、祛痰、松弛平滑肌作用;镇痛抗炎、抗菌、抗肿瘤作用;浙贝甲素、浙贝乙素和贝母新碱有降压、活血化瘀作用;醇提物及水煎剂还具有溶石、抗溃疡、止泻作用[66]。

生牡蛎,主要含有碳酸钙、磷酸钙、硫酸钙及微量元素等。牡蛎水煎剂及提取物具有保肝作用;牡蛎多糖可增强免疫力作用;牡蛎提取物还具有延缓衰老、抗血栓、降血脂等作用。

桔梗,主要含有三萜皂苷、黄酮类化合物、聚炔类化合物、脂肪酸类等成分。桔梗皂苷具有抗炎镇痛作用;桔梗皂苷及桔梗水煎剂有祛痰镇咳作用;桔梗还具有免疫调节、肝保护作用,改善胰岛素抵抗、调血脂和抗肥胖、抗氧化作用[67]。

赤芍,主要含有芍药苷、氧化芍药苷、芍药醇等化学成分。赤芍能扩张冠状动脉、增加冠脉血流量;赤芍水提液、芍药苷等对可抑制血小板聚集;赤芍芍药苷具有抗炎活性;赤芍醇提物具有抗氧化作用;芍药醇等具有镇静止痛作用等[68]。

僵蚕,主要含有蛋白质、脂肪、核苷、碱基类、氨基酸及微量元素等成分。僵蚕水提液体内外实验均具有较强的抗凝、抗血栓、促纤溶作用;水煎剂具有抗惊厥作用;醇提物具有抗癌、催眠作用;还具有降糖降血脂作用。

牡丹皮,主要成分为丹皮酚、酚苷类(丹皮酚苷、丹皮酚原苷、丹皮酚新苷等)、单萜及其苷类、挥发油及植物甾醇等,丹皮水及醇提物具有抗炎、抗菌作用;抗血栓形成和抗动脉粥样硬化、抗心肌缺血、抗心律失常、降压作用;镇痛、催眠镇静作用;免疫调节作用;保肝等作用。

生石膏,主要成分是含水硫酸钙的矿石,具有退热作用、免疫调节作用、抗病毒等作用。

生甘草,主要含有三萜类化合物、黄酮类化合物及甘草多糖类化合物等,具有肾上腺皮质激素样作用;抗消化性溃疡、解痉、抑制胃酸分泌作用;抑菌、抗病毒、抗炎及免疫抑制、抗肿瘤作用;解毒、防治肝损害作用;镇咳祛痰作用;降血脂与抗动脉粥样硬化、抗心律失常等作用。

综合以上研究,本方可能具有抗菌、抗病毒、抗炎等药理作用,以及免疫调节作用,可有效抑制与亚甲炎相关的病毒及炎症反应,达到有效的改善患者临床症状。

八、结论

近年来由于环境污染日益加重,以及生活节奏的加快和生活方式的改变,使亚急性甲状腺炎的发病率日益增加。导师冯建华以多年临床经验认为本病与外感风温、疫毒之邪有关,针对本病的初期阶段,提出清热解毒为主,佐以化痰活血散结、消肿止痛的治疗原则,精心选药组方,创制了解毒化瘿汤治疗本病,临床疗效显著,为进一步研究解毒化瘿汤对亚甲炎的有效性和安全性,特此作了临床系统研究观察。

本研究以 60 例亚甲炎患者为对象,采用随机对照法观察解毒化瘿汤治疗亚急性甲状腺炎的临床疗效和安全性,结果在改善甲状腺功能、^{131}I 摄取率、血沉、甲状腺体积、单项中医证候和安全性等方面,治疗组疗效均优于对照组($P<0.05$),治疗组总有效率为 96.7%,对照组为 90%,表明解毒化瘿汤对亚急性甲状腺炎具有良好的治疗效果且未发现任何毒副作用。

参考文献

[1]郑筱萸.中药新药临床研究指导原则[M].北京:中国医药科技出版社,2002:226-228.

[2]中华医学会内分泌分会.中国甲状腺疾病诊治指南[J].中华内科杂志,2008,47(9):784.

[3]廖二元,超楚生等.内分泌学(上册)[M].北京:人民卫生出版社,2001:708-709.

[4]Greene J.Subacute thyroiditis[J].Am J Med,1971,51(1):97.

[5]潘霞玲,王伟.柯萨奇病毒感染引起亚急性甲状腺炎一例[J].临床内科杂志,1998,15(3):122.

[6]Burquip Raoult D,Conte-Devolx B. Coxsackie thyroiditis[J],Ann Intern Med,1991,114(12):1063.

[7]Volta C,Carano N,Street ME,et al.Atypical subacute thyroiditis caused by Epstein-Barr virus infection in a three-year-old girl[J].Thyroid,2005,15(10):1189-1190.

[8]赵家军等.25例亚急性甲状腺炎的病毒学检测[J].中华实验和临床病毒学杂志,1999,13(1):16.

[9]Luotola K,Mantala P,et al,Allele 2 of interleukin 1 receptor antagonist gene increase the risk of thyroid peroxidase antibodies in subacute thyroiditis[J].AMPIS,2001(6):454-460.

[10]江昌新,谭郁彬.亚急性甲状腺炎的免疫发病机理研究[J].天津医药,1995,23(5):285-287.

[11]Ohsako N,Tamai H,Sudo T,et al. Clinical characteristics of Subacute thyroiditis classified according to human leukocyte antigen typing[J].Clin Endocrinol Metab,1995,80(12):3653.

[12]Zitaka M,et al,TSH receptor antibody associated thyroid dysfunction following subacute thyroiditis[J].Clin Endolrinol,1998,48(4):445-451.

[13]冯建华,郭宝荣.内分泌与代谢病的中医治疗[M].北京:人民卫生出版社,2001.

[14]李有忠,胡爱云,等.彩超对亚急性甲状腺炎病程分期在鉴别诊断及治疗中的意义[J].中国超声医学杂志,2001,17(9):661-663.

[15]白耀.甲状腺病学[M].北京:科学技术文献出版社,2004:306.

[16]张永学,胡佳,高再荣,等.亚急性甲状腺炎的甲状腺显像与功能临床评价[J].中华核医学杂志,1997,17(1):63.

[17]张玉英,梁莹,马钦风,等.亚急性甲状腺炎的高频声像图特征及彩色多普勒血流分析[J].青海医药杂志,2006,36(11):1-2.

[18]黄永齐.亚急性甲状腺炎的诊断和治疗[J].安徽医学,2000,21(3):5-7.

[19]陈廷财,陈曼清.亚急性甲状腺炎超声特征的分析和临床意义[J].中国现代医生,

2009,47(12):135 – 136.

[20]Omori N,Omori K,Takano k. Association of the ultrasonographic findings of subacute thyroiditis with thyroid pain and laboratory findings[J]. Endocr J,2008,55(3):583 – 588.

[21]唐培兰,林凤筠,曾曦.核医学检查对早期亚甲炎的诊断价值[J].贵州医药,2000,24(5):270 – 272.

[22]厉红民,李前伟.甲状腺显像和功能测定在早期亚急性甲状腺炎诊断中的临床意义[J].重庆医学,2003,32(11):1546 – 1547.

[23]张永学,胡佳,高再荣,等.亚急性甲状腺炎的甲状腺显像与功能临床评价[J].中华核医学杂志,1997,17(1):63.

[24]Duek S D,Goldenberg D,Linn S ,et al. The role of fine needle asaspiration and intr aoperative frozen section in the surgical management of solitary thyroid no dules[J]. Surg Today ,2002,32(10): 857.

[25]吴双,林元强,隋国庆,等.甲状腺结节细针抽吸细胞学与粗针穿刺组织学检查的对比研究[J].中国地方病防治杂志,2013,28(1):73 – 75.

[26]Ozdogu H,Boga C,Bolat F,et a1. Wegener's granulomatosis with a possible thyroidal involvement[J].J Nat Med Association,2006,98(6):956 – 958

[27]韩艳林,吕松艳.亚急性甲状腺炎的诊断及治疗[J].牡丹江医学院学报,2009,30(2):55 – 56.

[28]翟伟,郁进.甲状腺细针穿刺活检治疗术临床应用观察[J].地方病通报,2008,23(6):93.

[29]Houghton DJ, Gray HW, Mackenzie K. The tender neck:thyroiditis or thyroid abscess[J]. Clin Endocrinol(Oxf),1998,48(4):521 – 523.

[30]Iitaka M, Momotani N, Ishii J, et al. Incidence of subacute thyroiditis recurrences after a prolonged latency:24 – year Surgery[J]. J Clin Endocrinol Metab,1996,81(2):466 – 469.

[31]宋景贵.甲状腺炎性疾病的中医命名[J].山东中医学院学报,1996, 20(3):169 – 170.

[32]刘祥秀,孔德明,代芳.浅谈亚急性甲状腺炎的中医辨证治疗[J].中国医药指南,2010,8(23):91 – 93.

[33]王旭,徐力,陈金锭,等.中西医结合治疗亚甲炎20 例[J].南京中医药大学学报,1997,13(4):245.

[34]刘红云.中药治疗亚急性甲状腺炎的体会[J].江苏中医,1995,16(11):20.

[35]计学理,杨海霞,耿建.中西医结合分期论治亚急性甲状腺炎疗效分析[J].光明中医,2007,22(9):68 – 70.

[36]任卫华,伍锐敏.中医辨证治疗亚急性甲状腺炎[J].中日友好医院学报,1997,11(2):174.

[37]赵麦焕,杨淑娥.柴胡软坚汤治疗亚急性甲状腺炎36例疗效观察[J].中华实用中西医杂志,2005,19(18):1140.

[38]张伟恒,乔作现.龙胆解毒汤治疗亚急性甲状腺炎40例[J].河南中医,2004,24(4):37.

[39]麻莉.于世家教授治疗亚急性甲状腺炎经验荟萃[J].辽宁中医药大学学报,2008,10(7):64-65.

[40]肖璟,向楠,陈如泉,等.中西医结合治疗亚急性甲状腺炎的临床观察[J].湖北中医杂志,2008,30(6):26-27.

[41]孙俊波,赵璐.中西医结合治疗亚急性甲状腺炎30例[J].中医研究,2010,23(9):44-46.

[42]关勇建,朱习文.中医辨证治疗亚急性甲状腺炎[J].湖北中医杂志,2003,25(2):32.

[43]刘延杰,李爱军,任朋顺,等.辨证治疗亚甲炎16例临床观察[J].河北中医,2008,30(1):30.

[44]张珍,陈美爱,林哲章.辨证论治降低亚甲炎的复发率——附78例临床分析[J].中国中西医结合杂志,1992,12(7):429-430.

[45]郭殿武,阎英,郭立志,等.龙胆解毒汤治疗亚急性甲状腺炎40例疗效观察[J].中医杂志,1998,39(3):158.

[46]倪孝儒,曹羽.辨证治疗亚急性甲状腺炎36例[J].北京中医药大学学报,1995,18(1):19.

[47]王继宁.中医辨证治疗亚急性甲状腺38例临床观察[J].青海医学院学报,2002,23(3):64-65.

[48]吴晓霞.许芝银治疗亚急性甲状腺炎经验拾零[J].辽宁中医杂志,2001,28(6):375.

[49]赵璐.袁占盈教授辨证论治亚急性甲状腺炎经验[J].中医研究,2010,23(8):63-64.

[50]伍锐敏,郎琳娜,焦月铭,等.中医辨证治疗亚急性甲状腺炎75例[J].中国中西医结合杂志,1994,14(2):111.

[51]李喜枝.亚急性甲状腺炎临床辨治一得[J].云南中医中药杂志,2004,25(2):54-55.

[52]周巨伦,钟旭敏.中医药治疗亚甲炎43例[J].福建中医药,1999,30(2):22.

[53]黄晓军.辨证治疗亚甲炎32例[J].新中医,1998,30(7):25.

[54]王素梅,刘永娟.中西医结合治疗亚急性甲状腺炎临床观察[J].北京中医药,2010,29(4):296-297.

［55］卢志刚.中西医结合治疗亚急性甲状腺炎 32 例［J］.中医杂志,2008,49
　　（10）:912 – 913.

［56］庞瑞.金银花有效成分的药理学研究进展［J］,陕西中医学院学报,2011,34
　　（3）:77 – 79.

［57］董梅娟,倪艳.连翘药理活性及其物质基础的研究概况［J］.山西中医,2009,25
　　（4）:56 – 57.

［58］于立恒.蒲公英药理作用研究进展［J］.实用中医药杂志,2012,28（7）:617 – 620.

［59］任常胜,朱庆玲.牛蒡子的研究概况［J］.中国民族医药,2003,12:36 – 39.

［60］黄家娣.板蓝根化学成分和药理作用综述［J］.中国现代药物应用,2009,3
　　（15）:197 – 198.

［61］秦雯.薄荷的研究概况与进展［J］.海淀走读大学学报,2002,2:81 – 84.

［62］郭晶,江蔚新.马勃化学成分及药理作用研究进展［J］.现代医药卫生,2013,29
　　（3）:386 – 389.

［63］陈雁,张现涛.栀子化学成分及药理作用研究进展［J］.海峡药学,2010,22（12）:1 – 5.

［64］谢小艳,夏春森.中药玄参的化学成分及药理研究进展［J］.亚太传统医药,2010,6（5）:
　　121 – 124.

［65］庄玲玲.夏枯草药理作用研究进展［J］.中国中医药信息杂志,2009,16:94 – 96.

［66］张明发,沈雅琴.浙贝母药理研究进展［J］.上海医药,2007,28:459 – 461.

［67］金在久.桔梗的化学成分及药理和临床研究进展［J］.时珍国医国药,2007,18
　　（2）:506 – 509.

［68］冀兰鑫,黄浩,李长志,等.赤芍药理作用的研究进展［J］.药物评价研究,2010,33（3）:
　　233 – 236.

第十五章　益气养阴法治疗甲状腺
功能亢进30例

摘要：采用益气养阴法（基本方加减：黄芪、炒枣仁、山药、浙贝母、夏枯草、玄参、当归、制香附、三棱、山慈姑、白芥子等）治疗甲状腺功能亢进症患者30例，对照组15例，进行临床观察。结果：治疗组总有效率为90%；对照组总有效率为80%。结论：本方法对本病有益气养阴、解郁散结的功效。

主题词：甲亢/中医药疗法　补益剂/治疗应用　活血祛瘀剂/治疗应用

采用导师经验方（益气养阴基本方）治疗甲状腺功能亢进症（甲亢）30例，并设对照组观察，取得较好疗效，现报道如下。

一、临床资料

本组病例共45例，均为山东中医药大学第二附属医院内分泌科门诊及住院病例，随机分为治疗组30例，对照组15例。治疗组男8例，女22例，平均年龄34.89±10.45岁，病程最短2个月，最长6年，平均1.16±2.43年。对照组男3例，女12例，平均年龄35.30±11.20岁，病程最短1个月，最长7年，平均1.05±1.95年。两组基本情况无显著性差异（$P > 0.05$），具有可比性。另外，伴有不同程度的突眼征6例，其中治疗组4例，属Ⅰ级3例，Ⅱ级1例；对照组2例，均为Ⅰ级。治疗组合并转氨酶高者10例；对照组未发现合并疾病者。诊断符合卫生部1995年《中药新药治疗甲状腺功能亢进症的临床研究指导原则》[1]和邝安堃《临床内分泌学》标准[2]；辨证均为气阴两虚证型。

二、治疗方法

治疗组给予导师经验基础方，以益气养阴、软坚散结为治则，药物组成：黄芪、炒枣仁各30g，山药、浙贝母各15g，夏枯草、玄参各12g，当归10g，制香附、三棱、生甘草各6g，山慈姑9g，白芥子5g，黄连3g。每日1剂，早晚分服。

对照组采用甲巯咪唑(国药准字 H31021243,每片 5 mg)每次 10 mg 口服,每日三次,温开水送服,至症状控制后减至维持量,每次 5 mg,每日三次。可根据病情需要加服心得安、维生素 B4、地榆生白片等药物。

疗程:1 个月为一疗程,连续观察三个疗程。

观察指标:血、尿、便常规化验,尿、便治疗前后各化验 1 次,血每 1~2 周化验一次;心、肝、肾功能检查,一般治疗前后各检查一次,特殊情况每月检查一次。

三、疗效标准

治疗前后主要症状和体征的变化;参照《中药新药治疗甲状腺功能亢进症的临床研究指导原则》[1]及"邝氏指数计合法"[3]以计分方式严格记录;观察舌、脉、体重等变化;查血清 TT_3、TT_4、FT_3、FT_4、TSH 等,治疗前及治疗后每月检查一次;查抗甲状腺球蛋白抗体(TGAb)、抗甲状腺微粒体抗体(TMAb)、环磷酸腺苷(cAMP)、环磷酸鸟苷(cGMP),治疗前后各检查一次。

临床控制:症状消失或症状总计分减至 5 分以下,各项实验室检查项目恢复正常;显效:主要症状消失,或症状总计分减去 1/2,各项实验室检查项目基本正常;有效:症状好转或症状总计分减去其 1/3,各项实验室检查项目基本正常;无效:症状、体征、实验室检查均无明显改善。

四、治疗结果

治疗组 30 例,其中临床控制 6 例,显效 8 例,有效 13 例,无效 3 例,总有效率为 90%;对照组 15 例中临床控制 2 例,显效 3 例,有效 7 例,无效 3 例,总有效率为 80%。服用中药和甲巯咪唑均可改善患者的症状,但服用中药汤剂对患者心悸、疲倦乏力、活动后气短、畏热多汗、手心热等症状的改善明显优于单纯服用甲巯咪唑组。

五、讨论

导师认为甲亢的主要病因与情志刺激和体质因素有关。其病机为本虚标实,本虚为气阴两虚,标实为燥热、痰浊和瘀血。心肝火郁,气阴耗伤,痰瘀互结为甲亢的重要病理特点。其病位主要在心、肝、脾、肾等脏。祖国医学早就认识到正气亏虚是疾病发生的内在因素。禀赋不足,素体亏虚之人易患甲亢,如素体肾阴亏虚,肾精不足,精不能化气;或虚火耗气,久则气阴双亏。如素体脾气亏虚,不能化水行津,气(阳)病及阴,久则亦可成气阴两虚。情志刺激引动肝火,或肝郁化火,火邪伤气耗阴,亦能成气阴两虚。阴虚生内热,虚火又可炼液成痰,熬血成瘀,痰瘀互结,蕴积化热,又可耗气伤阴,形成恶性循环。而本病病程缠绵,反复难愈,临床以气阴两虚者为多见,所以气阴两虚为本病病机之本,火热、痰浊、瘀血是本病病机之标。

在治疗上,导师认为应益气养阴以治其根本。现代医学认为本病为自身免疫性疾病,而自身免疫力的低下,表现为中医之正气亏虚,且发现用补气药物后可提高机体免疫力[4,10]。所以益气养阴之法适用于甲亢的全过程。在此基础上配合清热泻火、活血化瘀、软坚散结以治其标。全方分析如下:君药黄芪,《珍珠囊》"黄芪甘温纯阳,其用有五:补诸虚不足,一也;益元气,二也;壮脾胃,三也……"《名医别录》云:"补丈夫虚损,五劳羸瘦。"现代药理研究黄芪含有多糖、氨基酸及微量元素等,具有增强机体免疫功能、抗衰老、保肝、降压等作用[8]。同时黄芪多糖具有调节小鼠应激能力、增强免疫功能、调节血糖含量、保护心血管系统等作用[4~9]。臣药玄参、山药、当归。《本草正》论述玄参"味苦而甘,苦能清火,甘能滋阴,以其味甘,故降性亦缓"。《药性论》:"能治暴结热……散瘤瘿瘰疬病。"《本草正义》:"味又辛而微咸,故直走血分而通血瘀。亦能外行于经隧,而消散热结之痈肿。寒而不峻,润而不腻,性情与知、柏、生地近似,而较为和缓,流弊差轻。玄参赋禀阴寒,能退邪热,而究非滋益之品。"山药《本经》曰其"主伤中,补虚羸……补中,益气力,长肌肉,强阴"。《本草纲目》云:"益肾气,健脾胃……"当归补血活血,《景岳全书·本草正》曰:"当归,其味甘而重,故专能补血;其气轻而辛,故又能行血。补中有动,行中有补,诚血中之药,亦血中之圣药也。"玄参、山药、当归共为臣药,助黄芪益气养阴,以纠气阴损伤之本虚。佐药:制香附、三棱、白芥子、夏枯草、浙贝母、山慈菇、黄连、炒枣仁。香附《本草纲目》曰:"利三焦,解六郁……"此方主要取其理气活血之功。三棱、白芥子、夏枯草、浙贝母、山慈菇共奏活血化瘀通络、清热解毒,祛痰散结之效。《本草纲目》:"三棱能破气散结,故能治诸病"。白芥子"利气豁痰,除寒暖中,散肿止痛……";夏枯草"主寒热,瘰疬……散瘿结气",《滇南本草》有其可"祛肝风,行经络……行肝气,开肝郁……目珠痛,散瘰疬周身结核"之记载。浙贝母《本草正》:"善开郁结……较之川贝母,清降之功,不啻数倍"。《本草正义》:"山慈菇味甘微辛,能散坚消结,化痰解毒,其力颇峻……"共奏活血化瘀通络、清热解毒、祛痰散结之效。黄连苦寒,《珍珠囊》:"其用有六:泻心火,一去也;去中焦湿热,二去也……"现代多项研究表明黄连含有黄连素、甲基黄连碱等多种生物碱,具有较强的抗菌、解热、镇静等作用,并且增强白细胞的吞噬能力。炒枣仁以养心安神,除烦敛汗。使药一味甘草性味甘平,调和诸药,并可助君药黄芪益气。

导师经多年的临床观察与实践,提出气阴两虚为甲亢的最重要的病机特点。在此基础上,严格筛选药物,根据其性味、归经及功效,合理组方,具有益气养阴、软坚散结之功效,明显缓解患者症状,提高患者生活质量。中医治疗以扶助人体正气为本,正所谓"正气存内,邪不可干","邪之所凑,其气必虚"。故以益气养阴为法治疗甲亢而获效,充分体现了中医整体观在临床实践中不可忽视的指导意义。

参考文献

[1]中华人民共和国卫生部.中药新药治疗甲状腺功能亢进症的临床研究指导原则[S]. 1995:163 – 164.

[2]邝安堃.临床内分泌学[M].上海:上海科学技术出版社,1979:25 – 268.

[3]邝安堃.甲状腺功能减退症和甲状腺功能亢进症的中西医结合临床研究[J].中医杂志, 1980,(11):27 – 29.

[4]陈永仲.黄芪皂苷甲对小鼠淋巴结内淋巴细胞和巨噬细胞的影响[J].南京医学院学报, 1987,7(1):9.

[5]候云德.黄芪某些生物活性的有效成分的研究[J].中西医结合杂志,1984,4(7):4.

[6]山西医学院气管炎研究室.黄芪的实验研究[J].山西医药杂志,1980,9(4):5.

[7]周明新.黄芪对慢性活动性肝炎的疗效及其他免疫功能变化[J].解放军医学杂志, 1982,(4):242.

[8]沈美玲.黄芪多糖生物活性的初步研究[J].中西医结合杂志,1984,4(10):615.

[9]常春燕.中药黄芪促进小鼠非细胞活性同时诱生干扰素[J].医学研究通讯,1985, (10):5.

[10]储大同.黄芪成分F3增强低剂量白介素Ⅱ诱导LAK细胞的细胞毒效应[J].中西医结合杂志,1990,10(1):34.

(此文刊发于《陕西中医》2010 年第 31 卷第 4 期 450～452 页)

第十六章　冯建华治疗桥本病临床经验

摘要：近年来桥本病的发病率逐年上升,且日趋年轻化,而西医对于本病主要采取激素疗法、免疫疗法等,疗效局限且不良反应大。导师冯建华教授运用中医药治疗本病取得了良好效果,特将导师经验总结以供参考。

关键词：桥本病　中医药　扶正化瘿汤

桥本病(Hashimotosthyroiditis,HT)又称慢性淋巴细胞性甲状腺炎,是一种自身免疫性疾病。我国发病率为0.4%～1.5%,本病多见于中年女性,女性患者是男性的15～20倍,各年龄段均可发病,但以30～50岁多见,呈逐年增长趋势,临床主要以甲状腺弥漫性肿大、结节性肿大或只见甲状腺单个结节等,质地坚韧,实质组织广泛萎缩,间质内有淋巴细胞和浆细胞浸润及纤维化,甲状腺自身抗体阳性为主要表现;甲状腺功能正常或偏低。西医尚无特异性疗法及药物,导师冯建华运用中医药治疗本病取得良好效果,特予总结以供参考。

一、关于病因病机的探讨

本病属于中医"瘿病"范畴,发病多与情志因素、地域因素、体制因素有关。我国很早就有记载,如《诸病源候论》云："瘿者,由忧恚气结而生","动气增患"。《济生方·瘿瘤论治》曰："夫瘿瘤者,多由喜怒不节,忧思过度,而成斯疾焉,……气凝血滞,为瘿为瘤。"《外科正宗·瘿瘤论》云："夫人生瘿瘤之症,非阴阳正气结肿,乃五脏瘀血、浊气、痰滞而成。"唐汉钧教授依据本病发病特点,认为本病外因风温之邪内侵,内因为正气虚弱气机失调,辨证当属"正虚邪恋"[1];吴峰认为多因先天不足,肾气虚弱,或房事不节,致肾精亏耗,久而肾气亦损,脾失温运,气滞痰凝,结于颈部而成[2];周桂荣[3]、王英娜[4]认为本病的病机特点是脾虚为本,痰瘀阻滞为标;张敏[5]主张本病主要与素体不足有关,再加情志内伤、六淫邪气、饮食失调导致气血失和而发病,病变部位为任脉所主、督脉所系、肝肾经脉经过之处,病机的主要环节是虚;肖惠[6]等认为风湿风火为其病因,气血痰凝为其病机。

冯老师认为本病为本虚标实,正气亏虚为本,气、痰、瘀邪为标;发病多因正气亏虚,卫外不固,外感风热毒邪,与气痰搏结壅于颈前而发病,属正虚邪实;或患者素体阳气偏盛、肝郁火旺者,发病则易表现为心肝火旺之证;日久正气更衰,多脏腑虚损,痰气瘀血内结为主,尤以脾肾阳虚为甚。气滞、痰凝、血瘀是贯穿本病的致病因素和病理产物,故本病的治疗以益气扶正为主,佐以理气、化痰、活血、解毒、散结。

二、辨证治疗

冯老师总结 40 余年临床经验,自拟扶正化瘿汤(炙黄芪 30～60 g、党参 15～20 g、玄参 15 g、蒲公英 30 g、夏枯草 15～20 g、浙贝母 12 g、牡蛎 30 g、三棱 15 g、鳖甲 15 g、全蝎 9 g、生甘草 9 g)为基本方,以炙黄芪、党参健脾益气,扶正祛邪;玄参、蒲公英、夏枯草、全蝎清热解毒、散结;牡蛎、浙贝母化痰散结;三棱、鳖甲活血化瘀、软坚散结;生甘草调和诸药以解毒。临证把本病分为三型随症加减疗效明显。

1. 单纯型　本型临床多无明显临床症状,多由查体发现或感冒后咽部不适发现,化验甲功 FT_3、FT_4、TSH 正常,TPO – Ab、TP – Ab 滴度均明显升高,或可见 TPO – Ab、TP – Ab 单一增高;主要表现为颈部无痛性甲状腺肿大,多呈弥漫性甲状腺肿大,或为多结节性甲状腺肿大,质地硬韧,可随吞咽上下活动。甲状腺肿发展较慢,局部压迫症状和全身症状不明显,常有咽部不适感;舌多淡红或偏暗,苔薄或黄,脉弦数或弦滑。本型辨证为痰气交阻,或夹风热外邪,治疗以益气清热、化痰散结为法,用扶正化瘿汤为主方,可酌情加入莪术、当归、川芎等活血药,昆布、海藻等软坚散结药,薄荷、桔梗等引药上行。

2. 甲亢型　本型患者除具有甲状腺肿大等单纯型桥本病的表现外,还出现心烦急躁、心慌、惊悸、失眠、心律失常、乏力、怕热、多汗、体重减轻、食欲亢进、大便次数增多或腹泻、手颤、周期性瘫痪(男性)、女性月经稀少、重症肌无力等甲亢表现。化验甲功 FT_3、FT_4 都增高或单一增高,TSH 正常或降低,TPO – Ab、TP – Ab 滴度增高或单一增高。舌鲜红,苔薄或薄黄,脉多弦数。本型多属于桥本病的早期或进展期,中医辨证属于心肝火旺证,治以清泻心肝之火,佐以扶正化痰散结。方以扶正化瘿汤为主,加龙胆草、栀子、黄芩、牡丹皮、白蒺藜等清泻心肝之火,余随症酌情加减。

3.甲减型　本型患者除具有甲状腺肿大等单纯型桥本病的表现外,还出现倦怠乏力、畏寒怕冷、气短声怯,或声音嘶哑、皮肤干燥、萎黄虚肿、面容虚浮、毛发稀少干枯、表情淡漠、懒动嗜睡、反应迟钝、记忆力减退等甲减症状,舌淡红或有瘀斑,苔薄,脉弦沉或细。化验甲功 FT_3、FT_4 都降低或单一降低,TSH 升高,TPO - Ab、TP - Ab 滴度增高或单一增高。本型多属于桥本病的后期,病久入脏,损伤机体阳气,辨证为脾肾阳虚证,治以扶正化瘿汤为主方,加肉苁蓉、仙灵脾、菟丝子、肉桂、附子、鹿茸等温补脾阳药物,以助阳化气;升麻、柴胡升举阳气,余随症酌情加减。

三、验案举例

刘某,女,31 岁。4 个月前因查体发现甲功异常,诊断为甲亢,服用抗甲药物治疗。近期复查甲功示:FT_3 3.14 pmol/L↓,FT_4 7.53 pmol/L↓,TSH 61.34 mIU/L↑,TG - Ab >4 000.00 KIU/L↑,TPO 165.40 KIU/L↑。甲状腺 B 型超声提示:双侧甲状腺肿大并血流信号增多,颈部多发淋巴结显示。患者自诉畏寒肢冷,倦怠乏力,不耐劳累,少腹冷感,夜寐安,纳可,二便调,月经正常,舌淡,苔薄白,脉沉细。触诊双侧甲状腺肿大,质韧,无压痛。西医诊断为桥本氏甲减;中医诊断为瘿病,辨证为脾肾阳虚证。嘱其停服抗甲药物,予以扶正化瘿汤加减以温补脾肾、化痰软坚:炙黄芪 60 g、党参 20 g、山药 15 g、夏枯草 15 g、浙贝母 12 g、牡蛎 30 g、川芎 12 g、桂枝 9 g、仙灵脾 15 g、肉苁蓉 15 g、干姜 9 g、山茱萸 12 g、炙甘草 9 g,水煎 2 次分服,连续服用 14 剂后,症状明显好转,少腹冷已消失,上方继续服用 1 个月。复诊时甲状腺肿大较前明显缩小,复查甲功示 FT_3、FT_4 正常,TSH 15.20 mIU/L,TPO - Ab 102.38 KIU/L,TG - Ab 3 123.46 KIU/L。以上方为基础,做水丸连续服用半年后症状消失,复查甲功及抗体均恢复正常。

四、结语

冯教授以中医理论为指导,辨证治疗桥本病,对消除甲状腺肿大及降低甲状腺抗体滴度水平,改善患者症状取得了良好效果。综观冯老师治疗本病处方用药,有以下特点:①遵循辨病与辨证相结合。桥本病应与其他甲状腺炎、非毒性结节性甲状腺肿、甲状腺肿瘤、青春期甲状腺肿、Graves 病等相鉴别,治疗须病证结合。②重视扶助正气。老师认为桥本病为自身免疫性疾病,属于中医正气亏虚,无论患者表现为加减还是甲亢,在治疗中均以益气扶正为主。③坚持以中医治疗为主,但不排斥西医;比如少数病人服用中药后病情改善较慢,即采取中西医结合的治法,如桥本甲亢患者往往加用小剂量的抗甲状腺药物联合治疗,既缩短了疗程又避免了药物性甲减,以及抗甲状腺药物可能出现的其他毒副反应。

参考文献

[1]黄铮.扶正清瘿法治疗桥本氏甲状腺炎52例[J].上海中医药杂志,2003,37(11):34.

[2]吴峰.温补脾肾法治疗桥本甲状腺炎31例[J].陕西中医,2009,30(1),31-32.

[3]周桂荣,徐萍芝,崔鹏,等.补中益气汤加味治疗桥本甲状腺炎60例[J].实用中医内科杂志,2007,21(2):66-67.

[4]王英娜,高天舒.从脾虚痰瘀论治桥本甲状腺炎30例疗效观察[J].新中医,2008,40(12):52-53.

[5]张敏,张毅.益气化痰消瘿法对桥本甲状腺炎患者血清甲状腺球蛋白抗体、甲状腺过氧化物酶抗体的影响[J].中医杂志,2007,37(5):414-415.

[6]肖惠,寇艳涛.中西医结合治疗桥本氏甲状腺炎60例临床分析[J].现代中医药,2005,25(4):20-21.

(此文刊发于《广西中医药》2013年第36卷第1期37~38页)

第十七章　中药治疗亚急性甲状腺炎

摘要：冯建华教授认为，亚急性甲状腺炎当为风温、疫毒之邪侵入肺卫，挟痰挟瘀壅滞于颈前，日久化火耗气伤阴。治疗原则当清热解毒，化痰（活血）消瘿。临证根据病程长短、甲状腺肿痛程度及兼证等情况，分别选用疏风清热、疏肝泄热、滋阴清热等治法。疾病初期以清热解毒，利咽散肿为主；中期侧重疏肝理气，化痰散结；后期则以养阴清热、化痰散结，调整气血阴阳为侧重。

关键词：亚急性甲状腺炎／中医药疗法　清热解毒　利咽散结

亚急性甲状腺炎（亚甲炎），又称肉芽肿性甲状腺炎，或巨幼细胞性甲状腺炎，是甲状腺炎症中较为常见的一种，约占所有甲状腺疾病的5%左右，可发生在各年龄段，多见于30～50岁成年人，男女发病比例约为1:3～1:4，发病原因尚不十分清楚，多认为与病毒感染或变态反应有关[1]。一般认为继发于病毒感染[2,3]，多在感染后1～3周发病，有上呼吸道感染病史[4]。西医治疗本病多选用肾上腺糖皮质激素及非甾体类抗炎药为主[5]，虽有疗效但不良反应大，且复发率高。中医根据辨证论治应用中药进行整体调节，能较快改善症状，疗效显著，且无毒副作用。笔者有幸跟随导师冯建华教授学习，受益匪浅，现将老师治疗亚急性甲状腺炎的经验整理介绍如下。

一、病因病机

冯老师认为，本病多属于中医之"瘿病"、"瘿痛"等范畴。其发病与外感风温、疫毒之邪和内伤七情有关。由于风温、疫毒之邪侵入肺卫，致卫表不和，肺失宣肃而见发热、恶寒、咳嗽、咽喉肿痛、汗出、头痛、周身酸楚。风温挟痰结毒，壅滞于颈前，则见瘿肿而痛，结聚日久以致气血阻滞而不畅，痰瘀毒邪互结，则见瘿肿坚硬而痛。情志内伤，肝气郁结，气郁化火，肝火上炎，扰乱心神，可见心悸、心烦、失眠。肝阳上亢，肝风内动可见双手颤抖、急躁易怒等。肝失疏泄，冲任失调,故女子可见月经不调、经量稀少等。若反复不愈,病程日久者,可出现阴盛阳衰证。病机总属风热毒邪为先,气血痰热夹杂。

二、治法

冯老师认为,亚甲炎当为风温、疫毒之邪侵入肺卫,挟痰夹瘀壅滞于颈前,日久化火耗气伤阴。治疗原则理当清热解毒,化痰(活血)消瘿。临床可根据病程长短、甲状腺肿痛程度及兼证等情况,分别选用疏风清热、疏肝泄热、滋阴清热等治法。疾病初期以清热解毒,利咽散肿为主。药用:金银花、连翘、板蓝根、蒲公英、白花蛇舌草、马勃、牛蒡子、桔梗、玄参、紫花地丁、夏枯草、浙贝母等。疾病中期治疗侧重疏肝理气,化痰散结。药用:柴胡、薄荷、当归、白芍、川芎、牛蒡子、栀子、夏枯草、牡蛎等。疾病后期则以养阴清热,化痰散结以调整气血阴阳为侧重。药用黄芪、党参、麦冬、玄参、白芍、五味子、夏枯草、浙贝母、牡蛎、山慈姑、当归、茯苓等。

三、病案举例

张某,女,32岁,2011年10月8日初诊。主诉颈前肿痛2周。患者2周前感冒后出现颈前肿痛,吞咽时疼痛加重,伴周身酸楚不适。查体:双侧甲状腺轻度肿大,压痛(+),疼痛向耳后部放射,咽部充血,双侧扁桃体无肿大。HR 86次/min,舌淡红,苔薄白,脉细数。辅助检查 ESR 52 mm/h,甲状腺功能 FT_3 17.06 Pmol/l,FT_4 45.65 Pmol/l,TSH 0.004 mIu/L;B超检查示:双侧甲状腺低回声区。诊断为:亚急性甲状腺炎,证属风热毒邪壅滞颈络。治宜清热解毒,利咽散结。处方:蒲公英30 g,牛蒡子10 g,板蓝根15 g,紫花地丁15 g,赤芍15 g,浙贝母12 g,炒栀子12 g,玄参15 g,桔梗12 g,锦灯笼9 g,细辛3 g,生甘草9 g。7剂,每日1剂,水煎服。

二诊,服药平妥,颈前肿痛明显减轻,仍有甲状腺肿大,近日感胸部胀痛不舒,喜叹息,心烦,舌淡红,苔薄白,脉弦细。治宜舒肝解郁,化痰消瘿。药用:柴胡12 g,薄荷9 g,川芎10 g,炒栀子15 g,炒川楝子10 g,夏枯草20 g,浙贝母21 g,玄参21 g,蒲公英30 g,牡蛎30 g,甘草9 g。7剂,每日1剂,水煎服。

三诊:甲状腺肿痛消失、其他无明显不适,舌红,苔薄微黄,脉细。治宜益气养阴以扶正,兼以清解余邪、软坚散结以巩固疗效。药用:黄芪30 g,党参20 g,麦冬20 g,五味子9 g,夏枯草20 g,浙贝母12 g,玄参15 g,蒲公英30 g,板蓝根15 g,牡蛎30 g,薄荷6 g,川芎9 g,甘草9 g,白芥子9 g。7剂,每日1剂,水煎服。上方加减后继服 4 周后,复查甲状腺功能等各项指标恢复正常,随访至今未复发。

四、体会

亚甲炎是临床较为常见的甲状腺疾病,若不积极治疗可导致永久性甲状腺功能减退。西医对症状较轻的患者,不需特殊处理,可服用非甾体类消炎镇痛药,适当休息并多饮水;对全身症状重、高热、甲状腺肿大、压痛明显者,采用肾上腺糖皮质激素治疗,此疗法虽可较快消除症状、控制病情,但停药后常出现反跳或复发,复发率可达 11% ~ 47%。故有学者[6]认为,激素治疗无助于甲状腺功能的恢复。临床采用中药灵活辨证论治,基于中药有较好的抗病毒及免疫调节作用,在缓解临床症状和缩短病程等方面取得了良好的疗效,无不良反应,且复发率低。因此中医药治疗亚甲炎,值得推广。

参考文献

[1]叶任高,陆再英.内科学[M].北京:人民卫生出版社,2004:739.

[2]刘新民.实用内分泌学[M].北京:人民军医出版社,2004:258 – 265.

[3]章宏伟.亚急性甲状腺炎诊断及治疗体会[J].长春中医药大学学报,2006,22(4):55.

[4]陆再英,钟南山.内科学[M].第 7 版.北京:人民卫生出版社,2008:726.

[5]李锦培,梁桂生,蔡颖娴.亚急性甲状腺炎中医治疗的临床分析[J].中国热带医学,2006,6(10):1855 – 1856.

[6]马毅,吴佩,夏祥厚.亚急性甲状腺炎的诊断及治疗[J].中国实用外科杂志,2000,20(2):100 – 101.

(此文刊发于《长春中医药大学学报》2012 年第 28 卷第 6 期 1027 ~ 1028 页)

第十八章 冯建华治疗亚急性甲状腺炎的经验

关键词:亚急性甲状腺炎 名医经验 冯建华

冯建华教授从事临床工作40余年,学验俱丰,擅长应用中医药治疗内分泌及代谢性疾病。笔者有幸跟随冯老师学习,受益匪浅,现将老师治疗亚急性甲状腺炎的经验整理介绍如下。

亚急性甲状腺炎(亚甲炎)以短暂疼痛的破坏性甲状腺组织损伤伴全身炎症反应为特征。多在病毒感染后1～3周发病,多有上呼吸道感染病史,症见咽痛,甲状腺肿,有疼痛或压痛。可伴有发热、头痛、乏力、食欲不振等上呼吸道感染前驱症状。与甲状腺功能变化的临床表现有:发病初期可有一过性甲状腺功能亢进症(甲亢),但随着病情的进展可能会出现甲状腺功能减退症(甲减)或临床甲减,多数患者短时间甲状腺功能恢复,少数成为永久性甲减。西医予泼尼松、甲状腺素及对症治疗。

一、病因病机

冯老师认为,本病多属于中医之"瘿病"、"瘿痈"等范畴。其发病与外感风温、疫毒之邪和内伤七情有关。由于风温、疫毒之邪侵入肺卫,致卫表不和,肺失宣肃而见发热、恶寒、咳嗽、咽喉肿痛、汗出、头痛、周身酸楚。风温夹痰结毒,壅滞于颈前,则见瘿肿而痛,结聚日久以致气血阻滞而不畅,痰瘀毒邪互结,则见瘿肿坚硬而痛。情志内伤,肝气郁结,气郁化火,肝火上炎,扰乱心神,可见心悸、心烦、失眠。肝阳上亢,肝风内动可见双手颤抖、急躁易怒等。肝失疏泄,冲任失调。故女子可见月经不调、经量稀少等。若反复不愈,病程日久者,可出现阴盛阳衰之证,如怕冷、神疲懒动、多寐、声低懒言、虚浮等症。

二、辨证论治

冯老师通过长期的临床经验积累,认为亚甲炎当为风温、疫毒之邪挟痰夹瘀侵入肺卫,壅滞于颈前,日久化火耗气伤阴。根据其病因病机和临床表现可以把本病分为五型。

风温犯表型:症见发热,微恶风寒,咽干而痛,口渴喜冷饮,咳嗽,痰黏而少,头痛,周身酸楚,倦怠乏力,舌红、苔薄黄、脉浮数。治以疏风清热,辛凉解表。方用银翘散加减:金银花30 g,连翘15 g,板蓝根20 g,蒲公英30 g,牛蒡子10 g,薄荷9 g,芦根30 g,竹叶9 g,(炒)杏仁10 g,桔梗12 g,甘草6 g。水煎分2次服,每日1剂。无汗加荆芥、防风;高热不退、舌红、苔黄、便秘加石膏、黄芩、知母、大黄;口渴、咽干痛甚加玄参、生地黄、麦冬、赤芍;甲状腺肿痛加玄参、浙贝母、全蝎、牡丹皮、赤芍、皂角刺。

热毒炽盛型:症见高热不退,汗出而热不解,恶寒甚或寒战,头身疼痛,咳嗽,吐黄黏痰,咽喉肿痛,吞咽困难,颈前肿痛,转侧不利,口渴喜饮,舌红或红绛、少津、苔黄或黄燥,脉弦而数。治宜清热解毒,散结消瘿。方用牛蒡解肌汤、清瘟败毒饮加减:牛蒡子15 g,黄连12 g,板蓝根30 g,蒲公英15 g,石膏30 g,连翘15 g,薄荷9 g,牡丹皮9 g,生地黄30 g,玄参15 g,栀子9 g,石斛15 g,夏枯草20 g,桔梗12 g,淡竹叶9 g,浙贝母12 g,马勃10 g,全蝎9 g,甘草9 g。水煎分2次服,每日1剂。

肝郁化火型:症见颈前肿痛,结块较硬,咽喉干痛,咳嗽痰少,心悸心烦,失眠多梦,头目眩晕,双手细颤,遇恼怒而诸症加重,大便或干,舌红少苔或苔薄黄,脉弦数。治宜疏肝清热,化痰消肿。方用柴胡清肝汤、龙胆泻肝汤加减:柴胡12~15 g,薄荷9 g,白芍12 g,当归15 g,川芎12 g,牛蒡子10 g,栀子9 g,黄连9 g,龙胆9 g,连翘15 g,生地黄15 g,天花粉30 g,玄参15 g,浙贝母12 g,夏枯草20 g,白蒺藜12 g,龙骨、牡蛎各30 g,甘草9 g。水煎分2次服,每日1剂。

气阴两虚型:症见咽干或声音嘶哑,干咳,气短,瘿肿坚硬、触痛,倦怠乏力,自汗,舌淡红、苔薄,脉细或细数。治宜益气养阴,通络散结。方用生脉散加味:党参15~20 g,黄芪30 g,麦冬30 g,青果9 g,胖大海10 g,玄参15 g,白芍15 g,五味子9 g,茯苓15 g,当归15 g,浙贝母12 g,海藻30 g,昆布30 g,夏枯草20 g,牡蛎30 g,山慈姑12 g。水煎分2次服,每日2剂。

脾肾阳虚型:症见瘿肿痛减,或只肿不痛,倦怠乏力,喜静多寐,声音低沉,懒言,畏寒肢冷,食纳减少,毛发干枯或稀疏,肢体虚浮,性欲减退,女子月经稀少或闭经,男子阳痿,舌体胖大质淡、苔薄或薄腻,脉沉细。治宜健脾益气、温肾助阳。方用金匮肾气丸、真武汤加减：（熟）附子9 g，桂枝9 g，干姜9 g，黄芪30 g，白术30 g，山药15 g，茯苓、茯苓皮各30 g，泽泻9 g，山茱萸12 g，鹿角胶15 g，五味子9 g，熟地黄15 g，当归15 g，丹参30 g，炙甘草9 g。水煎分2次服，每日1剂。

除以上五型之外，在亚甲炎整个疾病发展过程中，由于风温疫毒壅肺，肺气失宣，炼液为痰；情志郁结，气滞络阻，瘀血阻滞，故痰瘀交阻可出现在疾病的任何一型中。临床可表现为颈前肿痛，颈前或颌下淋巴结肿大，甚至瘿肿坚硬不消，苔腻，脉滑等。在治疗中可适当加入化痰活血散结的药物，如牛蒡子、连翘、蒲公英、桔梗、半夏、夏枯草、海藻、浙贝母、玄参、牡蛎、皂角刺、山慈姑、赤芍、桃仁、红花、牡丹皮等。

此外，笔者体会，冯老师的处方用药有以下几个方面的独到之处：①在疾病初期治疗偏表以清热解毒、利咽散肿为主；疾病中期治疗侧重理气解郁、化痰散结；疾病后期则以调整气血阴阳平衡为侧重，往往临床症状改善明显。②重视验方和成药的运用。冯老师认为，除了汤剂外，应该辅以验方和成药，才能取得更好的临床疗效。如临证时根据患者的证型和病情需要，应用消瘰丸解毒散结；丹栀逍遥丸疏肝理脾兼清郁热。③擅长内治与外治相结合，如在用内服药治疗的同时，常配合外治方法以增强消瘿散结之功，以如意金黄散、大青膏、消瘿膏等外敷于肿大的甲状腺处。

三、典型病例

刘某，女，45岁，2010年11月14日初诊。低热、咽痛、甲状腺肿痛3天。每日下午低热，体温波动在37.5℃左右，伴心慌，胸闷，眠差，大便偏干、每日一次，舌淡、苔薄黄，脉弦数。查体：双甲状腺Ⅱ度肿大、有压痛，咽部充血，双扁桃无肿大，综合血常规、甲状腺B超、甲状腺[131]I摄取试验、甲状腺功能检查、血沉等结果，西医诊断亚甲炎。中医辨证风温犯表，治法清热解毒、疏风散结。方用银翘散加味：金银花30 g，连翘15 g，板蓝根30 g，蒲公英30 g，生地黄20 g，玄参15 g，竹叶12 g，牛蒡子10 g，薄荷9 g，芦根30 g，甘草9 g，牡蛎30 g，全蝎9 g。7剂，每日1剂，水煎服。二诊：药后低热消退，甲状腺疼痛减轻、仍有肿大，心慌、胸闷好转，血沉较前下降。近期情绪有波动，腹胀，口苦，乳房胀痛，舌苔转为薄白，脉细稍弦。此时，热毒减轻，肝郁化火明显。处方：柴胡12 g，薄荷9 g，白芍12 g，当归15 g，牛蒡子10 g，栀子9 g，龙胆草9 g，连翘15 g，生地黄15 g，玄参15 g,浙贝母12 g,夏枯草20 g,白蒺藜15 g,龙骨、牡蛎各30 g,甘草9 g。每日1剂,水煎分1次服,14剂。三诊:甲状腺无疼痛,无发热、咽痛症状,偶见胸闷、乏力,活动后汗出较多,大便偏干,舌淡、苔薄。风热毒已除,热病后期气阴两伤突出。方用生脉散加味:党参15 g,麦冬30 g,青果9 g,胖大海10 g,玄参15 g,五味子9 g,茯苓15 g,当归15 g,浙贝母12 g,海藻30 g,昆布30 g,夏枯草20 g,红花10 g。每日1剂,水煎分2次服,7剂。药后胸闷、乏力缓解,多汗减轻。继用上方调理4周后,甲状腺肿消失,甲状腺疼痛一直未发作。甲状腺功能、血沉均正常,临床治愈。

(此文刊发于《中医杂志》2011年第52卷第24期2086~2087页)

第十九章 冯建华治疗甲状腺
功能减退症经验

摘要：甲状腺功能减退症是由于甲状腺合成或分泌激素不足所引起的症候群，属中医"虚劳"、"水肿"范畴，冯建华教授在长期的临床实践中，对本病的诊治积累了丰富的经验，有独到的见解，认为该病虽然以脾肾阳虚为主要病机，但在疾病发展过程中脾肾之间的阳气虚弱有所侧重，并且随着疾病的发展还常兼出现阳虚湿盛、心肾阳虚、痰瘀阻滞甚至阴阳两虚等证型，临床辨证分型论治取得满意疗效。

关键词：甲状腺功能减退 冯建华 临床经验

冯建华教授系第四批全国名老中医药专家学术经验继承指导老师，从事医教研近40年，学验俱丰，擅长应用中医药治疗内分泌及代谢性疾病。我们有幸伺诊冯老，亲聆教诲，临床受益匪浅，现将老师治疗甲状腺功能减退症的经验整理介绍如下。

原发性甲状腺功能减退症（甲减），是指各种原因导致的低甲状腺激素血症或甲状腺激素抵抗而引起的全身性低代谢综合征。临床常见畏寒肢冷、疲乏、出汗减少、动作缓慢、精神萎靡、嗜睡、智力记忆力减退、食纳欠佳、体重增加、性功能减退、便秘、黏液性水肿等症状。目前，本病在一般人群中发病率约为2%～3%，并且呈上升趋势，常可伴有（或导致）心血管、脑血管、消化、呼吸、肾上腺、性腺等多系统多脏器的损害，病情严重者可发生甲减危象、心肾功能衰竭等严重的并发症。现代医学主要用甲状腺激素替代性终身治疗，而长时间服药所导致的多种不良反应不可忽视，严重者可诱发心律失常、心绞痛及心力衰竭和骨质疏松症。因此，积极探索中医防治本病的有效方法和药物，具有重要的意义。

一、病因病机

根据多年临床经验,冯师认为本病多属于中医之"虚劳"、"水肿"等范畴。本病的主要病机是脾肾阳虚。病因多由先天禀赋不足,后天失养,或者积劳内伤,久病失调引起的脾气、肾气不足,继之脾肾阳虚所导致。从临床情况来看,甲减的病情比较复杂,病机特点虚实夹杂,早期多见心脾两虚,阳虚征象不明显,实邪(水湿、痰浊、血瘀)罕见;随着病程的迁延,水津代谢随着脾虚的加重而明显直至脾肾阳虚。由于肾阳是人体诸阳之本,生命之源,五脏阳气皆取助于肾阳,才能发挥正常功能活动,所以肾阳虚是甲减病机之根本。肾中元阳衰微,阳气不运,气化失司,开阖不利,以致水湿、痰浊、瘀血等阴邪留滞,出现面色晦暗,精神萎靡,甚则意识昏蒙、眩晕、尿少或尿闭、全身水肿等浊阴上逆之证。同时肾阳虚衰,也可导致其他脏腑阳气衰弱、肾阳不足,命门火衰,火不生土,不能温煦脾阳,或肾虚水泛,土不制水而反为所侮,脾阳受伤,而出现脾肾两虚;肾阳虚衰,不能温煦心阳,而致阴寒内盛,血瘀水停,则会形成心肾阳虚。肾阳不足,日久阳损及阴而导致阴阳两虚。

冯教授通过长期的临床经验积累,认为该病虽然以脾肾阳虚为主要病机,但随着疾病的发展还常兼出现阳虚湿盛、心肾阳虚、痰瘀阻滞、阴阳两虚等证型。根据其病因病机和临床表现可以把本病分为五型论治。

二、辨证论治

1.脾肾阳虚型 证见面色苍白,倦怠乏力,表情淡漠,头晕耳鸣,嗜睡健忘,畏寒肢冷,腹胀纳呆;男子阳痿,女子闭经,或崩漏,性欲冷淡;舌淡嫩边有齿印,苔白;脉沉细无力或迟。治宜温阳益气、健脾补肾。方用补中益气汤合右归丸加减。常用药如黄芪、党参(人参)、白术、当归、干姜、附子、肉桂、巴戟天、淫羊藿、鹿角胶、肉苁蓉、炙甘草。若性欲淡漠,甚则阳痿者,加鹿茸、巴戟天、仙茅、雄蚕蛾;若女子闭经,属血虚者加熟地黄、阿胶;属血瘀者加牛膝、桃仁、红花、丹参;崩漏者加三七、炮姜炭;偏脾阳虚者,去淫羊藿加茯苓、炒山药、高良姜、白豆蔻、陈皮;偏肾阳虚者,去干姜、白术,加鹿茸、仙茅。

2.阳虚湿盛型 除具有脾肾阳虚之证候外,另见周身浮肿,以双下肢为甚,小便量少;胸腹满闷,周身沉重,酸软乏力,纳呆;舌体胖大而淡嫩,苔白腻;脉沉迟无力。因脾虚失运,水津敷布失常,水湿停聚;肾阳虚衰,关门不利,气不化水,水湿内聚,泛溢肌肤,均可致水肿。其他证候均为脾肾阳虚、水湿壅盛之特征。治宜温阳健脾、化气行水为主。方用真武汤、五苓散加减。常用药物如黄芪、人参、白术、茯苓、茯苓皮、附子、桂枝、芍药、干姜、椒目、车前子、大腹皮、厚朴、苍术、泽泻、陈皮等。

3. 水邪凌心型　除阳虚证候外,伴胸闷憋气,心悸怔忡,咳嗽气喘,动则加重;双下肢肿甚,小便短少;舌淡胖,苔白水滑;脉沉迟、细弱。治宜健脾温肾,补益心阳,化气行水。方用苓桂术甘汤、生脉散加减。常用药如桂枝、白术、茯苓、泽泻、人参、熟附子、山萸肉、五味子、当归、干姜、葶苈子、牛膝、车前子、大枣、炙甘草等。

4. 阳虚痰瘀型　除具有阳虚证候外,兼见皮肤粗糙,肢体麻木,女子闭经;舌质紫黯,或有瘀斑;脉沉迟、涩。此乃由于脾胃亏虚,水湿停留,聚而成痰;阳气亏虚,无力推动血液运行,血行瘀滞,而致痰瘀互结。治宜温阳益气,活血化瘀,化痰行水。方选肾气丸、桃红四物汤及二陈汤加减。常用药如生黄芪、白术、茯苓、附子、桂枝、山萸肉、当归、莪术、川芎、香附、桃仁、红花、陈皮、半夏、海藻、甘草等。

5. 阴阳两虚型　症见畏寒蜷卧,腰膝酸冷,小便清长或遗尿,大便干结,口干咽燥,但喜热饮,眩晕耳鸣,视物模糊,男子阳痿、遗精滑精,女子不孕,带下量多,舌质淡红,舌体胖大,舌苔薄白,尺脉弱。治以温肾滋阴,调补阴阳,方以金匮肾气丸加味。常用药如熟附子、肉桂、山药、山萸肉、麦冬、五味子、党参、枸杞子、女贞子、龟板、鳖甲等。

三、典型病例

患者温某某,女,47岁,2009年5月15日初诊。近半年畏寒肢冷明显,就诊时仍穿毛衣毛裤,腹胀纳少,周身乏力,少言欲睡;舌暗淡胖大,苔白腻;脉沉迟无力。查体:血压110/60 mmHg,神志清,精神差,皮肤粗糙,面色苍白;甲状腺Ⅰ度肿大,质软,心率62次/分,律整,未闻杂音;双肺正常,肝脾不大;膝腱反射减弱;双下肢中度浮肿,心电图提示低电压;甲状腺B超:甲状腺结节。化验:空腹血糖4.7 mmol/L,FT₃ 0.51 pmol/L,FT₄ 0.94 pmol/L,TSH 122 mIu/L;胆固醇7.61 mmol/L;甘油三酯2.05 mmol/L。诊断:甲状腺功能减退症,中医辨证属阳虚湿盛型,治宜温阳益气,燥湿化痰,利水消肿。方药:党参15 g,黄芪60 g,白术15 g,茯苓30 g,茯苓皮30 g,猪苓30 g,陈皮9 g,厚朴9 g,车前子(包煎)30 g,干姜10 g,桂枝10 g,熟附子12 g,淫羊藿15 g,白芍12 g,炙甘草6 g。20剂,每日1剂,水煎服。

二诊:上方加减服用1个月后,病人怕冷、乏力等症状明显减轻,舌淡、苔薄,脉沉。血压 120/65 mmHg,甲状腺Ⅰ度肿大、质软;心率 70 次/分,律整,未闻杂音;双下肢轻度浮肿。化验:空腹血糖 5.1 mmol/L,FT₃ 5.1 pmol/L,FT₄ 12.3 pmol/L,TSH 6.5 mIu/L,胆固醇 6.7 mmol/L,甘油三酯 1.7 mmol/L。方药:党参 15 g,黄芪 60 g,白术 15 g,麦冬 30 g,茯苓皮 30 g,陈皮 9 g,川牛膝 30 g,车前子(包煎)30 g,法半夏 10 g,夏枯草 20 g,干姜 10 g,桂枝 10 g,熟附子 12 g,淫羊藿 15 g,赤芍 12 g,炙甘草 6 g。14 剂,每日 1 剂,水煎服。

2009 年 9 月 7 日三诊。患者怕冷、乏力,腹胀纳少,少言欲睡及下肢浮肿基本缓解,舌淡红、苔薄黄,脉缓。血压 115/70 mmHg,甲状腺无肿大;心率 73 次/分,律整,未闻杂音;双下肢无浮肿。化验:FT₃ 5.6 pmol/L,FT₄ 12.9 pmol/L,TSH 2.5 mIu/L,胆固醇 6.2 mmol/L,甘油三酯 1.8 mmol/L。方药:党参 15 g,白术 15 g,麦冬 30 g,茯苓 30 g,陈皮 9 g,川牛膝 30 g,丹参 30 g,干姜 9 g,桂枝 10 g,熟附子 12 g,法半夏 10 g,赤芍 12 g,炙甘草 6 g。水煎 2 次分服,日 1 剂,10 剂。6 个月后上述症状均缓解,改用金匮肾气丸每日晨起口服一次,巩固疗效。随访一年,病情稳定,临床治愈。

四、体会

冯教授在多年治疗甲减的临床中积累了较为丰富的经验,取得了较好的临床疗效,深受患者及家属的信赖和称道。我们体会到,冯老临床处方用药有以下几个方面的特点:①主要遵从辨证论治的原则,病机以脾、肾、心阳气虚衰为本,水湿、痰浊、瘀血为标,以温阳益气补肾健脾法为主,配合祛湿、化痰、活血化瘀法;②老师在治疗本病时,凡久病有水肿又兼皮肤粗糙、舌质暗,甚至无典型瘀血证候者,均加用活血化瘀之品,往往收效颇佳。是所谓受"血不利则为水"之启发,具体运用了"去菀陈莝"之法;③重视验方和成药的运用。冯老师认为除了汤剂外,应该辅以验方和成药,才能取得更好的临床疗效。如临证伴有甲状腺肿大常配用半夏、夏枯草祛痰散结消肿;症状改善之后,常常应用金匮肾气丸或济生肾气丸口服巩固疗效;④坚持治疗以中医为主,亦不排斥中西医结合。比如少数病人服用中药后虽症状改善,但化验指标改善不明显时,加用西药甲状腺素片配合治疗;⑤经方和时方联合应用。冯老师常教导我们临床不应局限于经方和时方,应该针对患者的病情和症状选择合适对症的处方。

(此文刊发于《光明中医》2011 年第 26 卷第 11 期 2206～2208 页)

第二十章　冯建华运用蒲公英治疗甲状腺疾病经验

摘要:冯建华教授认为甲状腺疾病多属慢性火热证,或火热证之变证,其火热不宜急清快泻,以免苦寒败胃伤阳,当从长计议,选用可以久服而无碍之品。因此,结合古今药物研究,在辨证施治的基础上,每每加用蒲公英,常能收到事半功倍的效果。蒲公英为清热解毒良药,用于治疗甲状腺疾病,疗效甚佳。

关键词:甲状腺疾病　蒲公英　名老中医经验

山东中医药大学第二附属医院冯建华教授系全国名老中医,全国第四批、第五批名老中医师承工作指导教师,山东省名中医药专家。冯教授从事中医内科临床工作 30 余载,尤其擅长内分泌代谢性疾病的中医药诊治研究,效验俱丰。笔者作为全国第五批师承学员,有幸师从冯老师临证,受益良多。冯老师对中药的应用别有心得,善从中西医两个角度来指导用药,且临床疗效显著,现将其应用蒲公英治疗甲状腺疾病的经验介绍如下。

一、治疗甲状腺功能亢进症

甲状腺功能亢进症(甲亢)是临床上较常见的内分泌疾病,目前西医治疗手段有药物疗法(抗甲药物)、放射性碘治疗、手术等疗法。我国应用最多的是药物疗法,但西药治疗不良反应较大,如白细胞减少、肝功能受损、皮疹等,停药后容易复发,不能从根本上治疗甲亢。冯老师治疗甲亢强调中西医结合,各取所长,既不排斥应用西药,又能发挥中医药优势,拓宽西药应用指征,减轻西药不良反应,从而缩短治疗过程,提高治愈率。

冯老师结合《素问·至真要大论》病机十九条,其中两条有关火证的两条病机"诸热瞀瘛,皆属于火"、"诸躁狂越,皆属于火",认为甲亢属于火热证,将甲亢辨证为心肝火郁(实火)、气阴两虚(虚火)两种常见类型,并自拟愈瘿Ⅰ、

Ⅱ号方。辨证属心肝火郁者予服愈瘿Ⅰ号方(柴胡、黄连、芍药、生地黄、连翘、栀子、夏枯草、蒲公英、生龙骨、生牡蛎、酸枣仁、黄芪),属气阴两虚者予服愈瘿片Ⅱ号方(黄芪、山药、芍药、生地黄、生牡蛎、夏枯草、蒲公英、丹参、鳖甲)。两方均应用了蒲公英、夏枯草,两药皆能清热解毒,散结消肿。冯老师认为甲亢之火热证病程较长,不宜久用苦寒泻火之品,选药当宜平和长久,因此首推蒲公英。蒲公英味甘苦寒,苦寒泄热,甘寒养阴,用之苦泄而不伤正,清胃热而不伤胃阴,胃体可安,其能自行,故其临床治疗甲亢时习惯加用蒲公英30~60 g。

二、治疗亚急性甲状腺炎

亚急性甲状腺炎(亚甲炎),又称肉芽肿性甲状腺炎、巨幼细胞性甲状腺炎,是甲状腺炎症中较为常见的一种,约占所有甲状腺疾病的5%左右,多见于30~50岁成年人。其发病原因尚不十分清楚,多认为与病毒感染或变态反应有关。西医治疗本病多选用肾上腺糖皮质激素及非甾体类抗炎药为主,虽有疗效但不良反应大,且复发率高,中医学根据辨证论治,应用中药进行整体调节,疗效显著,且无毒副作用。

冯老师认为亚甲炎当为风热毒邪侵袭肺卫,气血壅滞于颈前,日久化火耗气伤阴。治疗上当清热解毒,活血化痰,消瘿散结。临床可根据病程长短、甲状腺肿痛程度及兼证等情况,分别选用疏风清热、疏肝泄热、滋阴清热等治法。疾病初期治宜清热解毒、利咽散肿为主,药用金银花、连翘、板蓝根、蒲公英、白花蛇舌草、马勃、牛蒡子、桔梗、玄参、紫花地丁、夏枯草、浙贝母等。疾病中期治疗侧重疏肝理气,化痰散结,药用柴胡、薄荷、当归、白芍、川芎、牛蒡子、栀子、夏枯草、蒲公英、牡蛎等。疾病后期则以养阴清热,化痰散结,以调整气血阴阳为侧重,药用黄芪、党参、麦冬、玄参、白芍、五味子、夏枯草、蒲公英、浙贝母、牡蛎、山慈姑、当归、茯苓等。冯老师认为亚甲炎属于亚急性火热证,其病程虽较甲亢为短,但比普通上呼吸道感染为长,且壅滞颈前,累及甲状腺,故病程每每迁延月余。故其临床治疗亚急性甲状腺炎时,治疗各阶段均应用了蒲公英、夏枯草,取其能清热解毒,散结消肿。

三、治疗桥本甲状腺炎(性淋巴细胞性甲状腺炎)

桥本甲状腺炎(HT)是一种常见的自身免疫性甲状腺疾病,由日本学者桥本策1912年首先报道而得名,好发于30~50岁女性。由于本病患者甲状腺的组织学特征表现为弥漫性淋巴细胞浸润,所以也称为慢性淋巴细胞性甲状腺炎。其临床表现为甲状腺肿大,部分患者伴见甲状腺功能异常,尤以原发性甲减多见。在治疗上,西医目前主要采取甲状腺激素替代疗法、免疫疗法、手术治疗等,这些方法取得了相当不错的效果,但也遇到了不小的困惑。与此同时,中医药却因为其安全性、合理性和取得的良好疗效受到广大医务人员的瞩目,近年来在治疗和研究领域都取得了不错的成果。

冯老师认为桥本甲状腺炎在中医学中虽没有相对应的病名,但根据其临床主要表现,可归属于"瘿瘤"、"虚劳"等范畴。桥本甲状腺炎多数以长期情志不调为主要病因,亦存在先天禀赋不足因素存在,多涉及肝、脾、肾等脏,为本虚标实之证。整个病程前期主要以阴虚兼火旺,病久耗气伤阴而致气阴两耗,后期累及阳气而以脾肾阳虚为主,多兼气滞痰凝血瘀之证。临床上宜辨证论治,其遣方用药,蒲公英、夏枯草、当归、柴胡、茯苓、丹参等不可或缺之选。现代药理学发现,当归、柴胡、蒲公英、夏枯草等都有调节机体免疫功能的作用,调节和恢复免疫功能,抑制机体的体液和细胞的免疫反应,抑制 T 淋巴细胞受体的生成。冯老师认为桥本甲状腺炎火热之象虽不明显,但结合西医学病理研究,本病之自身免疫性炎症亦可归属于火热证之变证。中医辨证施治时只宜小清其火,故冯老师临床治疗桥本甲状腺炎时,选用蒲公英、夏枯草微微清火,兼散结消肿,苦寒、大寒之品均未选用。

四、治疗结节性甲状腺肿

结节性甲状腺肿又称腺瘤样甲状腺肿,是指地方性甲状腺肿和散发性甲状腺肿晚期所形成的多发结节。发病率很高,有报道可达人群的4%。是由于患者长期处于缺碘或相对缺碘以及致甲状腺肿物质的环境中,引起甲状腺弥漫性肿大。病程较长后,滤泡上皮由普遍性增生转变为局灶性增生,部分区域则出现退行性变,最后由于长期的增生性病变和退行性病变反复交替,腺体内出现不同发展阶段的结节。一般单纯性结节性甲状腺肿,无论是单结节及多发性结节,如果是温结节或冷结节都可试用甲状腺制剂治疗。治疗后肿大结节缩小者可继续使用至完全消失,治疗后结节不消失者,应采用切除甲状腺结节治疗,治疗期间应观察甲状腺功能变化。

冯老师认为结节性甲状腺肿属于"瘿瘤"等范畴。冯老师认为本病因气机郁滞,津凝痰聚,痰气瘀血搏结于颈前而发病。其病位在肝脾,其病机在气、痰、瘀三者合而发瘿。其治疗多以理气化痰、消瘿散结为基本治法。自拟消瘿散结汤,药用海藻、昆布、浙贝母、蒲公英、夏枯草、桃仁、赤芍、当归、青皮、郁金、瓜壳、半夏等。冯老师认为结节性甲状腺肿虽无火热之象,但气、痰、瘀久郁体内,阻碍气机运行,日久郁火必然内生。故临床辨证治疗结节性甲状腺肿时,常常加用蒲公英、夏枯草散结消肿,兼清郁火。

五、体会

蒲公英为常用清热解毒类中药,始载于唐代《新修本草》,言其"味苦、甘,性寒,归肝、胃经。具清热解毒、消肿散结和利尿通淋之功效。主治乳痈、疔疮肿毒、目赤、咽痛、湿热黄疸和热淋涩痛等"。清代《本草新编》有言:"蒲公英,至贱而有大功,惜世人不知用之。用白虎汤以泻火,未免太伤胃气,盖胃中之火盛,由于胃中土衰也,泻火而土愈衰矣,故用白虎汤以泻胃火,乃一时之权宜。蒲公英亦泻胃火之药,但其气甚平,既能泻火,又不损土,可以长服久服而无碍。但其泻火之力甚微,必须多用至一两,少亦五六钱,始可散邪辅正耳。"现代药理研究证明,蒲公英具有广谱抗菌作用,对革兰阳性菌、革兰阴性菌、真菌、螺旋体和病毒均有不同程度的抑制作用,同时还具有抗炎、抗氧化、抗癌、抗高血糖及抗血栓形成等作用。

总之,冯老师认为甲状腺疾病虽多,有功能亢进、炎症、肿瘤等种种病理变化,且均病程较长,但从中医角度来看,大多属于慢性火热证,或火热证之变证,其火热不宜急清快泻,以免苦寒败胃伤阳,当从长计议,选用可以久服而无碍之品。因此,结合古今药物研究,在辨证施治的基础上,每每加用蒲公英,常能收到事半功倍的效果。蒲公英为清热解毒良药,用于治疗甲状腺疾病,疗效甚佳。在今后的临床实践中,我们将继续探索蒲公英治疗甲状腺疾病的经验,以飨大家。

(此文拟刊发于《中医临床研究》2015年第8期)

第二十一章　冯建华临证用药经验

摘要:冯建华教授在 30 余年的临床工作中积累了丰富的用药经验,对单味中药的应用更是有其独特的心得体会,擅长从中医和西医两个角度来指导用药,且临床效果显著。

关键词:临证用药　经验　冯建华

全国名老中医冯建华教授,从事中医内科临床工作 30 余载,尤其擅长内分泌代谢性疾病的诊治研究,经验颇丰。我有幸师从冯老师临证,受益匪浅。冯老师对中药的应用别有心得,擅长从中西医两个角度来指导用药,且临床疗效显著,现介绍如下。

一、鬼箭羽治疗糖尿病肾病

糖尿病肾病属于中医学的"消渴""肾消""水肿"等范畴,是糖尿病患者的常见慢性微血管并发症,现代研究与传统理论均认为瘀血是本病的主要致病因素之一。导师认为鬼箭羽破血通经,且从现代药理角度看其有降低血糖、促进胰 β 细胞增生、改善患者血脂异常的功用,故治疗时常配伍鬼箭羽,每获良效。

典型案例:患者李某,男,56 岁,糖尿病病史 20 余年,门诊时化验尿微量白蛋白 50 mg/L,证见双眼睑浮肿,倦怠乏力,大便干,舌暗红,苔白滑,脉细涩。辨证属久病正虚,瘀阻脉络,处以山药、茯苓、山萸肉、枸杞子、黄芪以健脾益肾,鬼箭羽活血利水、化瘀通络,蒲公英、大黄清热解毒、通腑泻浊,服药 14 剂后诸症大减,复查尿微量白蛋白、肾功能恢复正常。

二、黄芪善补气,且可调节人体免疫

导师认为黄芪善补气,补而不守,且可调节人体免疫,对于甲状腺功能亢进症(甲亢)疗效显著。甲亢又称 Graves 病,是一种自身免疫性疾病,临床表现为累及包括甲状腺在内的多系统的综合征群,包括高代谢症候群、弥漫性甲状腺肿、突眼征、特征性皮损等[1]。现代医学认为本病为自身免疫性疾病[2],其发病原因主要是与自身免疫反应有关。导师认为本病属本虚标实,本虚为气阴亏虚,标实为热毒内盛,宜标本兼治,扶正祛邪。临床治疗本病时导师常采取中药配以小剂量抗甲状腺药物治疗。导师认为中医治疗原则应益气养阴、清热解毒为法,其用药常以大剂量黄芪以益气扶正,气虚明显者还常配以党参之类,重在补益正气,既针对患者的气虚证候,又不会因为补益而使原有的亢进症状增加,且同时通过益气扶正达到调节免疫,纠正患者免疫系统的紊乱,可谓是独具匠心。研究证实黄芪等补气中药具有调节人体免疫力、增强抗病能力的作用。

典型案例: 患者李某,女,33 岁,患甲亢病史 1 个月,症见心悸气短,易汗出,烦躁易怒,多食易饥,消瘦乏力,双侧甲状腺Ⅱ度肿大,质软,舌红少津,苔薄黄,脉弦细数。实验室检查:FT_3 22.01 pmol/L,FT_4 79.04 pmol/L,TSH<0.01,TgAb、TPOAb 阳性。B 超:甲状腺弥漫性肿大。血液常规示:WBC 4.1×10^9/L,中性粒细胞49%。西医诊断为甲亢(Graves 病),中医诊断为气瘿,辨证为气阴两虚,热毒内盛。处方:黄芪、当归、茯苓、浙贝母、夏枯草、麦冬、玄参、生牡蛎、黄连、蒲公英、连翘、生甘草,其中黄芪用量 45 g,余药随证加减,并配以甲巯咪唑 5 mg,每日 3 次,服药 30 剂后甲亢症状及甲状腺肿大消失,甲状腺功能恢复至正常范围。

三、茵陈治疗轻度肝功能异常

现代医学的引入极大地丰富了对疾病的诊疗手段,为患者和医生均带来了极大的便利,但其在治疗疾病的同时所带来的不良反应也是不容忽视的。不少药物都是通过肝胆途径排出体外,不少患者在原发疾病得到治疗的同时肝功却受到了损伤,一些患者出现肝功能异常,虽无自觉症状但是患者的心理负担却在无形中增加了。导师通过多年的临床实践得出:茵陈在用于治疗药物性肝功异常方面有独特的疗效。张锡纯[3]谓"其禀少阳初生之气,与少阳同气相求,是以善清肝胆之热,兼理肝胆之郁,热消郁开……凡欲提出少阳之邪,而其身弱阴虚不任柴胡之升散者,皆可以茵陈代之"。

典型案例: 患者郑某某,女,47 岁,因甲亢长期服用甲巯咪唑等抗甲状腺药物而出现肝功能异常,ALT 68 U/L、AST 69 U/L。舌红,苔黄,脉弦数。处方:黄芪、党参、茵陈、大黄、蒲公英、当归、浙贝母、玄参、牡蛎、夏枯草、白芍、丹参、生甘草。每日 1 剂,水煎服。服药 10 剂后复诊,化验 ALT、AST 均恢复正常。

四、蒲公英清胃热，且不伤胃气

顾护胃气是中医临床的一大原则。历代医家也强调"有胃气则生，少胃气则病，无胃气则死"。甲亢是一种慢性病，火毒炽盛多长期伴随甲亢的病理进程而长期存在，治疗时需长期应用寒凉药物来清热解毒。但寒凉太过，可以伤中而成寒中[4]，对患者造成不必要的损伤。故导师在临床治疗此类疾病时多用蒲公英清热，而蒲公英在治疗甲亢时既可以起到清热解毒以减轻甲亢患者的高热、多汗、多食的高代谢症状，同时又可以消肿散结来治疗甲亢患者的甲状腺肿大，且久服亦不会过寒伤中，以致损伤胃气。

典型案例：患者王某某，男，26 岁，甲状腺Ⅲ度肿大，质韧，症见心烦易怒，口渴而善饮，大便干，舌红，苔薄，脉数。处方：黄芪、云苓、枳壳、天花粉、玄参、蒲公英、生牡蛎、皂刺、夏枯草、浙贝母、生甘草。服 10 剂后心烦口渴症状消失，甲状腺质变软。上方加山慈姑继服，一个半月后复查，甲状腺肿大程度缩小至Ⅰ度，质软，其余诸症皆消失。其中蒲公英用量 30 g，而未见寒凉伤中之弊。

五、小结

导师冯建华教授在临床治疗疾病时，擅长从传统角度并结合现代中药药理的理论研究来指导用药，疗效显著且可重复性强，开辟了中医临床用药的另一法门，值得我们学习和借鉴。导师师古而不泥古，且善于吸取新知识，变通创新为己所用的精神也是值得我们学习的。

参考文献

[1]陈灏珠,林果为.实用内科学[M].北京:人民卫生出版,2009:1262.

[2]侯云德.黄芪某些生物活性的有效成分的研究[J].中西医结合杂志,1984,4(7):4.

[3]张锡纯.医学衷中参西录[M].石家庄:河北科学技术出版,2003:306.

[4]王绵之.王绵之方剂学讲稿[M].北京:人民卫生出版社,2009:158.

（此文刊发于《现代中医药》2011 年第 31 卷第 5 期 1～2 页）

第二十二章　甲状腺功能减退症的中医治疗

　　甲状腺功能减退症（甲减），是由于甲状腺合成或分泌激素不足所引起的症候群，发病以中老年女性多见，男女之比为1∶5；其特点是发病隐匿，病程较长，治疗颇为棘手。采用中医药治疗本病，从调节整体着手，疗效满意，又无明显毒副作用，是治疗本病较稳妥的方法。现谈谈对本病治疗的肤浅体会。

　　甲减是一慢性、虚弱性疾病，属于中医学"虚劳"、"水肿"等范畴，辨证多属脾肾阳虚、痰湿内停之证。而脾肾阳虚是本病的主要病机，尤以肾阳虚为主，但在病理发展过程中脾肾之间的阳气虚弱有所侧重。所以其治疗原则应以温阳益气（脾肾双补）为主，但根据本病的发展规律，结合临床实际，除脾肾阳虚外，还常兼夹出现阳虚湿盛、心肾阳虚及痰瘀互阻等。

　　一、脾肾阳虚型

　　证见面色苍白，倦怠乏力，表情淡漠，头晕耳鸣，嗜睡健忘，畏寒肢冷，腹胀纳呆，男子阳痿，女子闭经，或崩漏、性欲冷淡，舌淡嫩、边有齿印，苔白腻，脉沉细无力。治宜温阳益气、健脾补肾。方用补中益气汤合右归丸加减。常用药如黄芪、党参（人参）、白术、当归、干姜、附子、肉桂、仙灵脾、鹿角胶、肉苁蓉、菟丝子、炙甘草。若性欲淡漠，甚则阳痿者，加鹿茸、巴戟天、仙茅、雄蚕蛾；若女子闭经，属血虚者加熟地黄、阿胶；属血瘀者加牛膝、桃仁、红花、丹参；崩漏者加三七、马齿苋；偏脾阳虚者，去仙灵脾、菟丝子，加茯苓、炒山药、高良姜、白豆蔻、陈皮；偏肾阳虚者，去干姜、白术，加鹿茸、仙茅。

　　二、阳虚湿盛型

　　除具有脾肾阳虚之证候外，另见周身浮肿，以双下肢为甚，小便量少，胸腹满闷，周身沉重，酸软乏力，纳呆，舌体胖大而淡嫩，苔白腻，脉沉迟无力。因脾虚失运，水津敷布失常，水湿停聚，肾阳虚衰，关门不利，气不化水，水湿内聚，泛溢肌肤，均可致水肿。其他证候均为脾肾阳虚、水湿壅盛之特征。治宜温阳益气、化气行水为主。方用真武汤、五苓散加减。常用药物如黄芪、人参、白术、茯苓、茯苓皮、附子、桂枝、芍药、干姜、椒目、车前子、苍术、泽泻、陈皮等。

临床举例：王某，女，56岁。患甲减1年余，一直口服甲状腺片，每日60 mg。近月来浮肿逐渐加，尿少便难，畏寒肢冷，腹胀纳少，周身乏力，少言欲睡，舌暗淡胖大，苔白腻，脉沉迟无力。查体：精神差，神志清，皮肤粗糙，周身浮肿，面色苍白；甲状腺Ⅱ度肿大、质软，心率68次/分，律整，未闻杂音，双肺正常，肝、脾不大，膝腱反射减弱。心电图提示低电压、窦性心动过缓；甲状腺扫描示有一凉结节。甲状腺B超显示回声偏低、明显不均。化验：空腹血糖5 mmol/L，T_3 15 ng/dl，T_4 1.0 μg/dl，TSH 60 μ/ml，胆固醇270 mg/dl，甘油三酯182 mg/dl。治宜温阳益气，燥湿化痰，利水消肿。方药：人参9 g，黄芪60 g，白术15 g，茯苓30 g，茯苓皮30 g，猪苓30 g，陈皮9 g，椒目15 g，车前子（包煎）30 g，干姜10 g，桂枝10 g，熟附子12 g，仙灵脾15 g，白芍12 g，大黄6 g，炙甘草9 g。水煎服，每日1剂。服第二剂时小便量增，大便通畅，腹胀减轻。6剂后水肿明显减轻。复诊时上方去大黄、猪苓、椒目，加炒山药15 g，当归12 g，石菖蒲9 g，莪术12 g。继服药1个月后，唯双下肢轻度浮肿外，其他部位水肿已消退，诸症基本缓解。复查T_3 67 ng/dl，T_4 2.5 μg/dl，TSH 20 μ/ml，胆固醇220 mg/dl，甘油三酯165 mg/dl。继用黄芪、人参、白术、茯苓、泽泻、肉桂、附子、干姜、丹参、鹿角胶配成丸剂服用。随访1年余，病情稳定。

三、水邪凌心型

除阳虚证候外，伴胸闷憋气，心悸怔忡，咳嗽气喘，动则加重，双下肢肿甚，小便短少，舌淡，苔白，脉沉、迟、细弱。治宜健脾温肾，补益心阳，化气行水。方用真武汤、生脉散加减。常用药如黄芪、人参、熟附子、桂枝、山萸肉、白术、五味子、当归、茯苓、泽泻、干姜、葶苈子、大枣、炙甘草等。

临床举例：李某，女，50岁。患甲亢经[131]I治疗已13年，现因浮肿、尿少，胸闷憋气，不得平卧，心悸喘咳，畏寒肢冷来诊。查体：表情淡漠、呆板，反应迟钝，面色萎黄，声音嘶哑、单调，甲状腺不大，颈静脉充盈，皮肤粗糙，周身浮肿，下肢为甚，心界扩大，心音低钝，心率64次/分，心律不齐，心尖部及主动脉瓣区可闻及Ⅱ级收缩期杂音，双肺底闻及湿性罗音，腹软，肝右肋下三指，轻度触痛，脾左肋下可及，无触痛，膝腱反射减弱，舌淡暗、体胖大，苔白，脉沉细，结代。心电图示完全性右束支传导阻滞、冠状动脉供血不足、室性早搏。心脏多普勒示中等量心包积液；腹部 B 超显示肝、脾肿大。化验：血清 T_3 28 ng/dl，T_4 1.2 μg/dl，TSH >50 μ/ml，胆固醇 210 mg/dl，甘油三酯 190 mg/dl。处方：黄芪 60 g，人参 9 g，白术 12 g，桂枝 10 g，茯苓 30 g，茯苓皮 30 g，干姜 10 g，熟附子 15 g，葶苈子 12 g，山萸肉 10 g，五味子 9 g，车前子（包煎）30 g，桃仁 10 g，红花 9 g，大枣 5 枚，炙甘草 9 g。水煎服，每日 1 剂；并配合甲状腺片，每日 20 mg 口服。服药后病人尿量增加，半月后即可平卧。6 周后症状缓解，复查超声心动图示有少量心包积液，腹部 B 超肝脏正常、脾脏稍大。化验 T_3 68 ng/dl，T_4 2.6 μg/dl，TSH 26 μ/ml，血脂亦有降低。后改服金匮肾气丸及补肾宁以巩固疗效，病人不但能自理，尚可做一些家务。

四、痰血瘀阻型

除具有阳虚证候外，兼见皮肤粗糙，肢体麻木，女子闭经，舌质紫黯，或有瘀斑，脉沉、迟、涩。此乃由于脾胃亏虚，水湿停留，聚而成痰；阳气亏虚，无力推动血液运行，血行瘀滞，而致痰瘀互结。治宜温阳益气，活血化瘀，化痰行水。方选肾气丸、血府逐瘀汤加减。常用药如生黄芪、白术、茯苓、附子、桂枝、山萸肉、当归、莪术、川芎、香附、桃仁、红花、海藻、甘草等。笔者在治疗本病时，凡见有水肿又兼皮肤粗糙、舌质暗，甚至无典型瘀血证候者，均加用活血化瘀之品，往往收效颇佳。是所谓受"血不利则为水"之启发，具体运用了"去菀陈莝"之法。

（此文刊发于《中国医药学报》1996 年第 11 卷第 1 期 36～37 页）

第二十三章　右归丸加味治疗老年甲状腺功能减退症

关键词:右归丸　老年甲状腺功能减退症　临床研究

近年来,笔者应用右归丸加味治疗老年甲状腺功能减退症 26 例,取得满意疗效,现报道如下。

一、临床资料

本组资料共 26 例,全部来自山东中医药大学附属医院内分泌科门诊,男 10 例,年龄 59 ~ 82 岁,平均 67.25 ± 11.56 岁;病程 3 ~ 11 年,平均 6.90 ± 1.05 年。女 16 例,年龄 60 ~ 81 岁,平均 68.36 ± 11.68 岁;病程 3.5 ~ 12 年,平均7.85 ± 1.35 年。

二、诊断标准

参照《甲状腺疾病》[1]和《中医内科疾病诊疗常规》[2]中的有关内容制定:①具有甲状腺功能减退症状,如畏寒肢冷,疲乏无力,嗜睡厌食,反应迟钝,表情淡漠、痴呆,声音粗哑,懒言,体态臃肿,浮肿身重,皮肤苍白或萎黄、干燥粗厚,毛发干枯脱落,脉迟而缓等;②基础代谢率(BMR)降低,T_3、T_4、FT_3、FT_4 降低,TSH 增高,或甲状腺球蛋白抗体(TG)及甲状腺微粒体抗体(TM)阳性;③血压偏低,心电图有低电压、T 波低平或倒置等改变。

三、治疗及观察方法

1.治疗方法　全部病例均给予右归丸加味治疗:熟地黄 15 g,炒山药30 g,山茱萸 9 g,枸杞子 15 g,鹿角胶 15 g,菟丝子 30 g,杜仲 15 g,当归 10 g,肉桂 6 g,制附子 10 g,淫羊藿 15 g,黄芪 30 g,党参 15 g,炒白术 15 g,茯苓 15 g,炙甘草 9 g。上药按 1∶5 容积比加水浸泡 30 分钟,加热煎煮 40 分钟,滤取煎液,复煎,煎煮时间同前,两次煎液合并,浓缩至约 300 毫升,分早、晚饭前温服,日 1

剂。连续观察12周,病情缓解后,原方加工为水丸或蜜丸继服。

2.观察指标

(1)安全性指标 ①一般体检项目:包括身高、体重、发育、营养、血压等;②血、尿、大便常规,治疗前后各检查一次;③肝功能、肾功能、心电图,治疗前后各检查一次;④不良反应:观察服用本药后有无不适感觉,并结合血、尿、大便常规和肝功能、肾功能、心电图检查,观察有无不良反应。

(2)疗效性指标 ①临床症状、体征、舌象、脉象变化,采用中医症状积分法,治疗前后各评价一次;②T_3、T_4、FT_3、FT_4、TSH治疗前及治疗后第4、8、12周各测一次;③基础代谢率(BMR)、甲状腺球蛋白抗体(TG)、甲状腺微粒体抗体(TM)、血清胆固醇(TC)和三酰甘油(TG),治疗前后各测一次。

四、疗效评定标准

参照《中医内科疾病诊疗常规》[2]中的有关内容拟定,分治愈、好转、无效三级评价。治愈:治疗后症状、体征消失,甲状腺功能恢复正常,其他相关指标恢复正常或好转;好转:治疗后症状、体征明显改善,甲状腺功能和其他相关指标好转;无效:治疗后症状、体征无明显改善,甲状腺功能和其他相关指标无改善。

中医症状疗效评定标准:根据中医症状积分法判定,疗效指数$n = (1 -$治疗后积分/治疗前积分$) \times 100\%$。分治愈、好转、无效三级评价。治愈:$n \geqslant 100\%$;好转:$40\% \leqslant n < 100\%$;无效:$n < 40\%$。

五、治疗结果

1.治疗后临床疗效 见表1。

表1 治疗后临床症状疗效

	n	治愈(例)	好转(例)	无效(例)	总有效率(%)
畏寒肢冷	26	8	14	4	84.62
疲乏无力	26	9	13	4	84.62
嗜睡	26	7	14	5	80.77
厌食	26	8	13	4	80.77
反应迟钝	26	6	14	6	76.92
表情淡漠	26		12		80.77
痴呆	9	2	3	4	55.56

（续表）

	n	治愈（例）	好转（例）	无效（例）	总有效率（%）
声音粗哑	19	6	8	5	73.68
懒言	24	7	8	9	62.50
体态臃肿	26	7	12	7	73.08
浮肿身重	26	7	12	7	73.08
皮肤苍白	26	9	13	4	84.62
干燥粗厚	25	7	11	7	72.00
毛发干脱	21	7	9	5	76.19
脉迟而缓	26	9	11	6	76.92

2. 治疗后甲状腺功能变化　见表2。由表2可见,治疗后 T_3、T_4、FT_3、FT_4 均明显上升,TSH 明显下降,治疗前后比较,具有非常显著性差异($P < 0.01$),表明右归丸加味方具有较好的改善甲状腺功能的作用。

表2　　　　　　　　　治疗后甲状腺功能变化

	n	T_3（ng/dl）	T_4（μg/dl）	FT_3（pmol/L）	FT_4（pmol/L）	TSH（mIU/L）
治疗前	26	41.16 ± 9.63	2.85 ± 1.36	1.90 ± 0.27	6.21 ± 1.75	23.40 ± 5.58
治疗后	26	$106.07 \pm 11.73^\triangle$	$9.27 \pm 2.74^\triangle$	$5.63 \pm 1.36^\triangle$	$12.16 \pm 2.80^\triangle$	$5.07 \pm 1.63^\triangle$

治疗前后比较△$P < 0.01$

3. 两组治疗前后 TG、TM、BMR 变化比较　见表3。由表3可见,治疗后患者 TG、TM、BMR 显著改善,治疗前后比较具有显著性差异($P < 0.05$)。

表3　　　　　　　　两组治疗前后 TG、TM、BMR 变化

	n	TG（mmol/L）	TM（mmol/L）	BMR
治疗前	26	45.21 ± 9.76	32.78 ± 8.21	-45.81 ± 8.47
治疗后	26	$29.44 \pm 4.53^\triangle$	$26.16 \pm 4.16^\triangle$	$-4.75 \pm 2.80^\triangle$

治疗前后比较△$P < 0.05$

4. 治疗前后血脂变化比较　见表4。由表4可见,治疗后患者 TC、TG 显著改善,治疗前后比较具有显著性差异($P < 0.05$)。

表4   治疗前后血脂变化比较

	n	TC(mmol/L)	TG(mmol/L)
治疗前	26	8.05 ± 2.63	3.86 ± 1.25
治疗后	26	$6.24 \pm 2.75^{\triangle}$	$1.63 \pm 0.56^{\triangle}$

治疗前后比较 $\triangle P < 0.05$

5. 治疗前后血压、心电图变化比较 见表5。由表5可见,治疗后患者血压、心电图显著改善,其中治疗前血压偏低18例,治疗后恢复正常15例(83.33%);治疗前心电图异常23例,治疗后恢复正常16例(69.57%);治疗前后比较均有非常显著性差异($P < 0.01$)。

表5   治疗前后血压、心电图变化

	n	血压		心电图			
		正常	低	正常	低电压	T波低平	T波倒置
治疗前	26	8	18	3	2	9	7
治疗后	26	23	3	19	9	5	4

6. 不良反应 全部患者治疗12周后,经临床观察以及肝、肾、心功能检测,未发现明显不良反应。

六、讨论

自20世纪后期,老年甲状腺功能减退症的发病年龄有向高龄化发展的趋势,有报道60岁以上老年人发病率为4.4%,明显高于成年人。根据本病临床症状特点,往往容易认为是衰老的一般表现,从而导致误诊、漏诊,所以,对本病的防治研究具有重要现实意义。

本病分为原发性和继发性两种,病因各不相同,多数学者认为原发性甲状腺功能减退症是一种自身免疫性疾病。由于本病可产生甲状腺自身免疫性萎缩或淋巴细胞性甲状腺炎,致使甲状腺功能降低,目前认为这可能是老年甲状腺功能减退症的主要病因。继发性甲状腺功能减退症最常见的病因为甲状腺功能亢进症治疗不当引起,诸如甲状腺切除过多或为[131]I治疗后的主要后遗症,或继发于抗甲状腺药物过量应用及长期服用胺碘酮的患者。

本病可归属于中医学"瘿病"、"虚劳"、"水肿"、"痰湿"范畴。中医学认为系因先天不足、瘿病失治或手术切除后,或因脑部肿瘤等病变而致。其主要病机为脾肾阳虚,脾肾为先后天之本,有相互滋生和制约的整体关系,在病理情况

下可以互为影响转化。故《难经》有"上损及下，下损及上"的论点。脾虚不运，化源衰少，气血亏虚，脏腑组织失其充养，肾失所藏，可致肾虚阳衰：肾虚则脾失温煦，又加重了脾阳虚，终致脾肾阳气俱虚。脾肾阳气虚衰，机体失其温煦，功能低下，气化失职，水液不布，或留而泛溢，或停而为痰，以致出现甲状腺功能减退的一系列症状。按照本病的病机特点，其治疗方法应为脾肾双补，重在温阳益气[3]。故采用《景岳全书》右归丸加味治之。本方温补肾阳、填精补髓并用，方中肉桂、附子、鹿角胶温补肾阳，填精补髓；熟地黄、山茱萸、山药、菟丝子、枸杞子、杜仲滋阴益肾，养肝补脾；当归补血养肝。因本方偏于补肾阳，故加入黄芪、党参、炒白术、茯苓、炙甘草健脾益气，加淫羊藿以增强温补肾阳的作用，共奏温阳益气、脾肾双补之效。现代药理研究证实，右归丸方具有类激素样作用，可通过调节机体的整体功能水平，改善甲状腺自身功能。通过临床观察，右归丸加味方药不但能够显著改善老年甲状腺功能减退症患者的临床症状，提高甲状腺功能，调节甲状腺自身抗体，改善基础代谢率及降低血脂，还具有调节血压、改善心电图异常等作用。

目前，西医对本病的治疗仍采用甲状腺素替代疗法。但是，由于老年甲状腺功能减退症多合并有冠状动脉粥样硬化及狭窄，心排血量减少及心肌供血不足，故只能维持低代谢的需要量。如果大量快速给予甲状腺素，全身新陈代谢增强，心肌需氧量也相应增加，但狭窄的冠状动脉不能增加灌注血量，满足不了心肌的需要，以致引起心绞痛或心肌梗死。另外，由于延误诊断等原因致长期得不到合理治疗，其肾上腺皮质多有不同程度受累，当给予超负荷量甲状腺激素时，全身代谢率增加，对肾上腺皮质激素的需求量也增加，但此时已受累的肾上腺皮质很难产生更多的激素，而呈相对性皮质激素缺乏状态，严重者可能引起急性肾上腺皮质功能不全，从而导致危象发生，甚至引起死亡。因此，对老年甲状腺功能减退症应用甲状腺激素治疗时应十分慎重，用药不当会造成不良后果。应用中药治疗既可避免以上不良反应，又可取得较好的疗效，值得临床推广应用。

参考文献

[1]高绪文,李继莲.甲状腺疾病[M].北京:人民卫生出版社,1999:190-193.

[2]朱文锋.中医内科疾病诊疗常规[M].长沙:湖南科学技术出版社,1999:485-487.

[3]冯建华.甲状腺机能减退症的中医治疗[J].中国医药学报,1996,11(1):36-37.

第二十四章 瘿病 BNG120(甲状腺功能亢进症 E05.501)诊疗方案

一、诊断

(一)疾病诊断

1. 中医诊断标准 参照《中药新药临床研究指导原则(试行)·中药新药治疗甲状腺功能亢进(毒性弥漫性甲状腺肿)的临床研究指导原则》。

瘿病主要由情志内伤、饮食水土失宜等引起,与先天体质因素相关,但与情志因素关系最为密切,主要表现为颈前肿大的一种疾病。

2. 西医诊断标准 参照 2010 年中国甲状腺疾病诊治指南。

诊断的程序是:①确定有无甲状腺毒症,即测定血清 TSH 和甲状腺激素的水平;②确定甲状腺毒症是否来源于甲状腺功能的亢进;③确定引起甲状腺功能亢进的原因,如 GD、结节性毒性甲状腺肿、甲状腺自主高功能腺瘤等。

甲状腺功能亢进症的诊断:①高代谢症状和体征;②甲状腺肿伴或不伴血管杂;③血清 FT_4 增高、TSH 减低。具备以上三项诊断即可成立。应注意的是,淡漠型甲亢的代谢症状不明显,仅表现为明显消瘦或心房颤动,尤其在老年患者;少数患者无甲状腺体 T_3 型甲亢仅有血清 T_3 增高。

(二)证候诊断

1. 肝郁痰阻证 颈前肿块,性急易怒,胸闷胁痛,纳差,或有恶心呕吐,腹胀便溏,苔白或薄腻,脉弦滑。

2. 肝火旺盛证 颈前肿大,头晕目眩,心烦易怒,烦躁不安,怕热多汗,肢体震颤,大便秘结,口苦,舌红苔黄,脉弦数有力。

3. 肝经湿热证 颈部瘿肿,性情急躁,怕热多汗,消谷善饥,口干口苦,痰多质黏,头晕头痛,形体消瘦,心悸不安,目突,畏光流泪,舌质红,苔黄浊或黄腻,脉弦。

4. 心肝阴虚证 瘿肿起病缓慢,心悸不宁,心烦少寐,手指颤动,目干涩,倦怠乏力,舌红少苔,脉弦细数。

5.痰结血瘀证　颈前喉结两旁结块肿大,按之较硬或有结节,肿块经久未消,胸闷,纳差,舌质暗或紫,苔薄白或白腻,脉弦或涩。

二、治疗方案

1.中医辨证施治

(1)肝郁痰阻证

治法:疏肝理气,健脾和胃,化痰散结。

方药:柴胡疏肝散加减。

组成:柴胡9 g,香附9 g,白芍18 g,半夏12 g,党参15 g,白术15 g,陈皮9 g,扁豆15 g,炒麦芽15 g,川楝子10 g,青皮10 g。

加减:若腹胀甚者,加川朴、枳壳;胸闷、胁痛甚者,加郁金。脾虚便溏,大便次数多,加炒苍术、神曲。

常用中成药:疏肝和胃丸:每次6 g,一日三次;逍遥丸:每次9 g,一日三次。

(2)肝火旺盛证

治法:清肝泻火。

方药:龙胆泻肝汤或栀子清肝汤加减。

组成:龙胆草9 g,栀子15 g,柴胡9 g,泽泻9 g,黄芩9 g,夏枯草18 g,生地黄15 g,丹参15 g,白芍18 g,生牡蛎30 g,谷精草15 g,石决明30 g。

加减:若胃热多食者加玉竹、知母;大便秘结者,加枳实、大黄。性情暴躁、面红手抖者,可加珍珠母、磁石、钩藤。

常用中成药:龙胆泻肝丸:每次6 g,一日三次;丹栀逍遥丸:每次9 g,一日三次。

(3)肝热痰湿证

治法:平肝清热,化痰散结。

方药:夏枯草散合二陈汤加减。

组成:夏枯草20 g,黄芩9 g,决明子30 g,黄药子15 g,浮海石15 g,牡丹皮6 g,钩藤9 g,白芍15 g,制半夏6 g,陈皮9 g,玄参18 g,生甘草6 g。

加减:若大便稀溏者,加用炒白术、薏苡仁、茯苓、泽泻;食纳不佳者加用焦三仙、鸡内金;肝热目赤加用白菊花、决明子。

常用中成药:龙胆泻肝丸:每次6 g,一日三次;夏枯草口服液,每次10毫升,一日三次。

（4）心肝阴虚证

治法:滋养阴精,宁心柔肝。

方药:天王补心丹加减。

组成:生地黄 15 g,玄参 15 g,麦冬 20 g,天冬 15 g,人参 15 g,茯苓 15 g,五味子 9 g,当归 15 g,丹参 15 g,酸枣仁 30 g,柏子仁 15 g,远志 15 g。

加减:虚风内动,手指及舌体颤动者,加钩藤、白蒺藜、白芍;肾阴亏虚而见腰膝酸软者,加龟板、桑寄生、牛膝、菟丝子。

常用中成药:柏子养心丸:每次 9 g,一日三次;天王补心丹:每次一丸,一日三次。

（5）痰结血瘀证

治法:理气活血,化痰消瘿。

代表方:海藻玉壶汤。

组成:海藻 30 g,昆布 30 g,海带 15 g,法半夏 12 g,陈皮 10 g,青皮 10 g,连翘 12 g,川芎 10 g,独活 10 g,当归 12 g,浙贝母 12 g,甘草 10 g,生牡蛎 15 g,丹参 15 g。

加减:颈部粗肿明显者,加用鳖甲、三棱、莪术或虫类药物如水蛭、土元、全蝎、蜈蚣等;突眼症明显者加用青葙子、决明子、刺蒺藜、菊花等。

常用中成药:夏枯草口服液,每次 10 毫升,一日三次;桂枝茯苓丸,每次 6~9 丸,一日三次;香丹注射液:0.9% 生理盐水 250 毫升,香丹注射液 10~20 毫升静点,日一次,10~15 天为一疗程。

2. 中医特色治疗

（1）中药代茶饮　①夏枯草茶:夏枯草 30 克,煎水代茶饮。适用于肝火旺盛、气滞痰凝血瘀的瘿病患者。②菊花茶:菊花 30 克,煎水代茶饮。适用于肝火旺盛的瘿病患者。③酸枣仁饮:炒酸枣仁 15 g,百合 15 g,莲子心 3 g,水煎代茶饮。适用于阴虚火旺、心烦不寐的瘿病患者。

（2）耳穴压豆　耳穴取神门、内分泌、皮质下为主穴。心悸者加心、肾;汗多者加肺;烦躁易怒、突眼者加肝;尿频者加肺、肾;易饥者加胃。每次治疗主穴必用,对症配穴。

三、疗效评价标准

参考卫生部《中药新药治疗甲亢的临床研究指导原则》(2002)判定标准。

1. 疾病症状疗效判定标准　临床控制:症状消失,体重恢复到病前状态,脉率正常,心律整齐,甲状腺区震颤及血管杂音消失,甲状腺减肿减轻一度以上,突眼征下降一级以下,相关理化检查恢复正常。显效:主要症状消失,体重接近发病前状态,脉率正常,心律改善,甲状腺区震颤及血管杂音消失,甲状腺减肿减轻一度,突眼征下降一级,相关理化检查基本正常。有效:症状好转,体重增加,脉率减慢,甲状腺区震颤及血管杂音消失,相关理化检查有所改善。无效:症状、体征、相关理化检查均无改善。

2. 疾病临床疗效判定标准　临床痊愈:中医临床症状、体征消失或基本消失,证候积分减少≥95%。显效:中医临床症状、体征消失明显改善,证候积分减少≥70%。有效:中医临床症状、体征均有好转,证候积分减少≥30%。无效:中医临床症状、体征消均无明显改善,甚或加重,证候积分不足30%。注:计算公式(尼莫地平法)=(治疗前积分－治疗后积分)/治疗前积分×100%。

四、中医治疗难点分析及应对思路

近年来我们应用中西医结合治疗瘿病,提高了临床疗效,但存在着以下几方面的问题:①尚没有较为一致的瘿病临床诊治指导原则,中医治疗甲亢的方法及方药不少,有以基本方加减者,有较多自拟方加减者,也有按辨证论治分型治疗者。②在本病临床辨证分型标准各异,评判疗效标准也各不相同,疗程长短亦不统一,疗效划分上,有四级分法(痊愈、显效、有效、无效),又有三级分法(显效、有效、无效)等,即使在相同分级法中,级之间的划分标准也有较大差异,影响了对患者病情程度和治疗效果的准确评定。③瘿病的并发症研究不够,如瘿病的合并危象、肌病、相关眼病、胫前黏液水肿等。④临床报道多限于自身前后对照。中西药结合使用的具体疗效,减毒增效、配用方法、预防复发等亦缺乏深入研究。⑤瘿病诊治一般临床医生比较重视临床观察,实验研究相对较少,故在瘿病基础实验研究上的广度深度不够。

为了进一步发挥中医药在治疗瘿病中的作用,并使其疗效优势得到认可,本专科拟订如下解决措施与思路。

(一)多方面、多层次研究甲状腺功能亢进症

瘿病发病原因比较复杂,无论是现代医学还是传统医学的治疗方法,单一

运用都不能达到完美的效果。我们应多方面、多层次研究：

1.运用中医理论中的"未病先防，既病防变"的思想，如对甲状腺功能亢进症中药减少复发及甲状腺功能亢进症合并妊娠的研究，发挥中药调节免疫及保胎安胎的作用特点，运用中药保证胎儿正常生长发育、减少流产，保证正常生产，减少遗传因素促进婴幼儿正常智能与发育。

2.更好地将中西药巧妙地结合起来，在控制甲状腺功能亢进症的基础上，快速减轻或改善症状，缩短疗程，提高疗效，防治瘿病及其并发症。

3.利用中药调节免疫功能的特点，针对甲状腺功能亢进症的免疫调节失常的发病机制，在减少疾病复发、促进疾病痊愈方面进行研究。

（二）发挥中医、中西医结合治疗甲状腺功能亢进症的长处

中西药各有长短，这在甲状腺功能亢进症的治疗上表现尤为明显。西药降低高甲状腺素血症治疗甲亢，作用迅速、直接、可靠。但西药作用时间短、欠稳定、复发率高、不良反应较多、服药时间长。中药则与此相反，作用较稳定、持久，不良反应较少。由此可见，在甲状腺功能亢进症治疗中，中西药物具有明显的互补性。

（三）发挥中医药诊治特点，全方位进行甲状腺功能亢进症临床用药研究

中医药治疗甲状腺病，大多是以西医诊断，中药辨证用药或中成药治疗，有的用中西药同时治疗。治疗方法诸如辨证用药、复方制剂、单味药物、针灸治疗、局部外敷等。在临床研究上尽可能做到随机双盲对照，即使做不到双盲，也要尽量避免一些心理因素等影响。要有先进定量定性指标，科学地做出统计分析。要提倡组织大量病例、多中心、统一指标、较长期的研究，而避免小单位低水平的重复。对于动物实验的模型要公认可靠，所有试剂或药盒必须合格，这样才能得到科学的结论。甲状腺功能亢进症治疗是一项艰苦细致的工作，既需要一支高水平、高素质的医疗队伍，更需要医务工作者脚踏实地开展工作。因为甲状腺病可侵犯人体的任何系统和任何器官，而且病情复杂多端，个体差异性大，这就要求医务工作者必须具备全面的医学知识和丰富的临床经验，埋头苦干，扎实工作，通过大胆细致的探索，一方一证的积累，一代、二代甚至几代人的艰苦努力，才会实现我们的目标。

图书在版编目（CIP）数据

名老中医冯建华学术经验辑要.甲状腺疾痛临床治验/徐灿坤,孙爱丽主编.—济南:山东科学技术出版社,2015（2021.1 重印）

ISBN 978-7-5331-7796-6

Ⅰ.①名… Ⅱ.①徐… ②孙… Ⅲ.①中医学—临床医学—经验—中国—现代 ②甲状腺疾病—中医疗法 Ⅳ.①R249.7

中国版本图书馆 CIP 数据核字（2013）第 112073 号

名老中医冯建华学术经验辑要

——甲状腺疾病临床治验

主编　徐灿坤　孙爱丽

主管单位:山东出版传媒股份有限公司

出 版 者:山东科学技术出版社
地址:济南市玉函路 16 号
邮编:250002　电话:(0531)82098088
网址:www.lkj.com.cn
电子邮件:sdkj@sdpress.com.cn

发 行 者:山东科学技术出版社
地址:济南市玉函路 16 号
邮编:250002　电话:(0531)82098071

印 刷 者:北京时尚印佳彩色印刷有限公司
地址:北京市丰台区杨树庄 103 号乙
邮编:100070　电话:(010)68812775

开本:710mm×1000mm　1/16
印张:15.25
彩页:2
版次:2021 年 1 月第 1 版第 2 次印刷

ISBN 978-7-5331-7796-6
定价:62.00 元